岭南药用植物识别与使用手册

主　编　姬生国

副主编　林晓菁　秦俊峰　王　东

编　委　刘基柱　严寒静　何梦玲　李　钟　张宏意　王凤云
李记得　蔡佳良　赖秀娣　龚　雪　唐耿秋　李　荣
李俊妮　翁文烽　温金凤　郭焕佳

人民卫生出版社

图书在版编目（CIP）数据

岭南药用植物识别与使用手册 / 姬生国主编. — 北京：人民卫生出版社，2019

ISBN 978-7-117-28747-0

Ⅰ. ①岭…　Ⅱ. ①姬…　Ⅲ. ①药用植物 – 广东 – 手册　Ⅳ. ①R282.71-62

中国版本图书馆 CIP 数据核字（2019）第 151537 号

人卫智网	**www.ipmph.com**	**医学教育、学术、考试、健康，购书智慧智能综合服务平台**
人卫官网	**www.pmph.com**	**人卫官方资讯发布平台**

版权所有，侵权必究！

岭南药用植物识别与使用手册

主　　编：姬生国
出版发行：人民卫生出版社（中继线 010-59780011）
地　　址：北京市朝阳区潘家园南里 19 号
邮　　编：100021
E - mail：pmph @ pmph.com
购书热线：010-59787592　010-59787584　010-65264830
印　　刷：三河市潮河印业有限公司
经　　销：新华书店
开　　本：710 × 1000　1/16　　**印张：**20
字　　数：338 千字
版　　次：2019 年 10 月第 1 版　2019 年 10 月第 1 版第 1 次印刷
标准书号：ISBN 978-7-117-28747-0
定　　价：108.00 元

打击盗版举报电话：010-59787491　E-mail：WQ @ pmph.com
（凡属印装质量问题请与本社市场营销中心联系退换）

致　谢

感谢艾战军、艾战富先生及合成（广州）中药研发有限公司对本书编写提供的支持和帮助。

前言

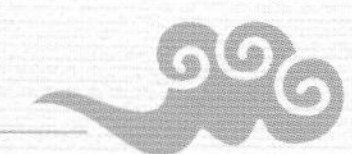

我国的中草药资源非常丰富，对中草药的栽培和使用有着悠久的历史。多数中草药在民间被广泛认知，特别是在服用凉茶、煲靓汤作为饮食文化一部分的我国南方诸省区，形成了独特的药膳饮食文化和习惯，这些植物在人民群众的生活中得到广泛的应用。笔者认为，中草药作为我国传统中医药文化的载体，其真伪优劣与药效的高低和毒副作用的大小有密切的联系。由于生态环境改变，物种变异，以及植物品种的多样性，中草药质量的优劣差距极大，存在着较大的安全隐患。因此，需要让广大人民群众了解并知道如何使用中草药。

本书共载药 150 种，附有原植物和局部特写图像 400 余幅。收载品种均采用图文并茂的形式介绍，每种中草药包括正名、别名、学名、识别、生境分布、性能主治、选方等；编者实地拍摄原植物图像并标注部分主要识别特征的特写图像，注重表现原植物的形态特征，特别是叶、花、果实及其他与相类似植物的区别特征，以便读者更加准确地识别和鉴定。

本书的参考资料有《中华人民共和国药典》（2015 年版）、《中国植物志》《广东植物志》《中华本草》《全国中草药汇编》（第 3 版）、《中药大辞典》（第 2 版）等。

由于整理及编写水平有限，本书可能存在疏漏之处，敬请读者批评指正。

编者

2019 年 8 月

目录

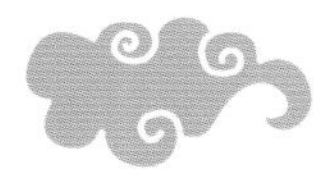

1. 丁香罗勒

唇形科罗勒属

【别名】臭草、千层塔、九层塔、兰香

【学名】*Ocimum gratissimum* Linn.

【识别】直立灌木。

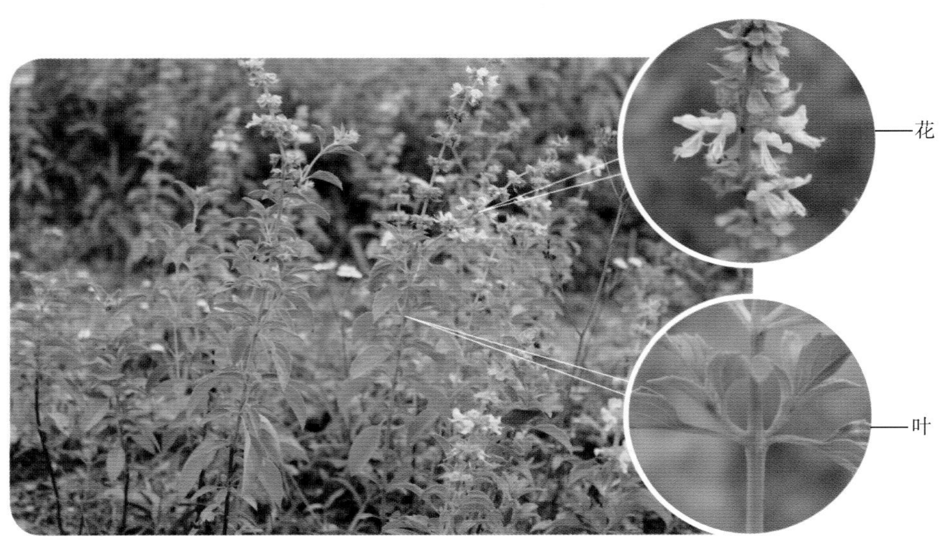

叶 叶片卵状矩圆，绿色，密被柔毛状绒毛，叶具柄，具齿。

花 轮伞花序，密集，组成顶生及腋生的总状花序、圆锥花序，密被柔毛状绒毛。花冠白色或白黄色，内面无毛环，喉部常膨大呈斜钟形，冠檐二唇形。苞片细小，早落，常具柄，极全缘，极少比花长。花通常白色，小或中等大，花梗直伸，先端下弯。花萼卵珠状或钟状，果时下倾，外面常被腺点，内面喉部无毛或偶有柔毛。

果实 小坚果卵珠形或近球形，褐色，光滑或有具腺穴陷，湿时具黏液，基部有 1 白色果脐。

【生境分布】

喜温暖、潮湿的气候，不耐寒，不耐干旱。分布于全球温暖地带，在非洲及美洲的巴西较亚洲为多，非洲南部尤为广布。主产于我国江苏、浙江、福建、台湾、广东、广西及云南，均为栽培。

【性能主治】

全草入药。辛，温。发汗解表，祛风利湿，散瘀止痛。用于风寒感冒，头痛，胃腹胀满，消化不良，胃痛，肠炎腹泻，跌打肿痛，风湿关节痛；外用治蛇咬伤，湿疹，皮炎。

【选方】

①治咳嗌：生姜 200 克（捣烂），入兰香叶 100 克，椒末 5 克，盐和面 200 克，裹作烧饼，煨熟，空心吃。

②治牙龈糜烂，牙齿松动：取适量丁香罗勒，煎汤制成漱口剂，漱口。

③治毒蛇伤：千层塔、毛麝香、血见愁、七星剑捣烂敷。

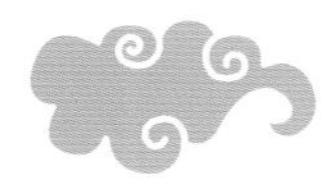

2. 七星莲

堇菜科堇菜属

【别名】匍伏堇、店空虎、人参草、白花散血草、店孔凤

【学名】*Viola diffusa* Ging.

【识别】一年生草本。

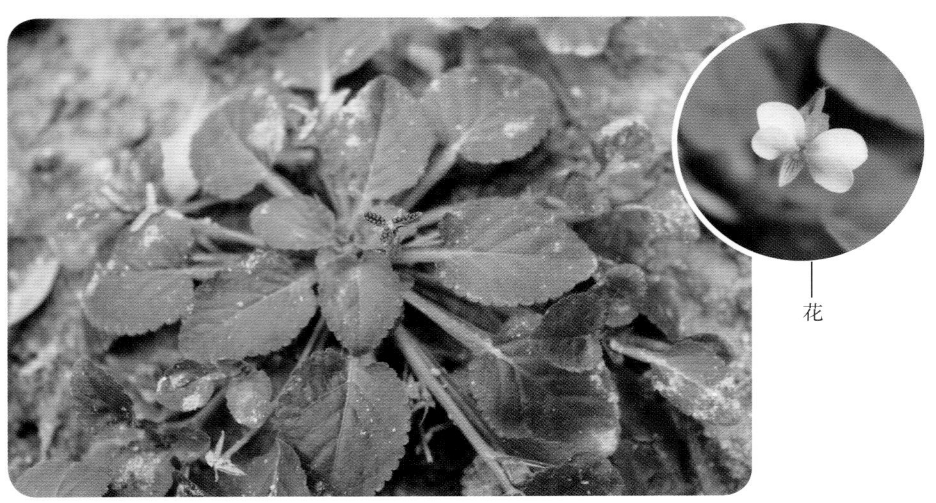

花

茎 匍匐茎淡绿色，由基部叶丛中抽出，随处生根，并发新叶。根茎短，具多条白色细根及纤维状根。

叶 基生叶多数，两面均为绿色，丛生呈莲座状，或于匍匐茎上互生，圆卵形或卵状椭圆形，边缘具钝齿及缘毛，两面散生白色柔毛；托叶2/3离生，线状披针形，边缘具长齿。

花 较小，淡紫色或淡黄色，生于基生叶或匍匐枝叶丛的叶腋间，中部有线状苞片2枚，中部以下散生长白毛；萼片5，披针形，边缘具白毛，基部延长成附属物；花瓣5，长椭圆状倒卵形，下面一瓣有短距。

果实 蒴果长椭圆形，咖啡色，无毛。

【生境分布】

生长在路边及较湿润地。产于我国广东省各地。

【性能主治】

全草入药。苦、辛，寒。清热解毒，消肿散瘀，止咳。用于肺热咳嗽，百日咳，黄疸型肝炎，水火烫伤，痢疾，淋浊，痈肿疮毒，跌打损伤，骨折，毒蛇咬伤。

【选方】

①治急性结膜炎：全草捣烂敷患眼。

②治急性黄疸型肝炎：七星莲、茵陈、岩柏、大青叶各 30 克，鸭跖草、海金沙各 15 克，水煎服。

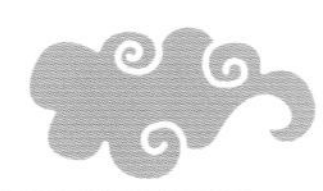

3. 九节 西草科九节属

【别名】 山大颜、九节木、大罗伞、火筒树、盆筒、山大刀、暗山公、刀枪木

【学名】 *Psychotria rubra* (Lour.) Poir.

【识别】 常绿灌木。

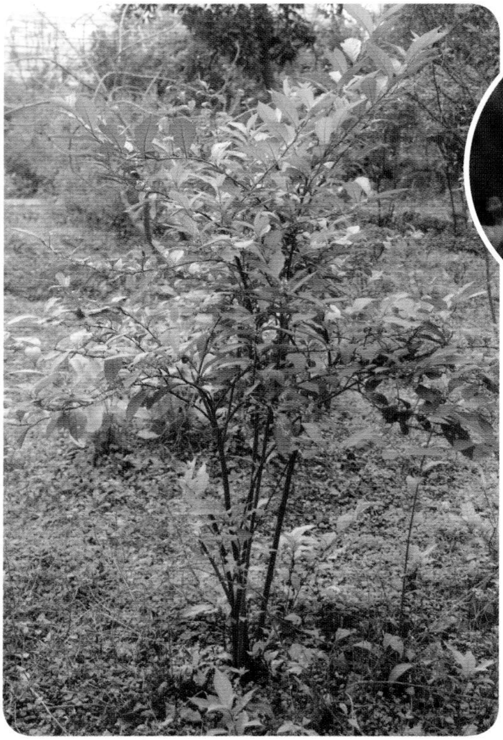

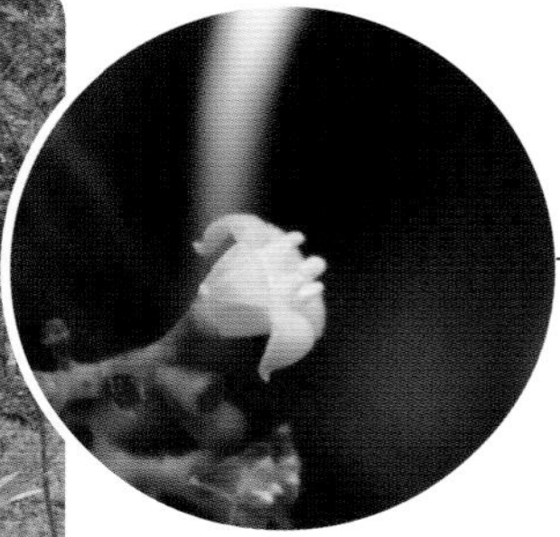

花

果实

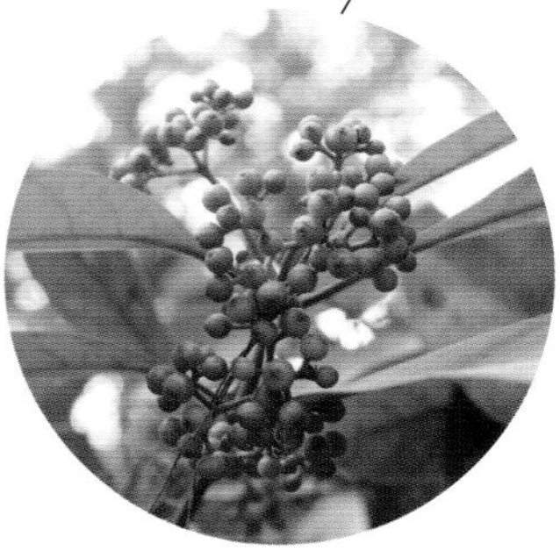

枝 棕褐色，幼枝近四棱形，老枝近圆形，光滑；枝有明显的节。

叶 对生，纸质，椭圆状矩圆形，绿色，先端尖或短渐尖，基部渐窄，下面脉腋内有束毛，边波状，鲜时绿色，稍光亮，干时常暗红色或下面褐红色而上面淡绿色；托叶宽，膜质，早落。

花 秋季开花，聚伞圆锥花序顶生及腋生；萼截形；花冠漏斗状，浅绿色或白色，5 裂，裂片外翻，冠内喉部有白毛。

果实 核果近球形，熟时红色，光滑。

种子 背面有纵沟。

【生境分布】

多生于丘陵、坡地、沟谷疏林下。分布于我国东南各省。

【性能主治】

嫩枝、根、叶入药。苦、寒。清热解毒，消肿拔毒。根、叶：治白喉，扁桃体炎，咽喉炎，痢疾，肠伤寒，胃痛，风湿骨痛；叶：外用治跌打肿痛，外伤出血，毒蛇咬伤，疮疡肿毒，下肢溃疡。

【选方】

①治白喉：山大颜鲜嫩叶。1 岁以内 60 克，1 ~ 3 岁 120 克，4 ~ 5 岁 150 克，6 ~ 10 岁 250 克，水煎，分 4 次服。

②治下肢溃疡：山大颜嫩叶，沸水烫过使叶较软，如溃疡面腐肉多，用叶背向溃疡面贴；如溃疡面干净，照上法用叶面向溃疡面贴。每日早晚各换药一次。

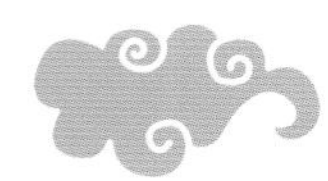

4. 九里香

芸香科九里香属

【别名】千里香、满山香、五里香

【学名】*Murraya exotica* L.

【识别】小乔木。

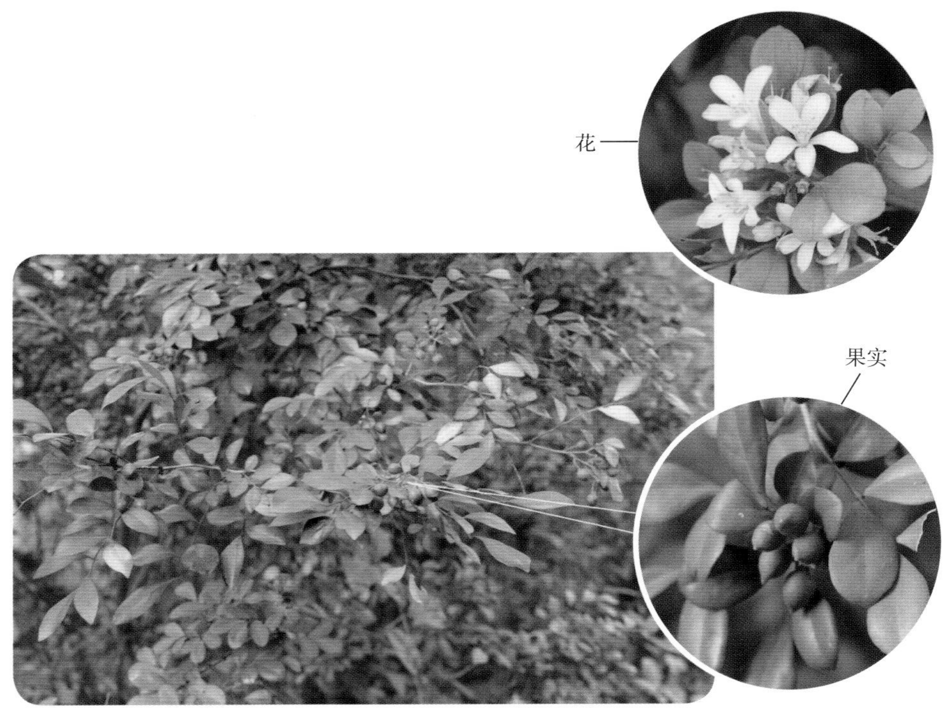

枝 白灰或淡黄灰色，嫩枝呈圆柱形，绿色，具纵皱纹。质坚韧，不易折断，断面不平坦。

叶 羽状复叶有小叶 3 ~ 9 片，多已脱落；小叶片呈倒卵形或近菱形，绿色或深绿色，最宽处在中部以上；先端钝，急尖或凹入，基部略偏斜，全缘；黄绿色，薄革质，上表面有透明腺点，小叶柄短或近无柄，下部有时被柔毛。气香，味苦、辛，有麻舌感。

【生境分布】

生于山坡较干旱的疏林中或栽培为绿化树。分布于我国福建、台湾、湖南、广东、广西、贵州、云南等省区。

【性能主治】

叶、带叶嫩枝入药。辛、苦，微温。麻醉，镇惊，解毒消肿，祛风活络。用于跌打肿痛，风湿骨痛，胃痛，牙痛，破伤风，流行性乙型脑炎，虫、蛇咬伤，局部麻醉。

【选方】

①治跌打肿痛：鲜九里香叶、鲜地耳草、鲜水茴香、鲜山栀叶各等量，共捣烂，酒炒敷患处。

②治风湿骨痛：九里香、五色梅根、龙须藤各 25 克，炖猪骨或浸酒服。

5. 了哥王

瑞香科荛花属

【别名】 地棉根、山雁皮、埔银、指皮麻、九信草、石棉皮、雀仔麻、山埔仑、狗信药、桐皮子、大黄头树

【学名】 *Wikstroemia indica* (Linn.) C.A.Mey

【识别】 半常绿小灌木，全体平滑无毛。茎直立，多分枝。

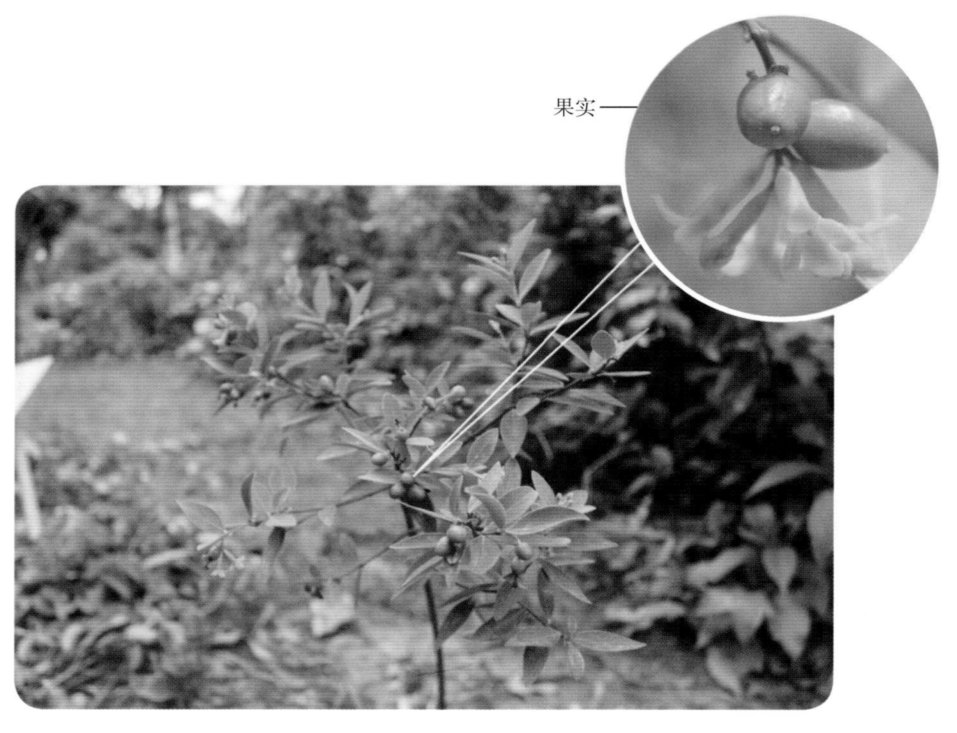

叶 单叶对生，几无柄；叶片倒卵形至长椭圆形，绿色，先端钝或短尖，全缘，基部楔形，侧脉多数，极纤细，新鲜时呈绿色，干时棕红色。

花 夏季开黄绿色花，数花簇生于枝顶，排成聚伞状伞形花序或呈近无柄的头状花序；花两性，无苞片；花被管状，先端4裂，无毛。

果实 核果卵形，熟时红色至暗紫色。

【生境分布】

生于山坡灌木丛中、路旁和村边。分布于我国浙江、江西、福建、台湾、湖南、广西、广东等省区。

【性能主治】

茎叶、果实、根或根茎入药。苦、微辛，寒。有毒。清热解毒，化痰散结，通经利水。用于扁桃体炎，腮腺炎，淋巴结炎，支气管炎，哮喘，肺炎，风湿性关节炎，跌打损伤，麻风，闭经，水肿。

【选方】

治跌打损伤：了哥王根二层皮 1.5 克，研粉制成蜜丸，每日服 1 丸。

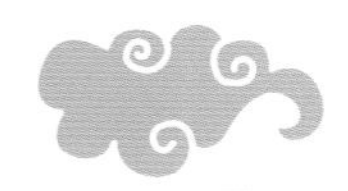

6. 土蜜树 大戟科土蜜树属

【别名】补脑根、逼迫子、夹骨木、猪牙木

【学名】*Bridelia tomentosa* Bl.

【识别】直立灌木或小乔木。

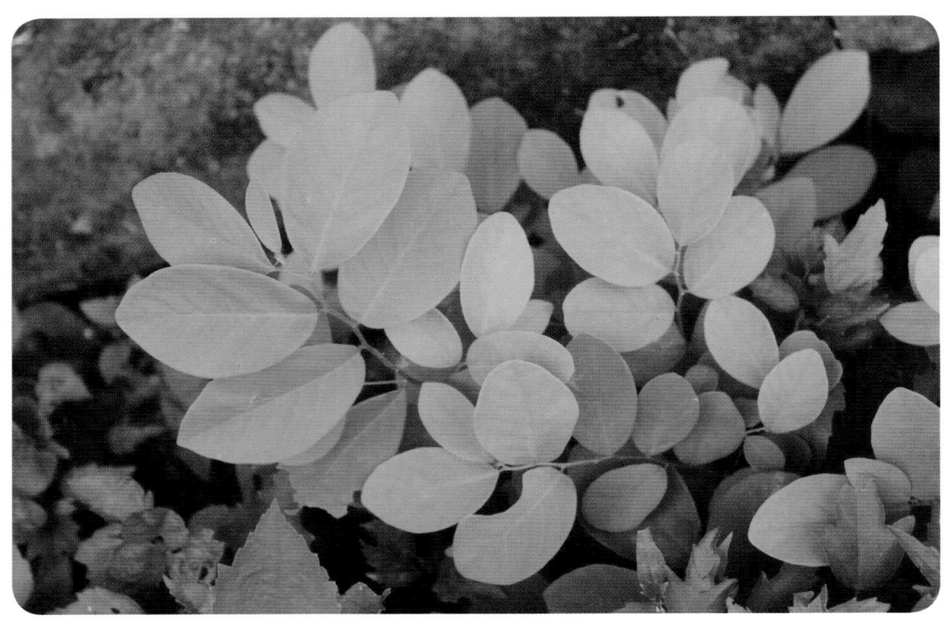

叶 纸质，长圆形、长椭圆形或倒卵状长圆形，稀近圆形，叶面绿色或黄绿色，有光泽，叶背浅绿色顶端锐尖至钝，基部宽楔形至近圆形，叶面粗涩；侧脉每边 9 ~ 12 条，与支脉在叶面明显，在叶背凸起；叶柄长 3 ~ 5 毫米；托叶线状披针形，长约 7 毫米，顶端刚毛状渐尖，常早落。

花 雌雄同株或异株，黄绿色，簇生于叶腋；雄花：花梗极短；萼片三角形；花瓣倒卵形，膜质；花丝下部与退化雌蕊贴生；退化雌蕊倒圆锥形；花盘浅杯状；雌花：几无花梗；通常 3 ~ 5 朵簇生；萼片三角形，长和宽约 1 毫米；花瓣倒卵形或匙形，顶端全缘或有齿裂，比萼片短；花盘坛状，包围子房；子房卵圆形，花柱 2 深裂，裂片线形。

果实 核果近圆球形；种子褐红色，长卵形，腹面压扁状，有纵槽，背面稍凸起，有纵条纹。花果期几乎全年。

【生境分布】

生于海拔 100 ~ 1500 米的山地疏林或平原灌木林中。分布于我国福建、台湾、广东、海南、广西和云南。

【性能主治】

根、叶入药。淡、微苦，平。安神调经，清热解毒。叶治外伤出血，跌打损伤；根治感冒，神经衰弱，月经不调。

【选方】

①治狂犬咬伤：土蜜树茎叶 30 ~ 60 克。水煎服。

②治疔疮肿毒：土蜜树叶捣烂，调醋外敷。

7. 大驳骨

爵床科驳骨草属

【别名】大驳骨消、牛舌兰、龙头草、大叶驳骨兰、大接骨

【学名】*Gendarussa ventricosa* (Wall. ex Sims.) Nees

【识别】常绿灌木。

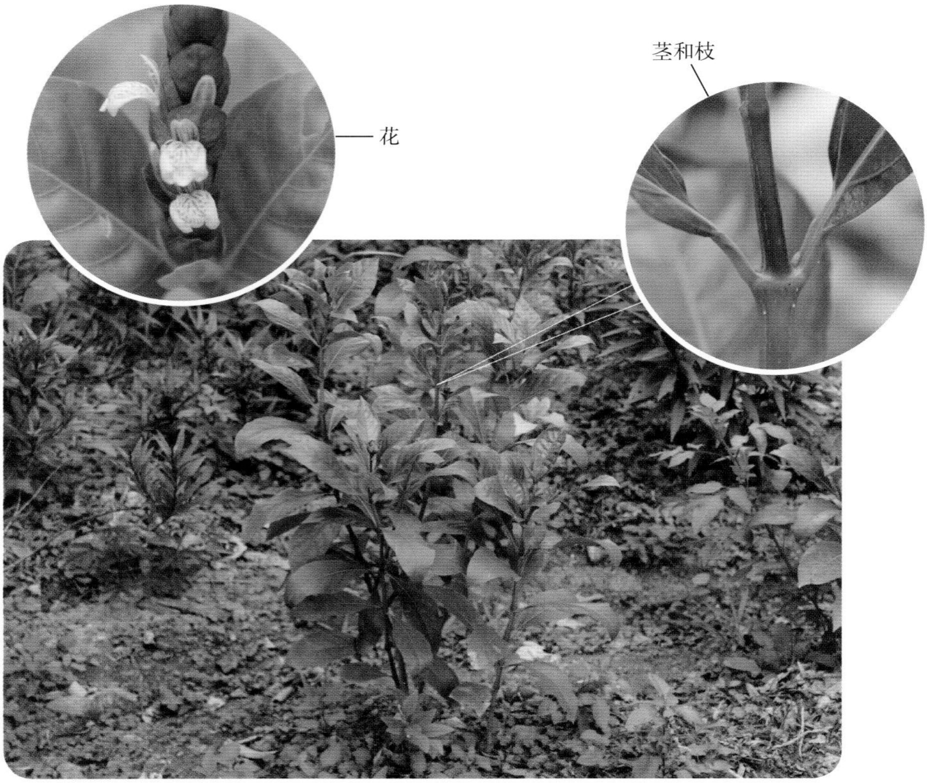

花

茎和枝

茎 直立，老茎棕色，幼茎绿色，粗壮，圆柱形。

枝 老枝灰黄色，新枝绿色，节显著膨大，呈膝状。

叶 对生，两面均绿色，厚纸质，具短柄；叶片椭圆形，先端短急尖或急尖，基部渐窄，全缘。

花 除花序稍被微毛外，全部均无毛，花冠白色。

果实 蒴果椭圆形被毛，黑褐色。

【生境分布】

多生于山地、水边、坡地、路旁灌木丛或林下湿润地，常为栽培绿篱。分布于我国华南各省区。

【性能主治】

茎叶、根入药。辛，温。无毒。活血散瘀，祛风除湿。用于骨折，跌打损伤，风湿性关节炎，腰腿疼，外伤出血。

【选方】

①治骨折：大驳骨、小驳骨、酢浆草、两面针根（皆鲜）各 50 克。捣烂，加黄酒少许，骨折复位后外敷患处，小夹板固定，每日换药 1 次。

②消肿止痛，治折断，并治风湿痹痛：大驳骨 100 克，泽兰 50 克，透骨消 50 克，双飞蝴蝶 25 克，小驳骨 100 克，肉郎伞 150 克，鸡骨香 25 克。共捣烂，酒炒热外敷。

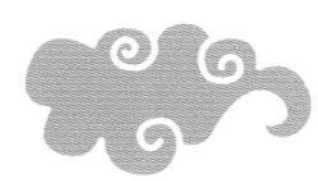

8. 小叶冷水花

荨麻科冷水花属

【别名】透明草、小叶冷水麻

【学名】*Pilea microphylla* (Linn.) Liebm.

【识别】纤细小草本。

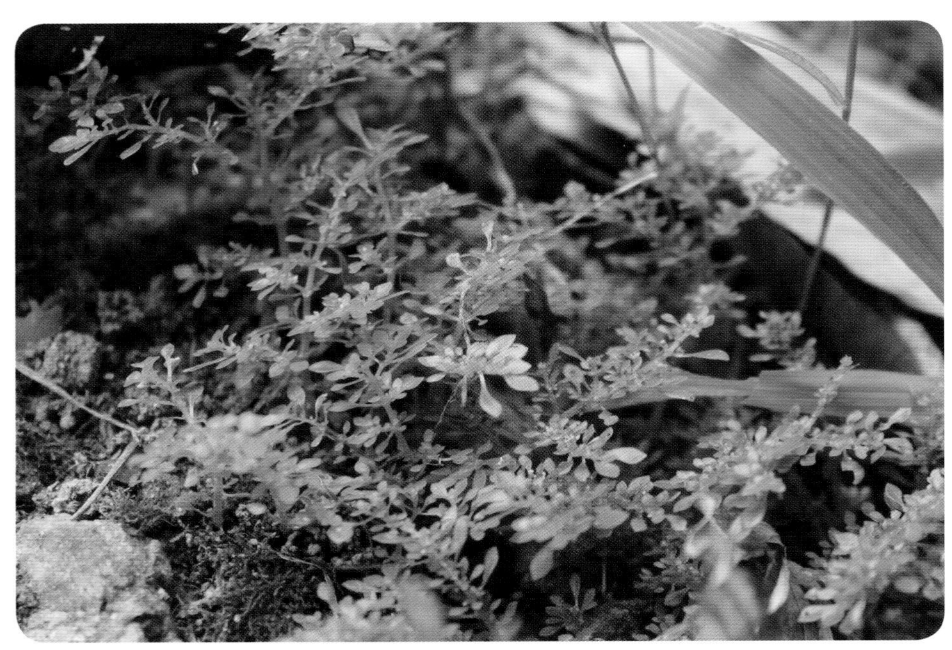

茎 肉质，多分枝，浅绿色，干时常变蓝绿色，密布条形钟乳体。

叶 叶很小，同对的不等大，倒卵形至匙形，上面绿色，下面浅绿色，边缘全缘，稍反曲。干时呈细蜂巢状，钟乳体条形，上面明显，横向排列，整齐。

花 雌雄同株，白色或淡黄色，有时同序，聚伞花序密集成近头状，具梗，稀近无梗，雄花具梗，花被片4，卵形，外面近先端有短角状突起；雌花更小；花被片3，稍不等长。

果实 瘦果卵形，熟时变褐色，光滑。

【生境分布】

性喜温暖、湿润的气候，喜疏松肥沃的沙土，生长适宜温度 15～25℃。产于我国广东、广西、福建、江西、浙江和台湾低海拔地区。

【性能主治】

全草入药。淡、涩，凉。清热解毒。用于痈疮肿痛，丹毒，无名肿毒，烧伤烫伤，毒蛇咬伤。

【选方】

治痈疮肿痛：10～20 克鲜草全草，捣敷，或搅汁涂。

9. 小驳骨 爵床科驳骨草属

【别名】 接骨木、接骨筒、乌骨黄藤、驳骨丹、裹篱樵

【学名】 *Gendarussa vulgaris* Nees

【识别】 多年生草本或亚灌木。

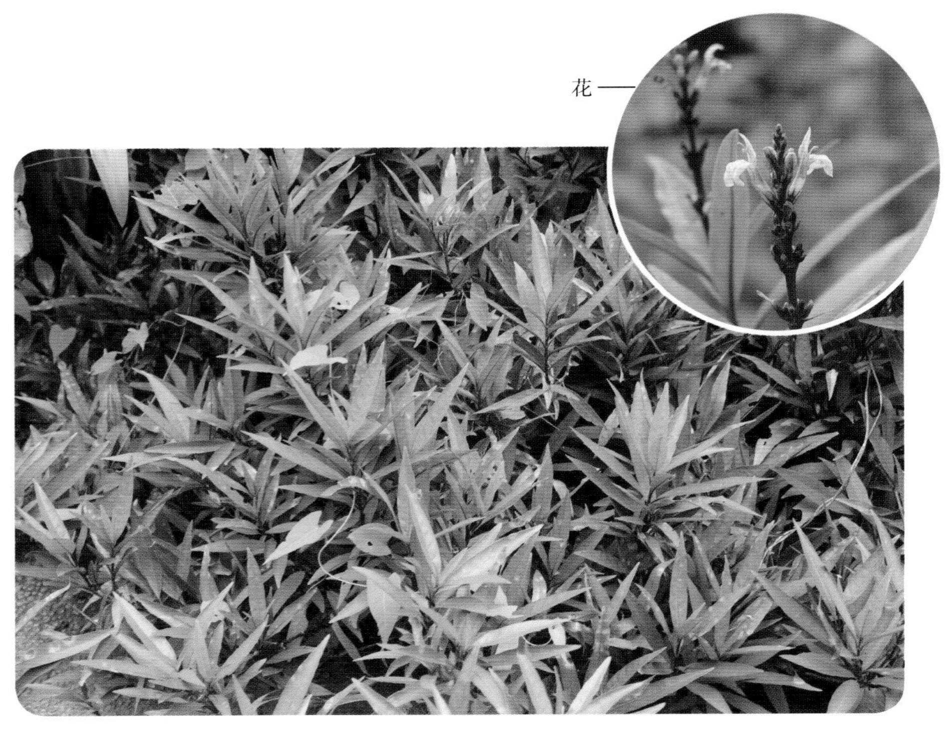

茎 圆柱形，深紫色，节膨大。

叶 纸质，绿色，狭披针形至披针状线形，顶端渐尖，基部渐狭，全缘；中脉粗大，在上面平坦，在背面呈半柱状凸起，和侧脉每边 6 ~ 8 条，均呈深紫色或有时侧脉半透明。

花 穗状花序顶生，下部间断，上部密花；苞片对生，在花序下部的 1 或 2 对呈叶状，比萼长，上部的小，披针状线形，比萼短，内含花 2 至数朵；萼裂片披针状线形，无毛或被疏柔毛；花冠白色或粉红色，上唇长圆状卵形，下唇浅 3 裂。花期春季。

果实 蒴果，无毛。

【生境分布】

生于村旁或路边的灌丛中，亦有栽培。分布于我国南方。

【性能主治】

地上部分入药。味辛，性温。祛风湿；散瘀血；续筋骨。用于风湿痹痛，月经不调，跌打肿痛。

【选方】

①治骨折，无名肿毒：小驳骨鲜草捣烂或干草研末，用酒、醋调敷患处。
②治跌打扭伤，风湿性关节炎：小驳骨 25 ~ 50 克（鲜者 50 ~ 100 克）。水煎服。

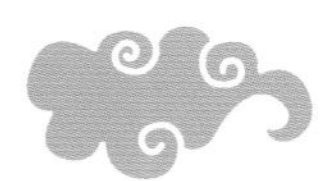

10. 小扁豆 远志科远志属

【别名】小远志、野豌豆草、天星吊红

【学名】*Polygala tatarinowii* Regel

【识别】一年生直立草本。

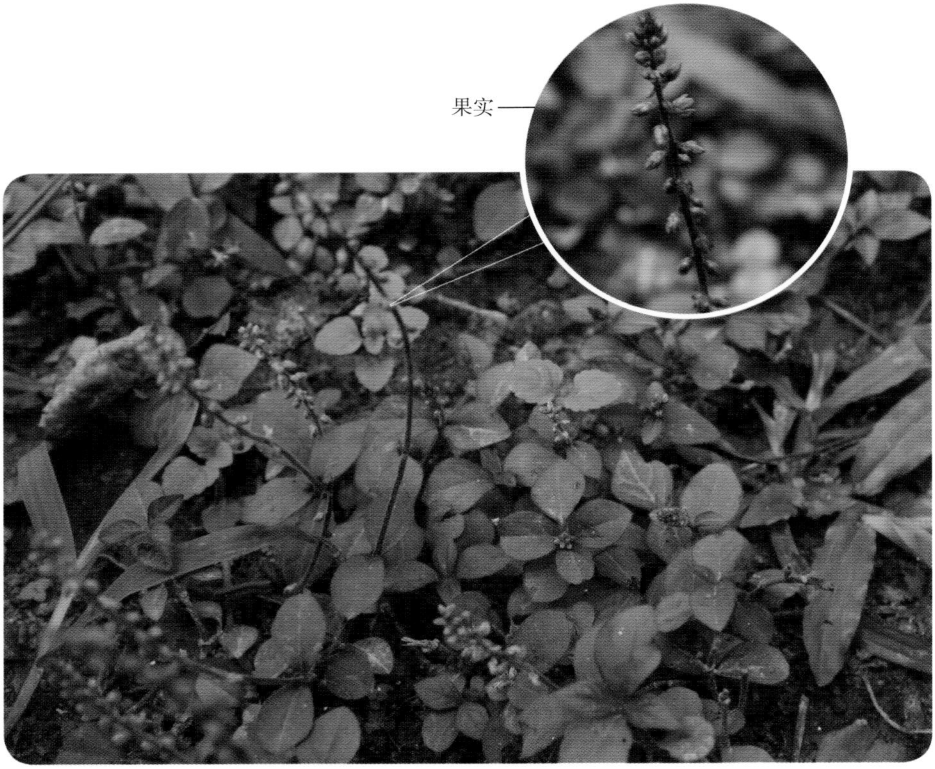

果实

茎 不分枝或多分枝，偏淡紫色，具纵棱，无毛。

叶 单叶互生，叶片纸质，卵形或椭圆形至阔椭圆形，先端急尖，基部楔形下延，全缘，具缘毛，两面均绿色或深绿色，疏被短柔毛，具羽状脉；叶柄稍具翅。

花 总状花序顶生，花密；萼片 5，绿色，花后脱落，外面 3 枚小，卵形或椭圆形，内面2枚花瓣状，长倒卵形，先端钝圆；花瓣红色至紫红色，侧生花瓣较龙骨瓣稍长，龙骨瓣顶端无鸡冠状附属物，圆形，具乳突。花期8—9月。

果实 蒴果扁圆形，顶端具短尖头，具翅，疏被短柔毛；种子近长圆形，黑色，被白色短柔毛，种阜小，盔形。果期9—11月。

【生境分布】

生于山坡草地、杂木林下或路旁草丛中。产于我国东北、华北、西北、华东、华中及西南地区。

【性能主治】

根入药。辛，温。祛风，活血止痛。用于跌打损伤，风湿骨痛。

【选方】

①治跌打损伤，骨折：小扁豆根10克，灯盏细辛5克，伸筋草10克，红血藤15克，土三七、桔梗各10克，胡椒5~10粒，红糖适量，水煎服。
②治风湿骨痛：小扁豆根适量，炖狗肉服。

11. 小槐花 豆科小槐花亚属

【别名】 草鞋板、拿身草、羊带归

【学名】 *Desmodium caudatum* (Thunb.) DC.

【识别】 直立灌木或者亚灌木。

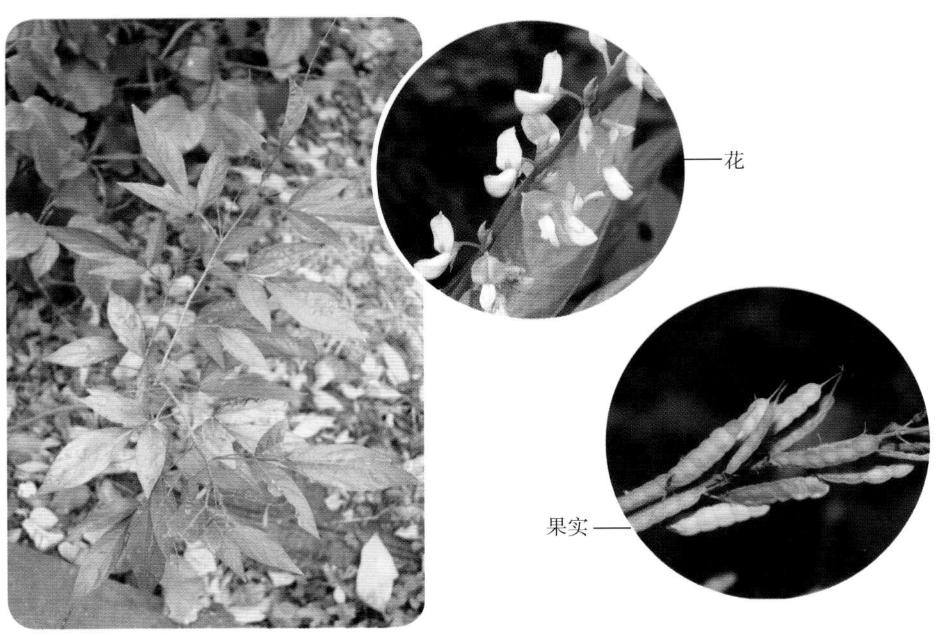

叶 三出复叶互生，黄绿色，幼叶绿色，叶柄扁，托叶披针状条形；小叶片长椭圆形或披针形，先端尖，基部楔形，全缘，疏被短柔毛。

花 夏日茎顶或叶腋抽出穗式总状花序，苞片条状披针形，花萼近二唇形；蝶形花冠绿白色带淡黄晕，旗瓣矩圆形，端钝，基部有爪，龙骨瓣近矩形；二体雄蕊。

果实 荚果条形稍弯曲，绿色至棕色，被钩状短毛，荚节间紧缩，每节有1粒椭圆形种子。

【生境分布】

生于山坡、路旁草地、沟边、林缘或林下，海拔 150 ~ 1000 米。分布于我国安徽、浙江、江西、福建、台湾、湖北、湖南、广西、广东、四川、贵州、云南和西藏等省区。

【性能主治】

全草入药。微苦、辛，平。清热解毒，祛风利湿。用于感冒发热，肠胃炎，痢疾，小儿疳积，风湿关节痛；外用治毒蛇咬伤，痈疖疔疮，乳腺炎。

【选方】

①治毒蛇咬伤：小槐花根 25 ~ 50 克，红管药根 15 ~ 25 克。水煎服或鲜品捣烂绞汁服，每天 2 剂。伤口经外科常规处理后，用药外敷。

②治小儿疳积：小槐花根 50 克，与猪瘦肉同炖，喝汤吃肉。

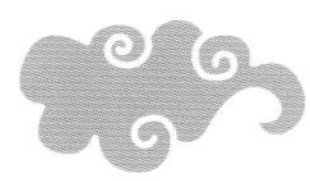

12. 山石榴 茜草科山石榴属

【别名】 猪头果、簕牯树

【学名】 *Catunaregam spinosa* (Thunb.) Tirveng.

【识别】 灌木或小乔木。

花

叶

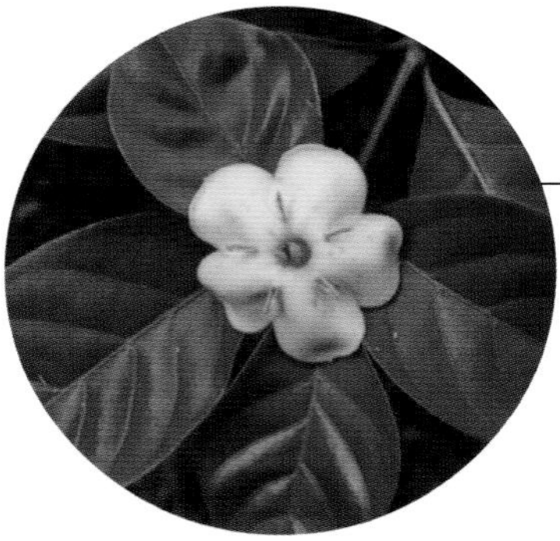

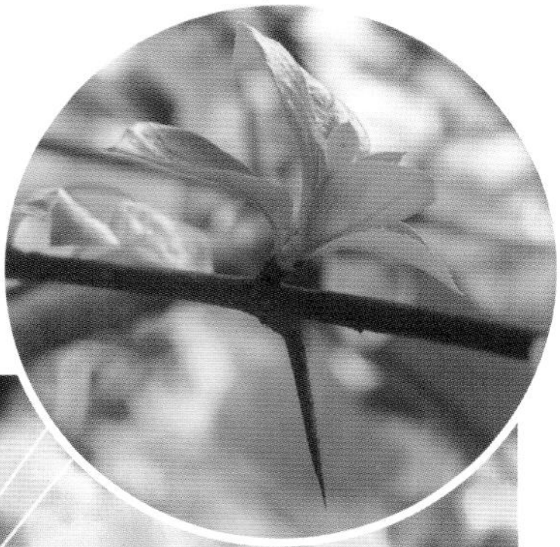

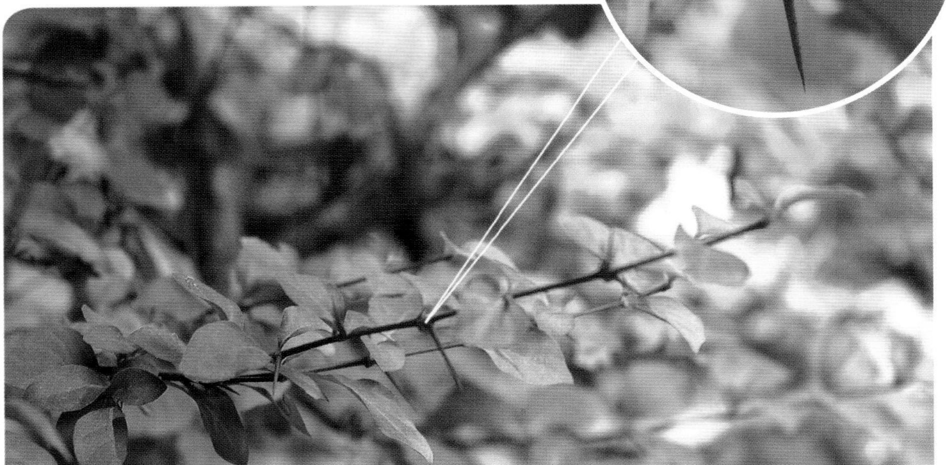

叶 对生或簇生于短侧枝上，绿色；叶柄长 3 ~ 8 毫米；托叶卵形，长 3 ~ 4 毫米；叶片宽倒卵形至匙形，长 2.5 ~ 8 厘米，宽 1.5 ~ 3.5 厘米，钝头，通常仅在下面中脉和叶缘有毛。

花 单生或 2、3 朵簇生短枝之顶；萼卵状，长约 4 毫米，被柔毛；花冠钟状，初时白色，后变为淡黄色，密被绢毛，筒较阔，长约 5 毫米或稍长，裂片卵形，比筒长；花药条形，露出。

果实 浆果近球形，直径 2 ~ 4 厘米，有宿存的萼裂片，黄色。

【生境分布】

生旷野，亦作绿篱栽培。分布于我国台湾、广东、海南、广西、云南等地。

【性能主治】

果实、根、叶入药。苦、涩，凉。祛瘀消肿，解毒，止血。用于跌打瘀肿，外伤出血，皮肤疥疮，肿毒。

【选方】

①治跌打瘀肿：鲜根捣烂，酒炒外敷。
②治外伤出血：鲜叶捣烂外敷，或用果研粉撒患处。
③防山蚂蝗叮咬：鲜根皮或鲜果捣烂擦皮肤。

13. 山柰 姜科山柰属

【别名】 三藾、沙姜、山辣

【学名】 *Kaempferia galanga* L.

【识别】 多年生草本。

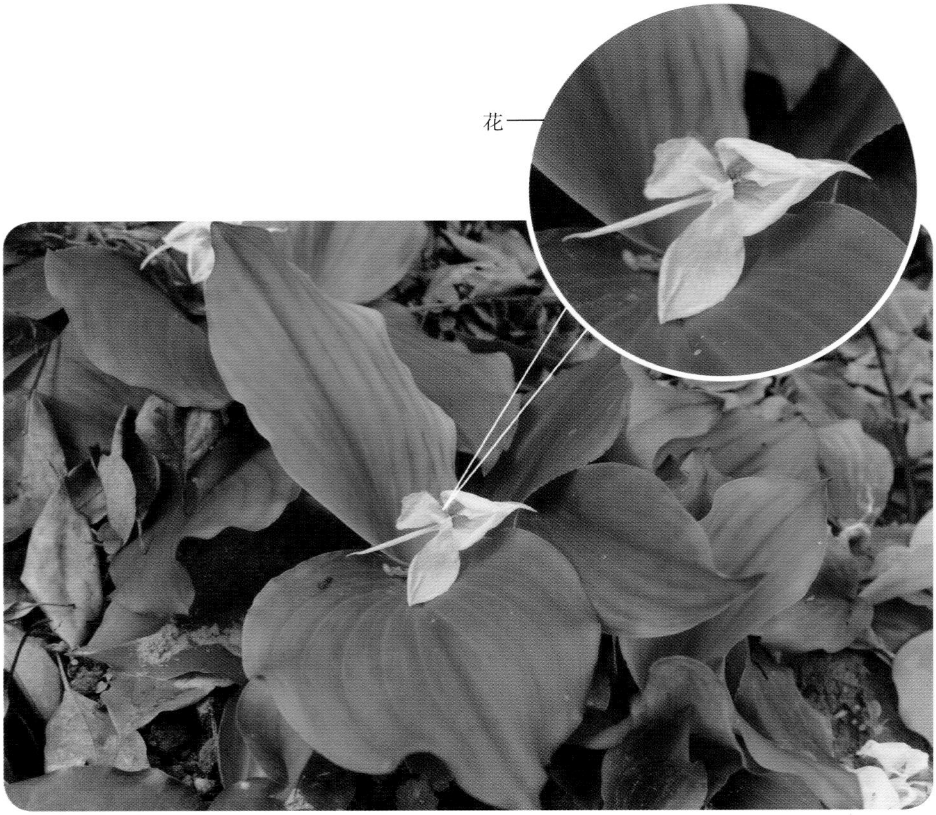

花

茎 根状茎块状，单生或丛生，淡绿色；根从根状茎上生出，粗壮，多数。

叶 叶对生，圆形或宽卵形，先端急尖或近钝形，基部圆形或心形，下延成鞘，表面绿色，背面淡绿色。

花 穗状花序从两叶间生出；花白色，基部具紫斑，花管筒细长。

果实 蒴果。花期8—9月。

【生境分布】

喜温暖、湿润气候，不耐寒，喜阳光。对土壤要求不严，但以排水良好、疏松、富含腐殖质的砂质壤土为好。产于我国福建、台湾、广东、海南、广西、云南等地。

【性能主治】

根茎入药。辛，温。行气温中，消食止痛。用于胸膈胀满，脘腹冷痛，饮食不消。

【选方】

①治心腹冷痛：山柰、丁香、当归、甘草等分。为末，醋糊丸，梧子大。每服三十丸，酒下。

②治一切牙痛：山柰子10克（用面裹煨热），麝香0.25克。为细末，每用三子，口噙温水，随牙痛处一边鼻内搐之，漱水吐去，便可。

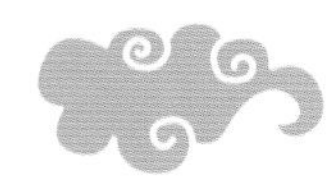

14. 山香

唇形科山香属

【别名】山薄荷、假藿香、毛老虎

【学名】*Hyptis suaveolens* (L.) Poit.

【识别】一年生草本。

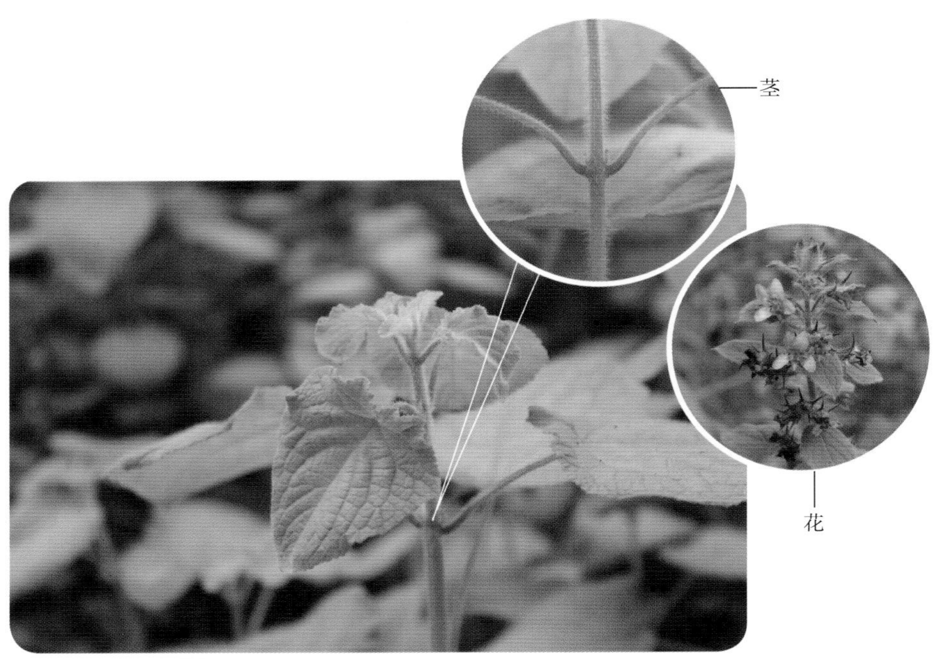

茎 直立，钝四棱形，被平展刚毛。

叶 对生，上面榄绿色，下面较淡；叶片卵形或宽卵形，先端近锐尖，基部圆形或浅心形，边缘具小锯齿，两面被疏柔毛。

花 聚伞花序着生于叶腋，排列成假总状花序或圆锥花序；花萼钟形，外被长柔毛及腺点，短三角形萼齿5，先端长锥尖，被毛；圆筒形花冠蓝色，外上部被微柔毛，上唇先端2圆裂，下3裂。（小坚果常2枚成熟，扁平，暗褐色，具细点。）

【生境分布】

生于开旷荒地上。产于我国广西、广东、福建及台湾。

【性能主治】

茎、叶入药。性温，味辛。疏风利湿，行气散瘀。用于感冒头痛，胃肠炎，痢疾，腹胀；外用治跌打肿痛，创伤出血，痈肿疮毒，虫蛇咬伤，湿疹，皮炎。

【选方】

①治跌打肿痛：外用适量，鲜草捣烂敷或煎水洗。

②治感冒：山香 15 克，木蝴蝶 1.5 克，葫芦茶、积雪草、地胆头各 9 克，大风艾 6 克。加水煎煮浓缩成 200 毫升，每服 100 毫升，每日 2 次。

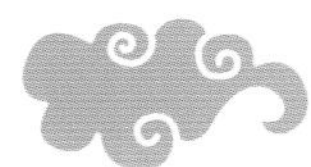

15. 山蒟 胡椒科胡椒属

【别名】 蒟酱、石楠藤

【学名】 *Piper hancei* Maxim.

【识别】 攀援藤本。

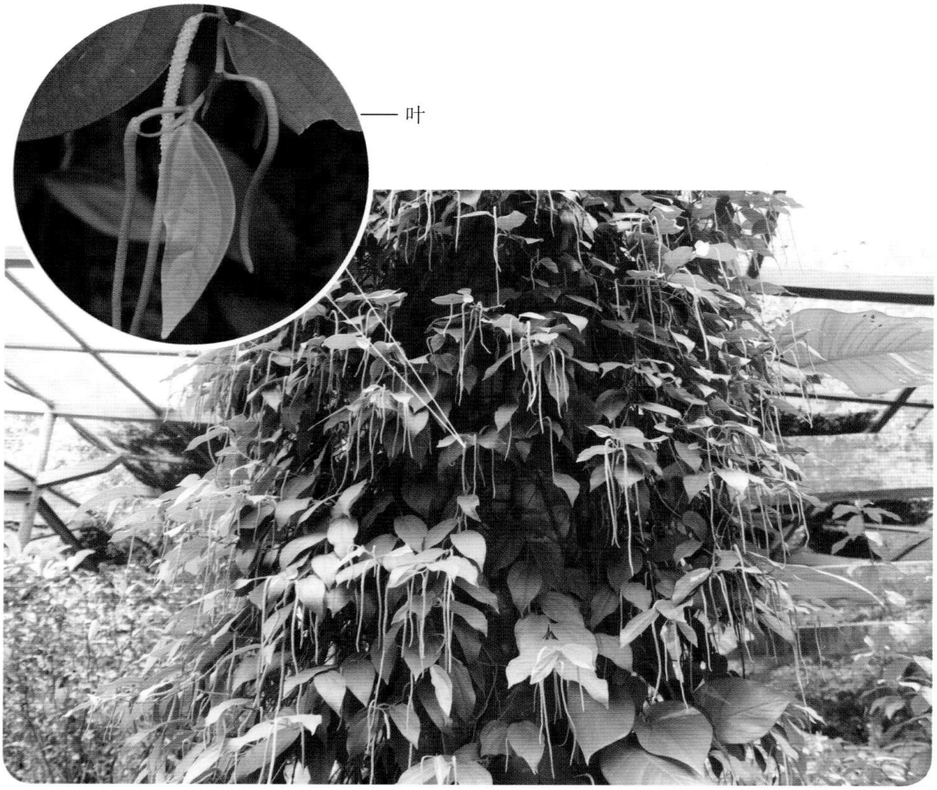

叶

茎 茎、褐色。枝具细纵纹，节上生不定根。

叶 互生，绿色或深绿色，叶卵状披针形或椭圆形，稀披针形，先端短尖或渐尖，基部渐窄或楔形，有时明显不对称，最上 1 对互生。

花 单性，雌雄异株，聚集或与叶对生的穗状序；雄花序黄色，花序轴被柔毛；苞片近圆形，盾状，腹面疏被柔毛。

果实 浆果球形，黄色。

【生境分布】

生于林中，攀援树上或石上。产于我国广东省大部分地区。

【性能主治】

茎叶、根入药。辛，温。祛风除湿，活血消肿，行气止痛，化痰止咳。用于风寒湿痹，胃痛，痛经，跌打损伤，风寒咳嗽，疝气痛。

【选方】

①治关节疼痛、跌打损伤：山蒟、锦鸡儿、枫荷梨各 30 克，大活血 15 克。加水酒为引，水煎服。

②治慢性胃炎：山蒟根、良姜各 6 克，野花椒 3 克，乌贼骨 12 克。共为细末，每服 1.5 克，每日 3 次，饭后服。

16. 血见愁 唇形科香科科属

【别名】 山藿香、血芙蓉

【学名】 *Teucrium viscidum* Bl.

【识别】 通常为多年生至一年生草本。

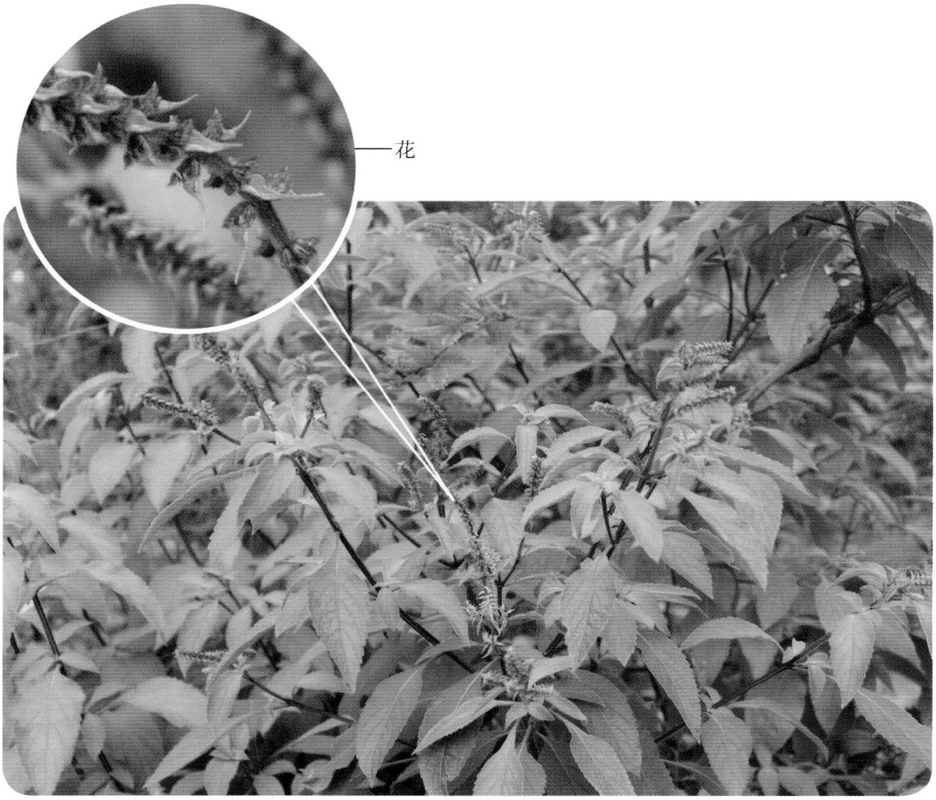

花

茎 直立或匍匐状，紫褐色，常四棱形；枝条对生，稀轮生。

叶 通常为单叶，绿色，全缘或具各种齿、浅裂或深裂，稀为复叶，大多对生，稀轮生或部分互生。

花 花序聚伞，3 至多花，花冠白色、淡红色或淡紫色，通常在节上形成轮伞花序（或假轮）、单歧聚伞花序或每节双花；苞叶常在茎上向上逐渐过渡成苞片，与叶同色或异色，稀苞片或小苞片成针刺状、叶状或特殊形状。

果实 为4枚小坚果或核果状，黄棕色；种子于果内单生，直立，稀横生而皱曲。

【生境分布】

生于山地林下润湿处，海拔120～1530米。产于我国江苏南部、浙江、福建、台湾、江西、湖南、广东、广西、云南，四川西南部及西藏东南部。日本，朝鲜，缅甸，印度，印度尼西亚，菲律宾亦产。

【性能主治】

全草入药。辛、苦，凉。凉血，解热毒，去瘀生新，理压伤，敷痔疮，治蛇咬，消肠风下血。

【选方】

①治跌打损伤：山藿香、九层塔、透骨消、黑心姜，煎服。
②治睾丸肿痛：山藿香叶5～10克，研末，冲酒服。

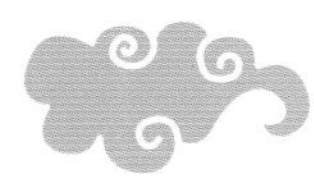

17. 马兰 菊科马兰属

【别名】马菜、马郎头、红梗菜、鸡儿菜、路边菊、田边菊、紫菊

【学名】*Kalimeris indica* (L.) Sch.-Bip.

【识别】多年生草本。

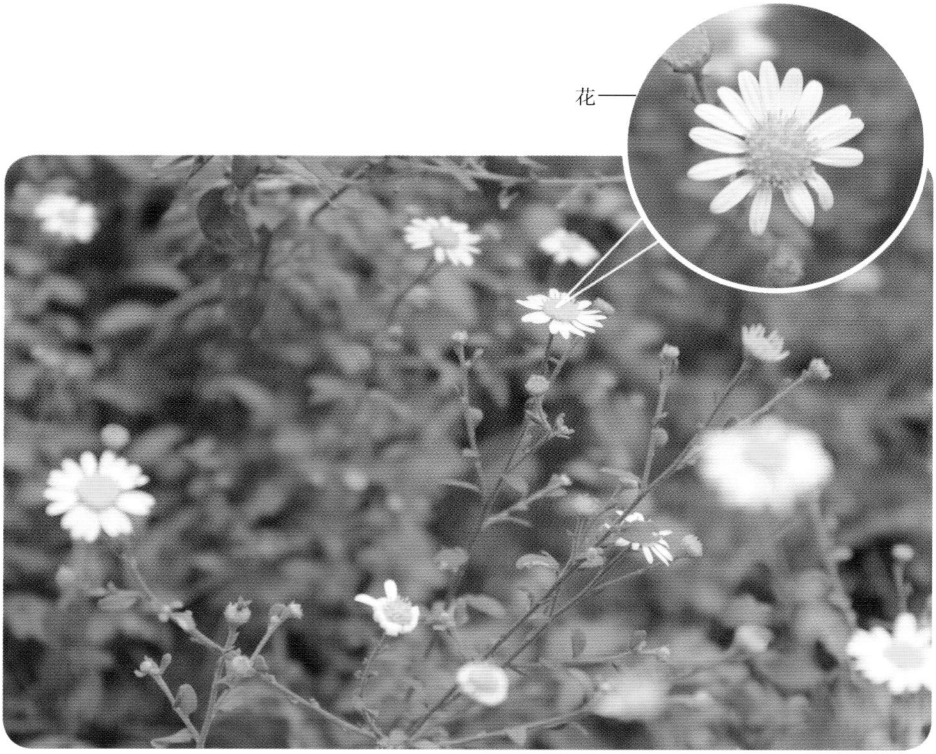

花

叶 互生，绿色；基部渐狭成具翅的长柄；叶片倒披针形或倒卵状长圆形，长 3 ~ 6 厘米，宽 0.8 ~ 2 厘米，先端钝或尖，边缘从中部以上具有小尖头的钝或尖齿，或有羽状裂片，薄质；上面叶小，无柄，全缘。

花 头状花序单生于枝端并排列成疏伞房状，淡黄色；总苞半球形，总苞片 2 ~ 3 层，覆瓦状排列，外层倒披针形，白色，内层倒披针长圆形，先端钝或稍尖，舌状花 1 层，15 ~ 20 个，舌片浅紫色，花期 5—9 月。

果实 瘦果倒卵状长圆形，极扁，褐色，边缘浅色而有厚肋，上部被腺毛及短柔毛，易脱落，不等长。果期8—10月。

【生境分布】

生于路边、田野、山坡上。我国大部分地区均有分布。

【性能主治】

全草或根入药。凉血清热，利湿解毒。用于多种出血，疟疾，黄疸，水肿淋浊，咳嗽，咽痛喉痹，乳痈痔疮，臃肿丹毒，小儿疳积，蛇咬伤。

【选方】

①预防流感，白喉：马兰头、金银花、甘草适量，煎汁代茶。

②治高血压，眼底出血，青光眼，眼球胀痛：马兰根30克，生地黄15克，如便秘加生大黄6～9克，水煎，一日两次分服。

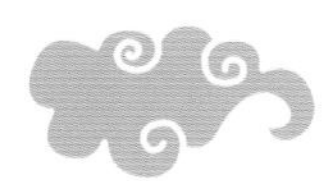

18. 马利筋

萝藦科马利筋属

【别名】金凤花、尖尾凤、莲生桂子花、芳草花

【学名】*Asclepias curassavica* L.

【识别】多年生宿根性亚灌木状草本植物。

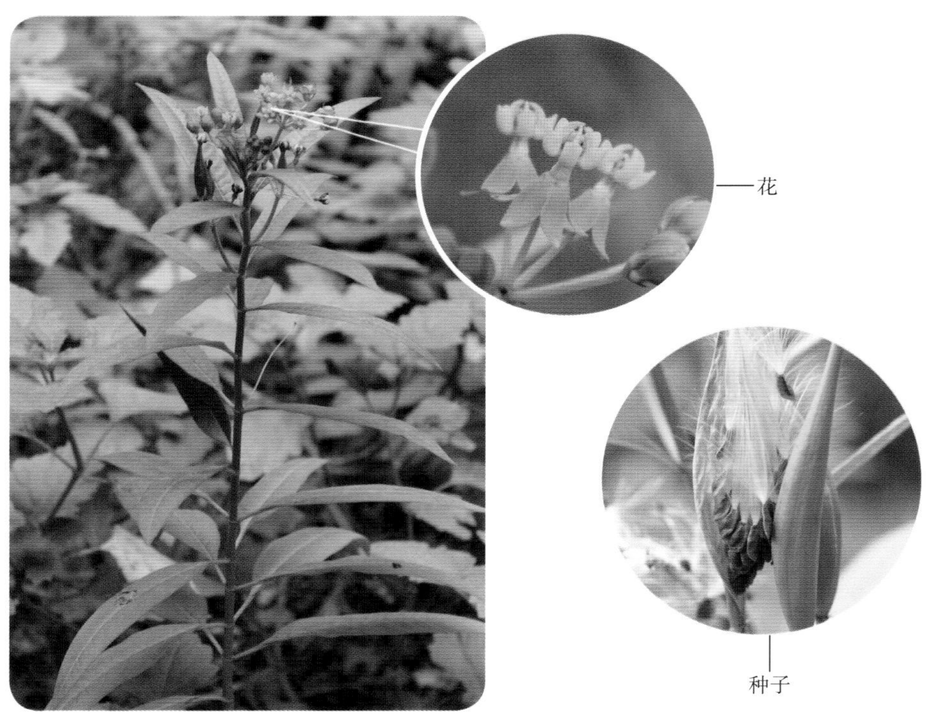

叶 对生，披针形或长椭圆状叶。先端渐尖或锐形，基部渐狭而延伸至叶柄，纸质，全缘。表面呈有光泽的绿色，背面淡绿色；表里两面皆光滑无毛；中肋于表面略凹下而于背面隆起，侧脉每边 6 ~ 9 条，细脉略明显；叶柄光滑无毛。

花 多数，红色或紫红色，无香味。聚伞花序伞房排列，腋生或顶生。有长总梗，花冠轮形 5 深裂，裂片向上翻卷，朱红色；副花冠 5 枚，金黄色，为5个直立的帽状体，每一帽状体里面有一角状体出于外；雄蕊着生于花冠基部，花橙黄或红色，花心紫红色。

果实 蓇葖果，纺锤状圆柱形。成熟后会裂开，内有多数棕黑色种子。扁平状长椭圆形，顶端具白色绢质种毛。丛毛生于顶端，便于飞行散布。花果期在春至初夏。

【生境分布】

分布于我国陕西、江苏、浙江、江西、福建、台湾、湖北、海南、广东、广西、重庆、四川、云南等地。

【性能主治】

全草入药。苦，寒。有毒。清热解毒，活血止血，消肿止痛。用于各种炎症，崩漏带下，创伤出血，咽喉肿痛，肺热咳嗽，热淋，痈疮肿毒。用于骨蒸、四肢水肿、淋痛、月经不调、骨折、恶疮、止血及驱虫等。

【选方】

①治痛经：以马利筋全草5克，胡椒少许。水煎内服。

②治刀枪伤：鲜品捣烂外敷。

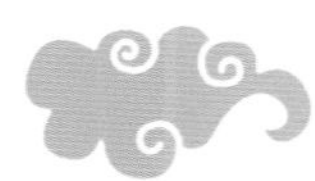

19. 马㼎儿

葫芦科马㼎儿属

【别名】 老鼠拉冬瓜、马交儿、土白蔹

【学名】 *Zehneria indica* (Lour.) Keraudren

【识别】 多年生草质藤本。

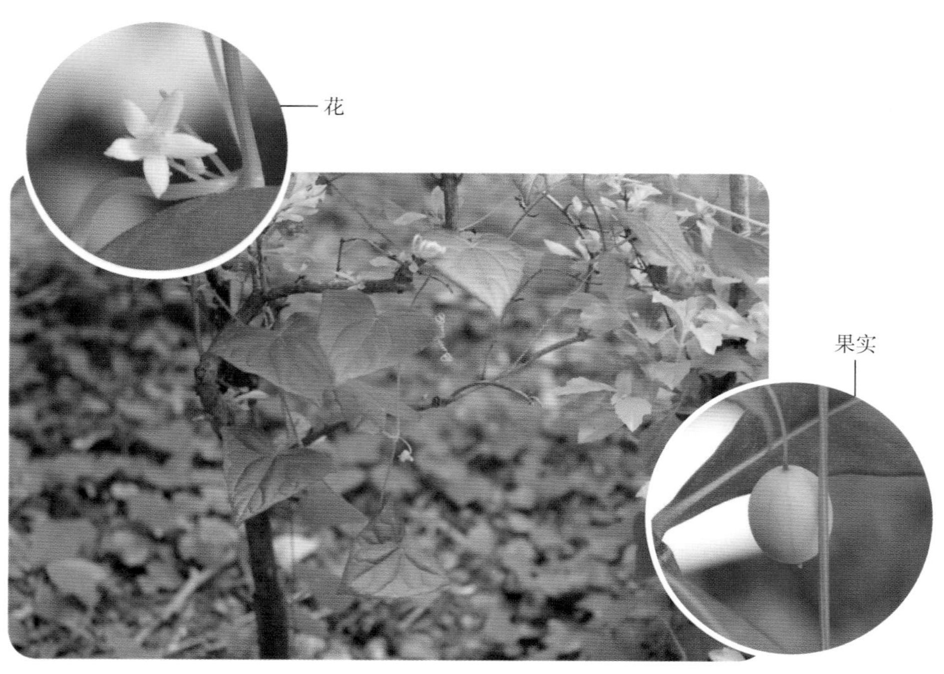

根 部分膨大成一串纺锤形块根，浅绿色，大小相同，故有老鼠拉冬瓜之名。

茎 纤细，柔弱。

叶 单叶互生，绿色或深绿色，有细长柄；叶片卵状三角形，膜质。

花 夏季开白色花。雌雄同株。花期 4—7 月。

果实 卵形或近椭圆形，橙黄色，果皮甚薄。果期7—10月。

种子 种子灰白色。

【生境分布】

长于荒地灌木丛、村边、林边潮湿地。分布在我国华南、华中、华东及西南等地区。日本、朝鲜、越南、印度半岛、印度尼西亚及菲律宾亦产。

【性能主治】

块根、全草入药。甘、苦，凉。清热解毒，消肿散结。用于咽喉肿痛，结膜炎；外用治疮疡肿毒，淋巴结结核，睾丸炎，皮肤湿疹。

【选方】

①治痈疮疖肿、皮肤湿疹：用鲜根叶捣烂外敷；或干根研末调敷患处。
②治咽喉肿痛：用根25～50克，水煎服；或鲜品捣烂外敷。
③治尿路结石、急性结膜炎、小儿疳积：用根25～50克，水煎服。

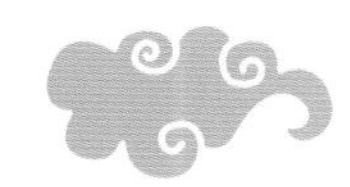

20. 井栏边草

凤尾蕨科凤尾蕨属

【别名】凤尾草、井口边草、山鸡尾、井茜

【学名】*Pteris multifida* Poir.

【识别】多年生草本。

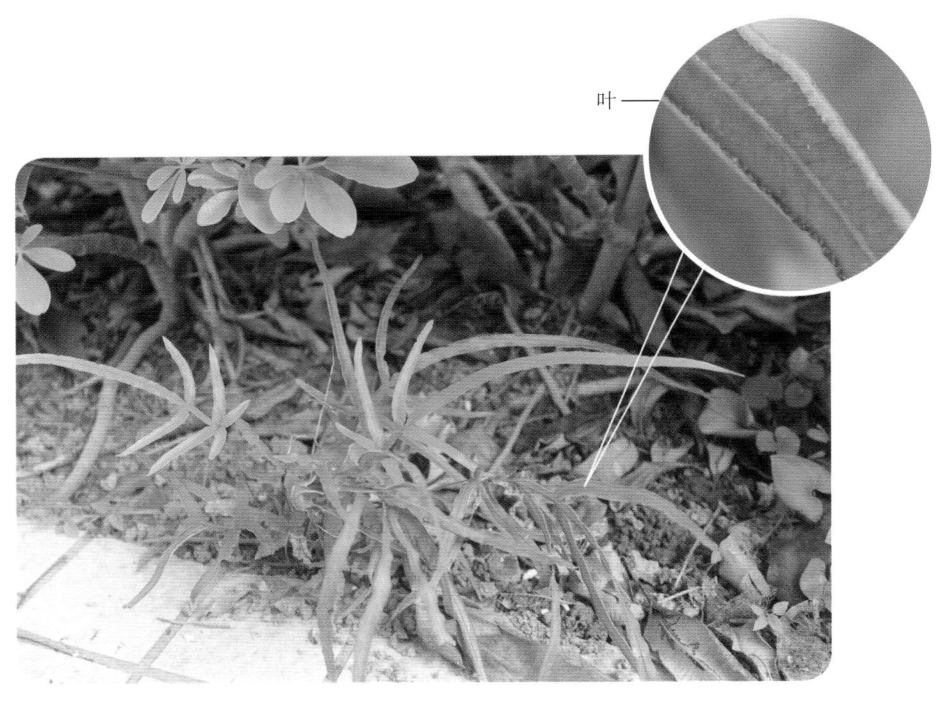

叶 叶多数，密而簇生，明显二型；禾秆色或暗褐色而有禾秆色的边，稍有光泽，光滑；叶片卵状长圆形，一回羽状，羽片通常3对，对生，线状披针形，先端渐尖，叶缘有不整齐的尖锯齿并有软骨质的边，有时近羽状，顶生三叉羽片及上部羽片的基部显著下延，在叶轴两侧形成宽3～5毫米的狭翅（翅的下部渐狭）；能育叶有较长的柄，仅不育部分具锯齿，余均全缘，基部一对有时近羽状，主脉两面均隆起，有时在侧脉间具有或多或少的与侧脉平行的细条纹（脉状异形细胞）。叶干后草质，暗绿色，遍体无毛；叶轴禾秆色，稍有光泽。

【生境分布】

喜温暖湿润和半阴环境。常生于阴湿墙脚、井边和石灰岩石上，在有蔽荫、无日光直晒和土壤湿润、肥沃、排水良好的处所生长最盛。产于我国河北、山东、河南、陕西、四川、贵州、广西、广东、福建、台湾、浙江、江苏、安徽、江西、湖南、湖北等地。

【性能主治】

全草入药。味淡，性凉。清热利湿、解毒、凉血、收敛、止血、止痢。用于肝炎、痢疾、肠炎、尿血、便血、咽喉痛、鼻衄、腮腺炎、痈肿、湿疹。

【选方】

①治痢疾：井栏边草 5 份，铁线蕨、海金沙各 1 份，炒黑，水煎服。

②治白带：井栏边草、车前草、白鸡冠花各 9 克，萹蓄、薏米根、贯众各 15 克，水煎服。

③治颈淋巴结结核初起：鲜井栏边草 30 克，鸡蛋 1 个，共煮服，连服 15 日为 1 疗程。

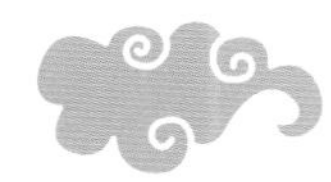

21. 木本曼陀罗

茄科曼陀罗属

【别名】紫花曼陀罗、闹羊花

【学名】*Datura arborea* Linn.

【识别】一年生草本。

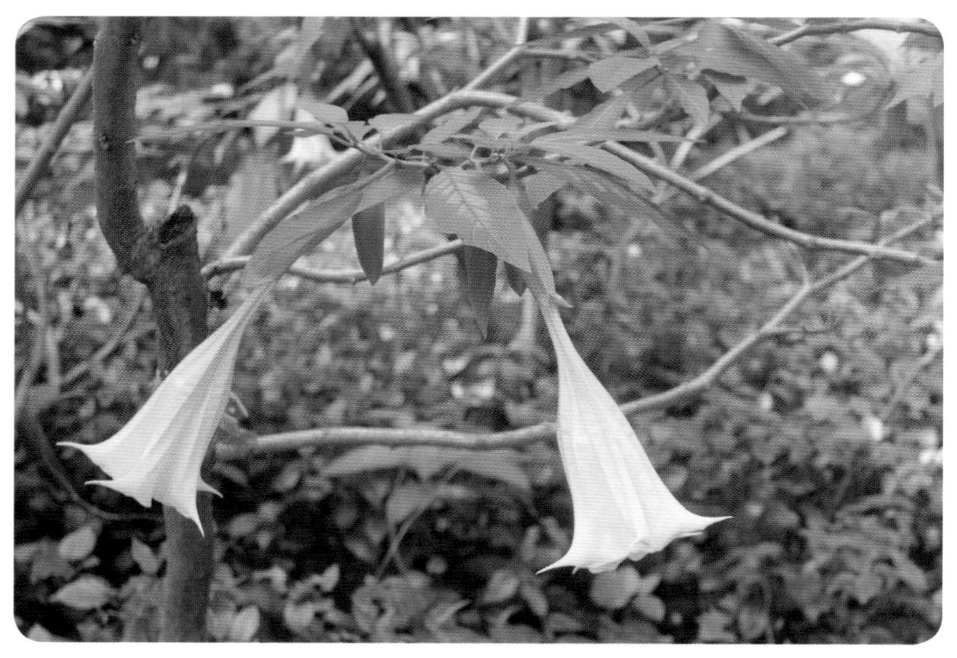

叶 互生，上部叶近对生，叶面绿色，叶背较浅；叶片宽卵形、长卵形或心脏形，长 5 ~ 20 厘米，宽 4 ~ 15 厘米，先端渐尖或锐尖，基部不对称，边缘具不规则短齿、或全缘而波状，两面无毛或被疏短毛，叶背面脉隆起。

花 单生于枝叉间或叶腋；花萼筒状，长 4 ~ 6 厘米，淡黄绿色，先端 5 裂，裂片三角形，整齐或不整齐，先端尖，花冠管漏斗状，白色，长 14 ~ 20 厘米，雄蕊 5，生于花冠管内，花药线形，扁平，基部着生；雌蕊 1，花柱丝状，长 11 ~ 16 厘米，柱头盾形。花期 3—11 月。

果实 蒴果圆球形或扁球状，直径约 3 厘米，外被疏短刺，熟时淡褐色，不规则 4 瓣裂。种子多数，扁平，略呈三角形，熟时褐色。果期 4—11 月。

【生境分布】

生于山坡、草地或住宅附近。广泛分布于世界温带至热带地区。我国各地均有分布。

【性能主治】

花、种子、叶或根入药。辛，温。平顺止咳，麻醉止痛，解痉止搐。用于哮喘咳嗽，脘腹冷痛，风湿痹痛，癫痫，惊风，外科麻醉。

【选方】

①治小儿慢惊：曼陀罗花七朵，天麻 12.5 克，全蝎（炒）10 枚，天南星（炮）、丹砂、乳香各 12.5 克。为末。每服 2.5 克，薄荷汤调下。

②治脸上生疮：用曼陀罗花晒干，研为末，取少许敷贴疮上。

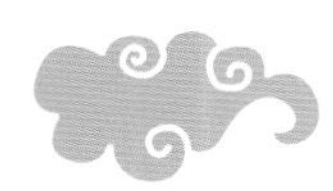

22. 木豆 豆科木豆属

【别名】山豆根、三叶豆、野黄豆

【学名】*Cajanus cajan* (Linn.) Millsp.

【识别】矮灌木。

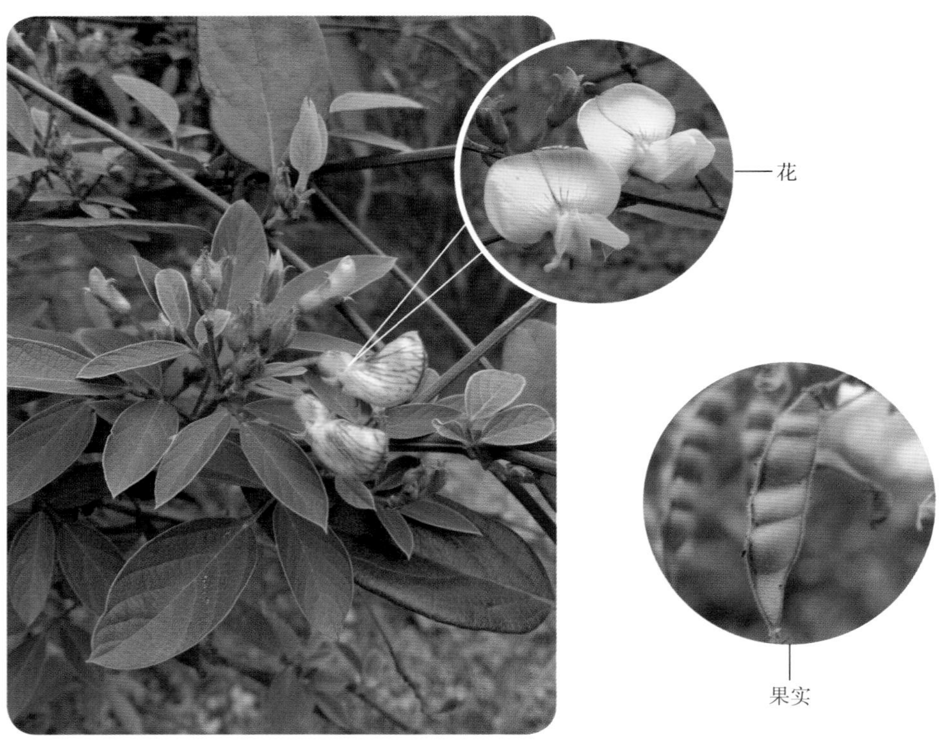

枝 小枝柔弱，紫红色，有纵沟纹，被灰色柔毛。托叶小；小叶3枚，卵状披针形，先端锐尖，全缘，两面均有毛，下面并有不明显腺点。

花 总状花序，腋生；萼钟形，萼齿5，披针形；花冠黄红色，旗瓣背面有紫褐色纵线纹；雄蕊2组；花柱细长线形，基部有短柔毛。荚果先端渐尖，密被灰褐色短柔毛。花期4月。

种子 近圆形，皮暗红色，有时有褐色斑点。

【生境分布】

生于山坡、砂地、旷地、丛林中或林边。分布于我国四川、广东、广西、台湾等地。

【性能主治】

种子入药。甘、微酸，温。清热解毒，补中益气，利水消食，排痈肿，止血止痢。用于水肿，血淋，痔血，痈疽肿毒，痢疾，脚气。

【选方】

①治肝肾水肿：木豆、苡仁各 15 克。煎汤服，每日 2 次。忌食盐。

②治血淋：木豆、车前子各 15 克，合煎汤服。

③治痈疽初起：木豆，研末泡酒服，每次 15 克；并以末合香蕉肉捣敷患处。

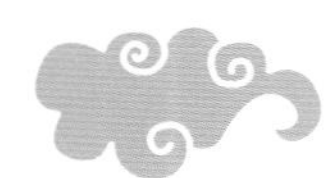

23. 木槿 锦葵科木槿属

【别名】木棉、荆条、朝开暮落花、喇叭花

【学名】*Hibiscus syriacus* L.

【识别】落叶灌木，高 3～4m。

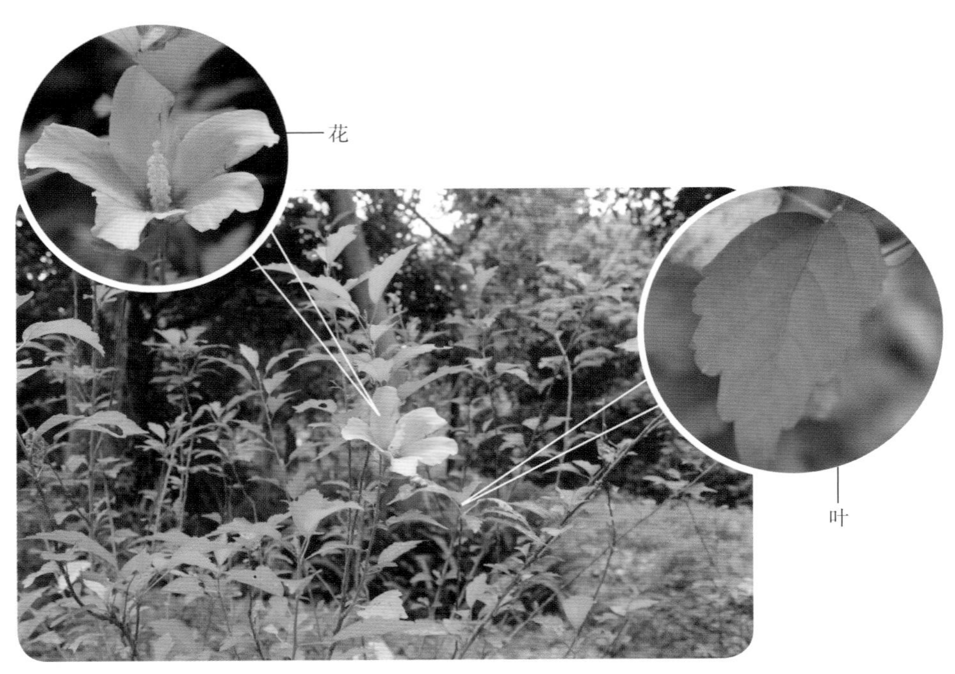

茎 直立，褐色，多分枝，小枝密被黄色星状绒毛。

叶 互生，绿色；叶柄被星状柔毛；托叶线形，疏被柔毛；叶片卵形或菱状卵形，有明显的 3 条主脉，具深浅不同的 3 裂或不裂，下面沿叶脉微被毛或近无毛，先端钝，基部楔形，边缘具圆钝或尖锐锯齿。

花 单生于枝端叶腋间，花梗被星状短绒毛；花钟形，淡紫色，花瓣 5，倒卵形，外面疏被纤毛和星状长柔毛。花期 7—10 月。

果实 蒴果，卵圆形或长椭圆形，密被黄色星状绒毛。种子肾形，灰褐色，背部被黄色长柔毛。

【生境分布】

我国广东省各地庭园常见栽培。

【性能主治】

花、根皮、果实、根入药。甘、苦，凉。果实：木槿子。根：木槿根。清热解毒，利湿消肿，凉血，杀虫止痒。用于肠风泄血，赤白痢疾，肺热咳嗽，白带，疮疔肿毒等。由于本品苦寒，脾胃虚弱者慎用，无湿热者不宜服。

【选方】

①治支气管炎咳嗽多痰：木槿花 10 克，胡枝子花 10 克，桑白皮 10 克，地胆草 10 克，水煎服。

②治消渴：木槿根 20 ~ 30 克，水煎，代茶饮。

③治肾炎：鲜木槿根 50 ~ 100 克，灯心草（鲜全草）50 克，水煎服。

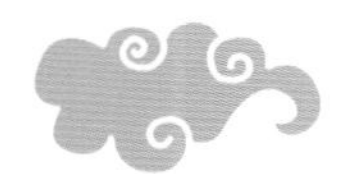

24. 五爪金龙 旋花科番薯属

【别名】五爪龙、掌叶牵牛

【学名】*Ipomoea cairica* (L.) Sweet

【识别】多年生缠绕草本植物。

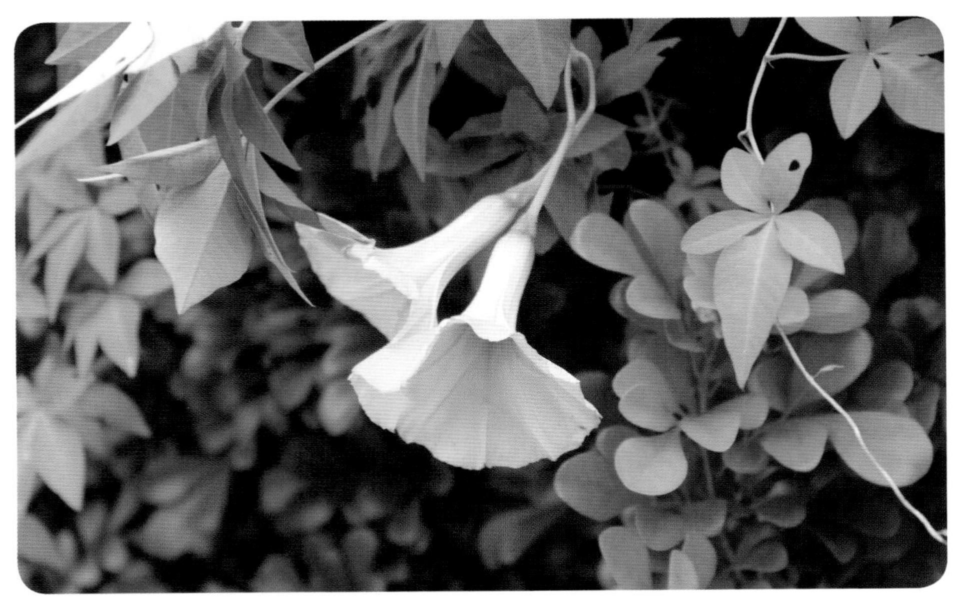

茎 全体无毛。茎细长，有细棱，有时有小疣状突起。

叶 单叶，叶片绿色，掌状 5 深裂或全裂，裂片卵状披针形、卵形或椭圆形，中裂片较大，两侧裂片稍小，顶端渐尖或稍钝，具小短尖头，基部全缘或不规则微波状，具 1 对裂片通常再 2 裂；叶柄基部具小的掌状 5 裂的假托叶（腋生短枝的叶片）。

花 聚伞花序腋生，花序梗长 2 ~ 8cm，通常具 1 ~ 3 花。苞片及小苞片均小，早落；花梗有时具小疣状突起；萼片不等长，外方 2 片较短，内萼片稍宽；边缘干膜质；花冠紫色到红色，偶有白色，漏斗状。

果实 蒴果近球形，高约 1 厘米，2 室，4 瓣裂。

【生境分布】

生于海拔 90 ~ 610 米的平地或山地路边灌丛，生长于向阳处。产于我国台湾、福建、广东及其沿海岛屿、广西、云南。

【性能主治】

花、茎叶、根入药。辛，温。止咳除蒸。用于骨蒸劳热，咳嗽溢血。

【选方】

①治骨蒸劳热盗汗：五爪金龙花（干）14 朵，合老母鸭炖服。

②治咳血：五爪金龙花（鲜）14 朵，煎汤调蜜服。

25. 平车前

车前科车前属

【别名】 钱串草、牛甜菜、七星草

【学名】 *Plantago depressa* Willd.

【识别】 一年生或二年生草本。

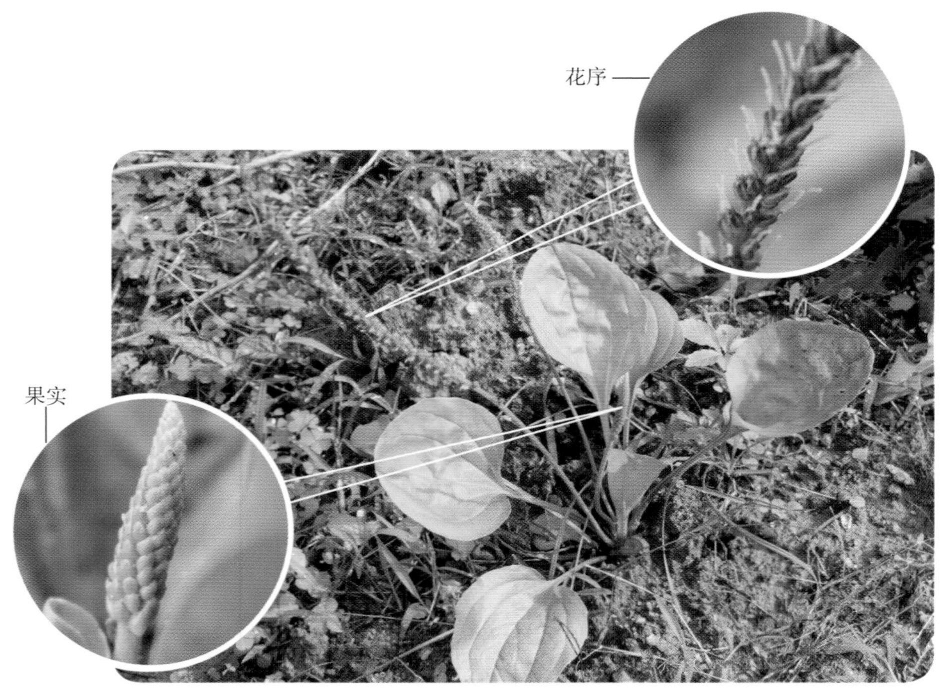

叶 卵形或椭圆形，鲜绿色，有光泽，长 4 ~ 12 厘米，宽 2 ~ 7 厘米，先端尖或钝，基部狭窄成长柄，全缘或呈不规则的波状浅齿，通常有 5 ~ 7 条弧形脉。

花 花茎数个，高 12 ~ 50 厘米，具棱角，有疏毛，穗状花序为花茎的 2/5 ~ 1/2；花白色；花冠管卵形；雄蕊 4，着生于花冠管近基部，与花冠裂片互生，花药长圆形，花丝线形；雌蕊 1；花柱 1，线形有毛。

果实 蒴果卵状圆锥形，黄褐色至黑色，成熟后约在下方 2/5 外周裂，下方 2/5 宿存。

种子 4 ~ 8 颗或 9 颗，近椭圆形，黑褐色。

【生境分布】

生于山野、路旁、花圃或菜园、河边湿地。分布于全国各地。

【性能主治】

全草入药。甘，寒。归肝、小肠、膀胱经。清热利尿，明目，凉血，解毒。用于热结膀胱，小便不利，淋浊带下，暑湿泻痢，衄血，尿血，肝热目赤，咽喉肿痛，痈肿疮毒。

【选方】

①治尿血：车前草捣汁，口服。
②治金疮出血：车前叶捣碎，敷患处。

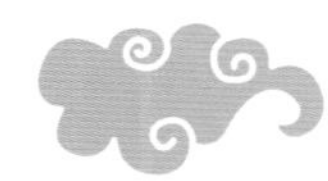

26. 少花龙葵 茄科茄属

【别名】钮仔草、白花菜、七粒扣、五宅茄

【学名】*Solanum photeinocarpum* Nakamura et S.Odashima

【识别】纤弱草本。

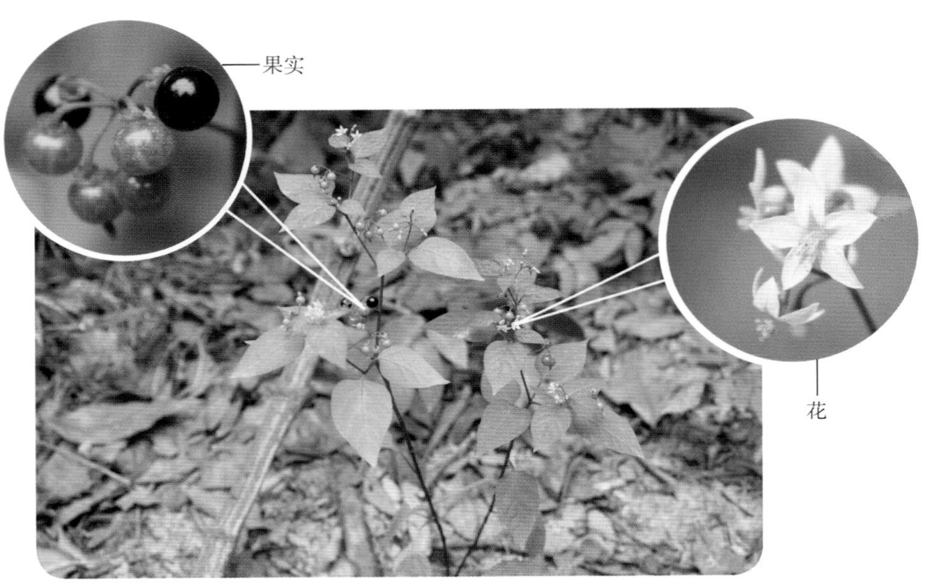

叶 叶薄，形至卵状长圆形，绿色或黄绿色，长 4 ~ 8 厘米，宽 2 ~ 4 厘米，先端渐尖，基部楔形下延至叶柄而成翅，叶缘近全缘，波状或有不规则的粗齿，两面均具疏柔毛。

花 花序近伞形，腋外生，着生 1 ~ 6 朵花，总花梗长 1 ~ 2 厘米，花小；萼绿色，5 裂达中部，裂片卵形，先端钝；花冠白色，筒部隐于萼内，花丝极短，花药黄色，长圆形，为花丝长度的 3 ~ 4 倍，花柱纤细，柱头小，头状。

果实 浆果球状，直径约 5 毫米，幼时绿色，成熟后黑色；种子近卵形，两侧压扁，直径 1 ~ 1.5 毫米。几全年均开花结果。

【生境分布】

生于山野、荒地、埔园、路旁、屋旁、林边荒地、密林阴湿处及溪边阴湿地。产于我国云南南部、江西、湖南、广西、广东、台湾等地。

【性能主治】

全草入药。微苦、甘，寒。内服清热利湿、凉血解毒。用于痢疾、高血压、黄疸、扁桃体炎、肺热咳嗽、牙龈出血。外治皮肤湿毒、乌疱、老鼠咬伤。有清凉散热之功，并可兼治喉痛。

【选方】

①治痢疾：鲜少花龙葵 30 克，水煎，饭前服。

②治黄疸：鲜少花龙葵 90 克，鲜萝卜 90 克，水煎服。

③治牙龈出血：少花龙葵 30 克，合生蚝，水煎服。

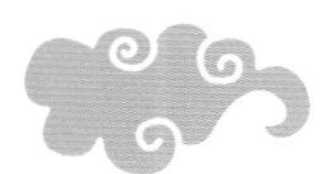

27. 水鬼蕉 石蒜科水鬼蕉属

【别名】蜘蛛兰、蜘蛛百合、引水蕉

【学名】*Hymenocallis littoralis* (Jacq.) Salisb.

【识别】多年生鳞茎草本。

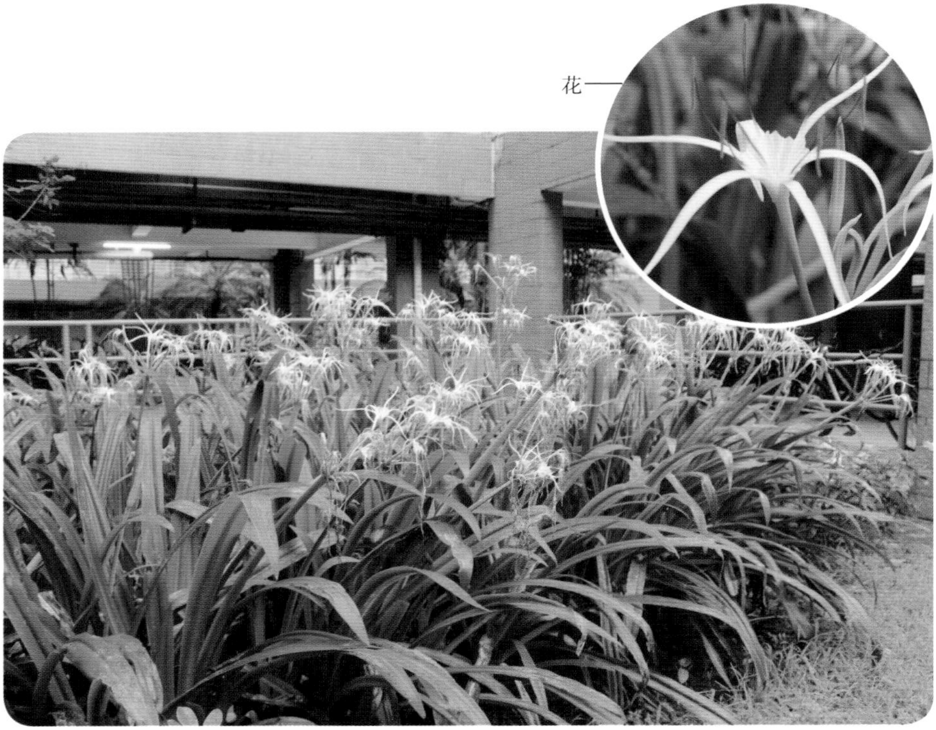

花

花 茎扁平，佛焰苞状总苞片基部极阔。

叶 叶 10～12 枚，剑形，顶端急尖，基部渐狭，深绿色，多脉，无柄。

花 绿白色，有香气。

果实 蒴果卵圆形或环形，肉质状，成熟时裂开。

【生境分布】

喜温暖湿润，不耐寒。原产美洲热带，西印度群岛。我国福建、广东、广西、云南等地区引种栽培供观赏。

【性能主治】

叶入药。辛，温。舒筋活血，消肿止痛。用于风湿关节痛，跌打肿痛，痈疽疮肿，痔疮。

【选方】

①治跌打肿痛：水鬼蕉鲜叶捣烂，加酒少许，炒热敷患处。或水鬼蕉鲜叶用针刺数小孔，放热米汤内烫软，缠裹患处。

②治关节风湿痛：水鬼蕉鲜叶和面粉捣烂外敷。

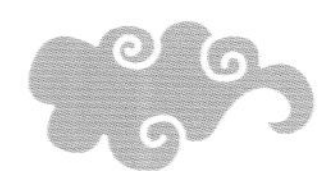

28. 短叶水蜈蚣

莎草科水蜈蚣属

【别名】三荚草、水蜈蚣、疟疾草、三星草、顶棍草、球子草

【学名】*Kyllinga brevifolia* Rottb.

【识别】多年生草本，丛生。全株光滑无毛。

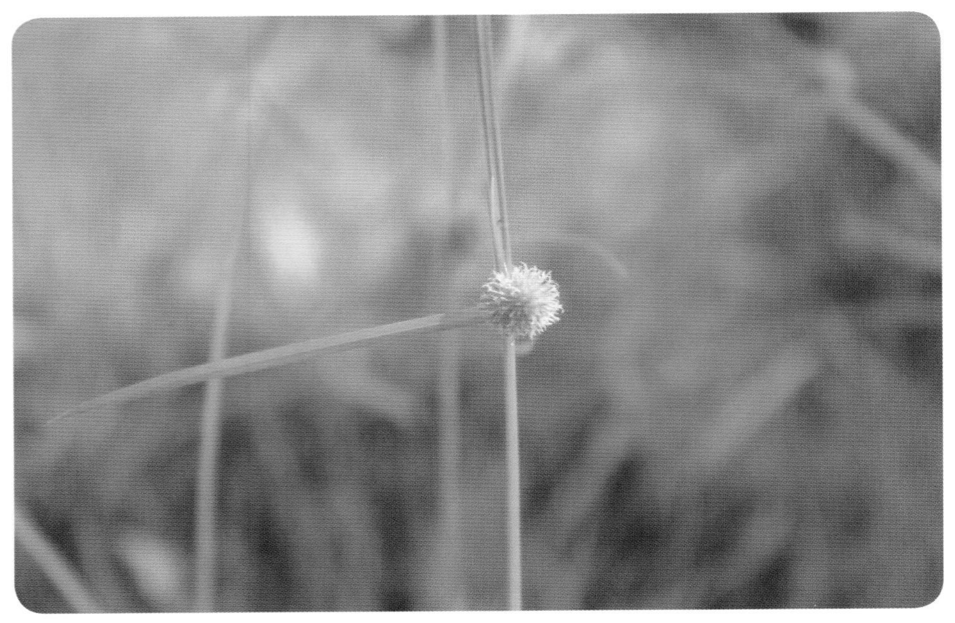

茎 根状茎柔弱，绿色，匍匐平卧于地下；形似蜈蚣，节多数，节下生须根多数，每节上有一小苗。

叶 叶窄线形，绿色，基部鞘状抱茎，最下2个叶鞘呈干膜质，棕色。叶柔弱平张，上部边缘和背面中肋上具细刺。叶状苞片3枚，极展开，后期常向下反折。

花 穗状花序单个，白色，球形或卵球形，具极多数密生的小穗。小穗长圆状披针形或披针形；鳞片膜质，下面鳞片短于上面的鳞片，白色，具锈斑。

果实 小坚果倒卵状长圆形，扁双凸状，表面具密的细点。

【生境分布】

生于水边、路旁、水田及旷野湿地。产于我国江苏、安徽、浙江、福建、江西、湖南、湖北、广西、广东、四川、云南、东北等省区。

【性能主治】

全草入药。辛，平。用于感冒风寒，寒热头痛，筋骨疼痛，咳嗽，疟疾，黄疸，痢疾，疮疡肿毒，跌打刀伤。

【选方】

①治赤白痢疾：鲜水蜈蚣全草 50 ~ 75 克，酌加开水和冰糖五钱，炖 1 小时服。

②治疮疡肿毒：水蜈蚣全草、芭蕉根，捣烂，敷患处。

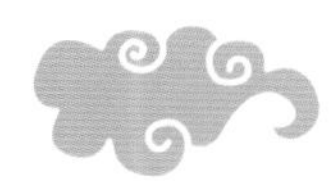

29. 牛耳枫

虎皮楠科虎皮楠属

【别名】老虎耳、南岭虎皮楠

【学名】*Daphniphyllum calycinum* Benth.

【识别】灌木。

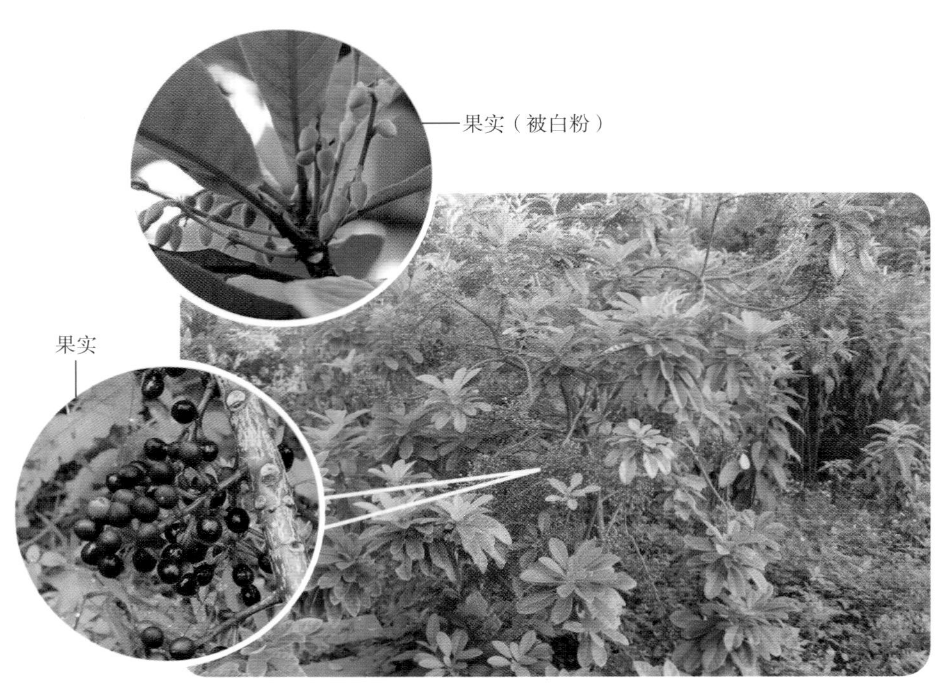

叶 纸质，阔椭圆形或倒卵形，先端钝或圆形，具短尖头，基部阔楔形，全缘，略反卷，干后两面绿色，叶面具光泽，叶背多少被白粉，具细小乳突体，侧脉 8 ~ 11 对。

花 总状花序腋生，淡粉色，长 2 ~ 3 厘米，花萼盘状，3 ~ 4 浅裂，裂片阔三角形；雄蕊 9 ~ 10 枚，花药长圆形，侧向压扁，药隔发达伸长，先端内弯，花丝极短；苞片卵形，萼片 3 ~ 4，阔三角形，花柱短，柱头 2，直立，先端外弯。花期 4—6 月。

果实 卵圆形，深紫色，较小被白粉，具小疣状突起，先端具宿存柱头，基部具宿萼。果期 8—11 月。

【生境分布】

常生于小溪旁的灌丛或疏林之中。分布于我国广西、海南、广东、香港、福建、云南及江西等省区。

【性能主治】

根、枝叶、果实入药。苦、涩，平。祛风，止痛，消肿。用于风湿骨痛，水肿。

【选方】

①治蛇伤或骨折：牛耳枫鲜叶捣烂敷。

②治感冒发热，扁桃体炎，脾脏肿大：牛耳枫根 9 ~ 15 克，或鲜根 15 ~ 30 克。水煎服。

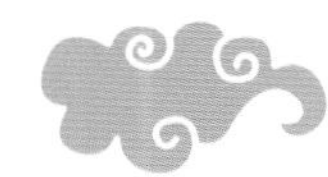

30. 锦绣杜鹃

杜鹃花科杜鹃属

【别名】毛杜鹃

【学名】*Rhododendron pulchrum* Sweet

【识别】半常绿灌木。

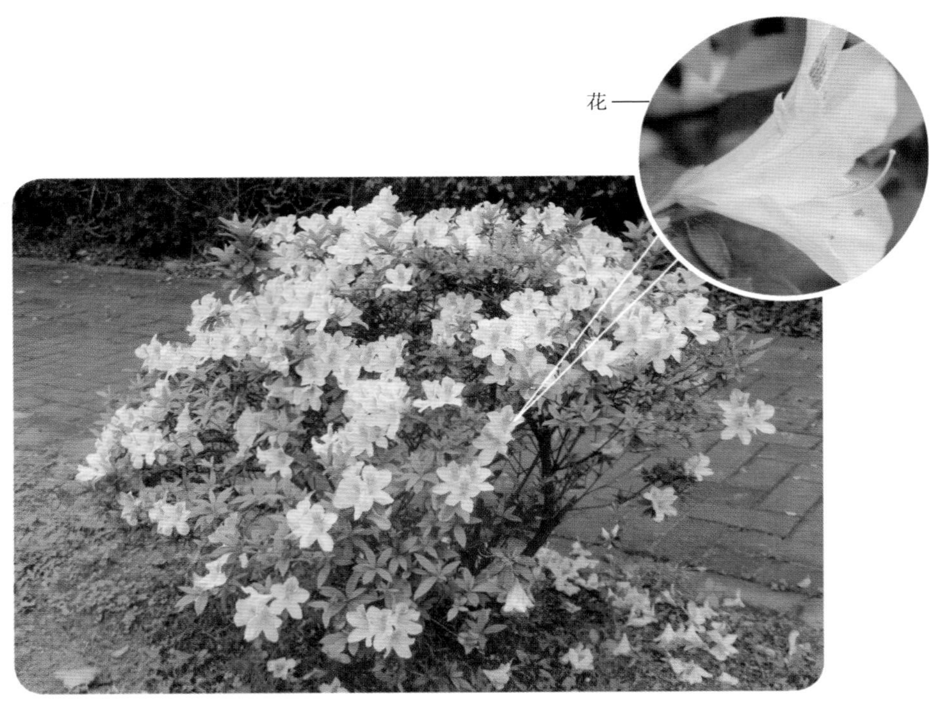

叶 薄革质，椭圆形至椭圆状披针形或矩圆状倒披针形，顶端急尖，有凸尖头，基部楔形，上面深绿色，初有散生黄色疏伏毛，以后上面近无毛，下面淡绿色；叶柄有和枝上同样的毛。

花 花 1 ~ 3 朵顶生枝端；花梗密生稍展开的淡黄褐色长柔毛，花萼大，绿色，5 深裂，裂片边缘有细锯齿和长睫毛，外面密生同样的毛；花冠宽漏斗状，裂片 5，宽卵形，玫瑰紫色，有深紫色点；雄蕊 10，花丝下部有柔毛，子房有密糙毛，花柱无毛。

果实 蒴果矩圆状卵形，有糙毛和宿存萼。

【生境分布】

喜温暖湿润气候，耐阴，忌阳光曝晒。产于我国江苏、浙江、江西、福建、湖北、湖南、广东和广西等地。

【性能主治】

根入药。酸，涩，微温。祛风湿，活血祛瘀，止血。用于风湿性关节炎，跌打损伤，闭经。外用治外伤出血。

【选方】

治外伤出血：取适量毛杜鹃，捣烂，敷于患处。

31. 毛果算盘子 大戟科算盘子属

【别名】漆大姑、磨子果

【学名】*Glochidion eriocarpum* Champ. ex Benth.

【识别】灌木。

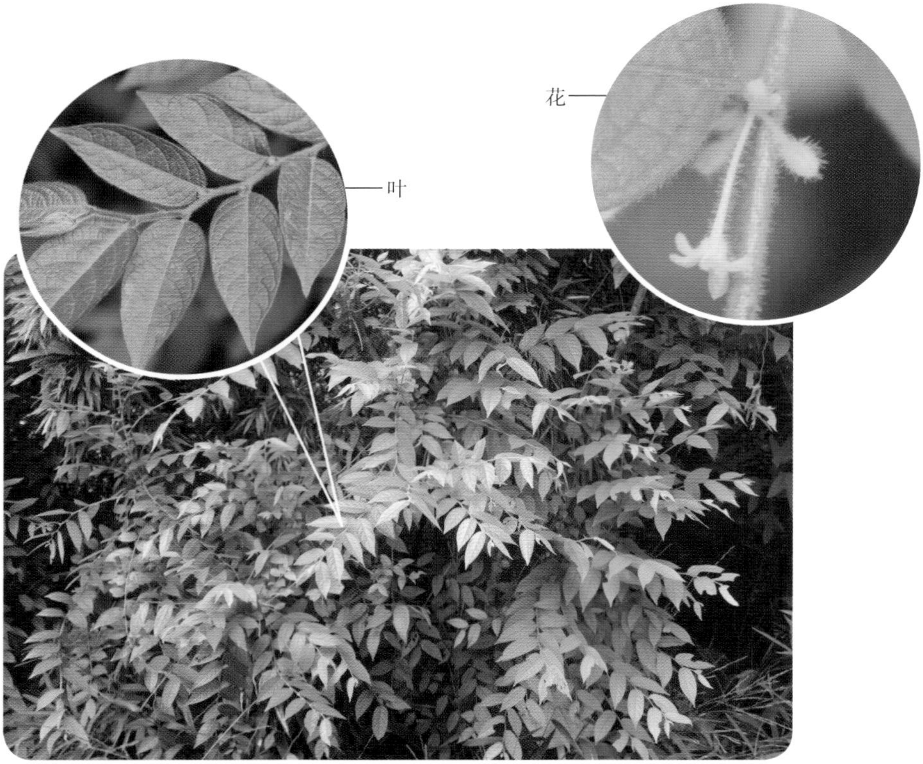

花

叶

茎 小枝密被淡黄色、扩展的长柔毛。

叶 叶片纸质，卵形、狭卵形或宽卵形，绿色，两面均被长柔毛，下面毛被较密。

花 花单生或2～4朵簇生于叶腋内；雌花生于小枝上部，雄花则生于下部；雄花：萼片6，长倒卵形，顶端急尖，外面被疏柔毛，雄蕊3；雌花：

萼片6，长圆形，其中3片较狭，两面均被长柔毛；顶端具圆柱状稍伸长的宿存花柱。

【生境分布】

生于海拔130～1600米山坡、山谷灌木丛中或林缘。产于我国江苏、福建、台湾、湖南、广东、海南、广西、贵州和云南等省区。

【性能主治】

根、叶入药。苦、涩，平。清热利湿，解毒止痒。根用于肠炎，痢疾。叶外用于生漆过敏，水田皮炎，皮肤瘙痒，荨麻疹，湿疹，剥落性皮炎。

【选方】

治过敏性皮炎：毛果算盘子叶、杠板归、千里光、盐肤木叶各30～60克。煎水熏洗。

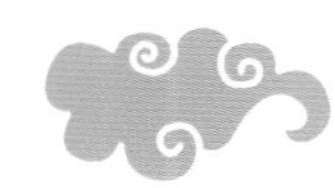

32. 毛草龙 柳叶菜科丁香蓼属

【别名】草里金钗、草龙、水丁香、针筒刺、水龙、水秧草、扫锅草

【学名】*Ludwigia octovalvis* (Jacq.) Raven

【识别】多年生粗壮直立草本，有时基部木质化，甚至亚灌木状。

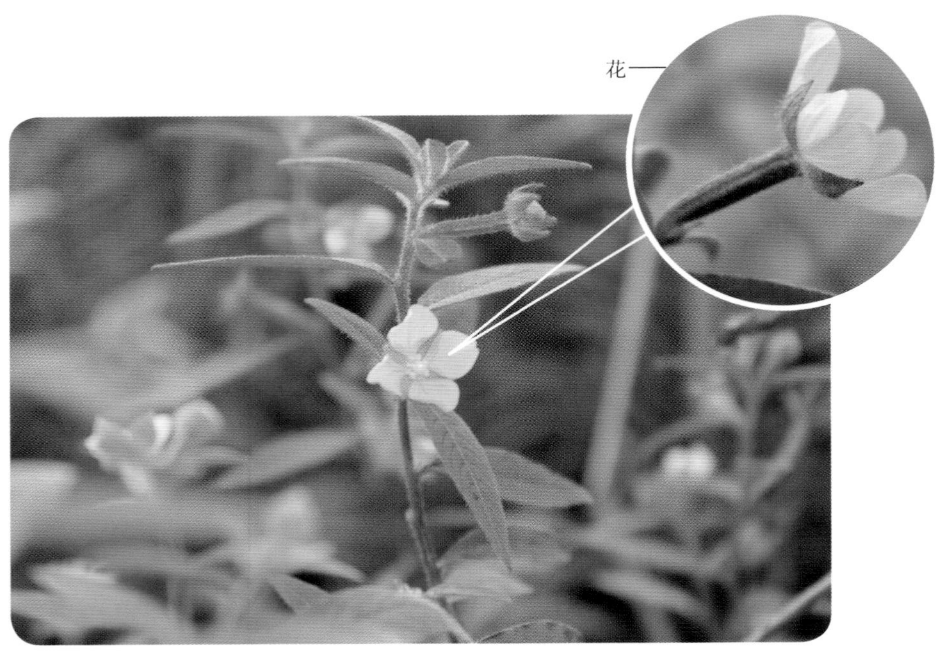

叶 披针形至线状披针形，绿色，先端渐尖或长渐尖，基部渐狭，侧脉每侧 9 ~ 17 条，在近边缘处环结，两面被黄褐色粗毛，边缘具毛；柄长至 5 毫米，或无柄。

花 花黄色，单生叶腋，无梗或几无梗，小苞片不明显，萼片 4，卵形，长 6 ~ 7 毫米，宽 4 ~ 5 毫米，短渐尖，具 3 脉，花瓣 4，黄色，倒卵圆形。

种子 每室多列，离生，近球状或倒卵状，一侧稍内陷，种脊明显，与种子近等长，表面具横条纹。

【生境分布】

生于海拔 1600 米以下的山坡沟边、路旁、田边、荒地、潮湿草地。产于我国江西、浙江、福建、台湾、广东、香港、海南、广西、云南等地。

【性能主治】

全草入药。清热利湿，解毒消肿。用于感冒发热，小儿疳热，咽喉肿痛，口舌生疮，高血压，水肿，湿热泻痢，淋痛，白浊，带下，乳痈，疔疮肿毒，痔疮，烫火伤，毒蛇咬伤。

【选方】

①治痔疮：毛草龙、鬼针草、漆树根各 30 克，猪大肠酌量。炖服。

②治气涨，腹泻：水秧草 30 克，大叶南木香 15 克，五楞香刚叶 2 片。水煎服。

③治烫火伤：取水丁香叶烧灰，调茶油，搽患处。并用水丁香根煎水内服，以消炎。

33. 长春花 夹竹桃科长春花属

【别名】 雁来红、日日新、四时春、三万花

【学名】 *Catharanthus roseus* (L.) G. Don

【识别】 亚灌木，有水液，全株无毛或仅有微毛。

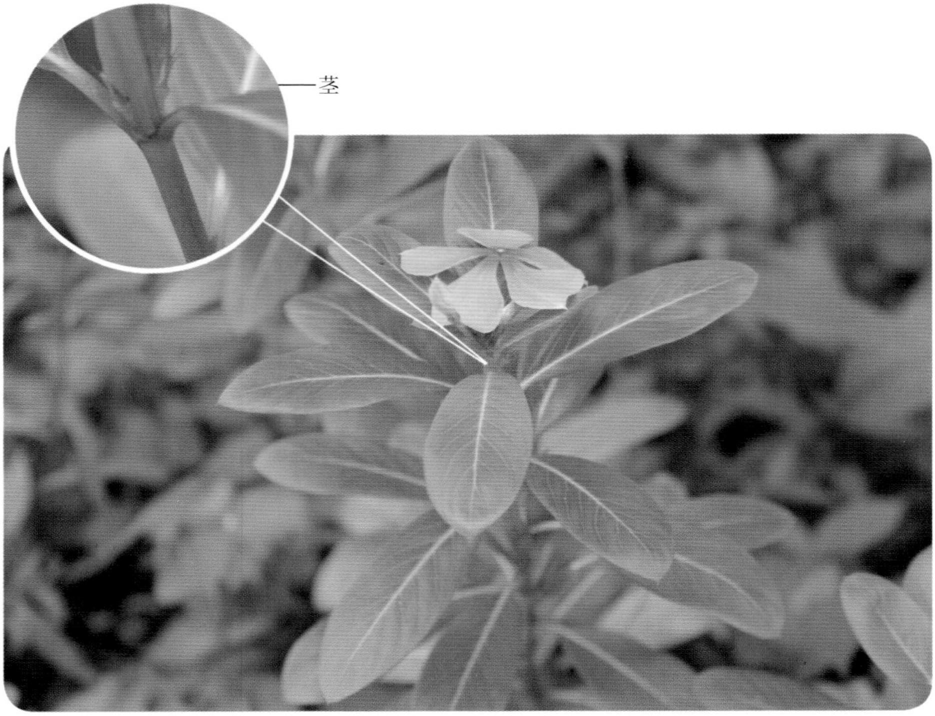

叶 膜质，绿色，倒卵状长圆形，先端浑圆，有短尖头，基部广楔形至楔形，渐狭而成叶柄；叶脉在叶面扁平，在叶背略隆起，侧脉约 8 对。

花 聚伞花序腋生或顶生，有花 2 ~ 3 朵；花萼 5 深裂，内面无腺体或腺体不明显，萼片披针形或钻状渐尖；花冠红色，高脚碟状，花冠筒圆筒状，内面具疏柔毛，喉部紧缩，具刚毛；花冠裂片宽倒卵形；雄蕊着生于花冠筒的上半部，但花药隐藏于花喉之内，与柱头离生；子房和花盘与属的特征相同。花期几乎全年。

果实 蓇葖双生，直立平行；外果皮厚纸质，有条纹，被柔毛。果期几乎全年。

种子 黑色，长圆状圆筒形，两端截形，具有颗粒状小瘤。

【生境分布】

主要在我国长江以南地区栽培，如广东、广西、云南等省区。

【性能主治】

全草入药。微苦，凉。入肝、肾二经。降压，镇静安神。用于高血压、火烫伤、恶性淋巴瘤、绒毛膜上皮癌、单核细胞白血病。

【选方】

①治重感冒：长春花 18.8 克，鸭脚木 37.5 克，岗脂麻 18.8 克。水煎服。

②治高血压：长春花全草 6 ~ 9 克。煎服。

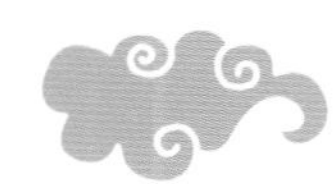

34. 乌药

樟科山胡椒属

【别名】 白背树、鲫鱼姜、细叶樟、土木香

【学名】 *Lindera aggregate* (Sims) Kosterm

【识别】 常绿灌木。

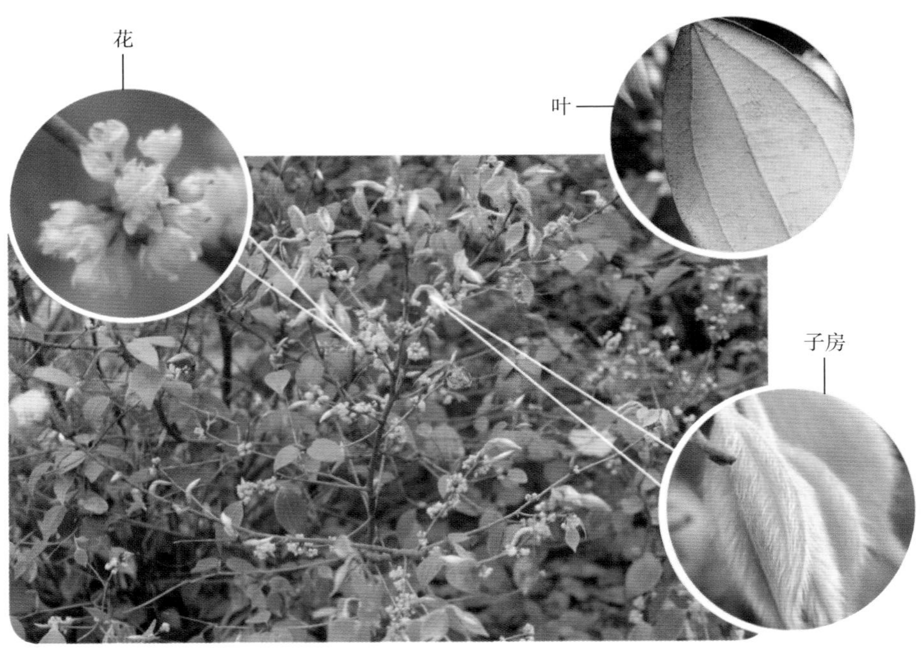

叶 叶互生，卵形，椭圆形至近圆形，先端长渐尖，基部圆形，革质，上面绿色，有光泽，下面苍白色，幼时密被棕褐色柔毛，后渐脱落，偶见残存斑块状黑褐色毛片，两面有小凹窝，三出脉，中脉及第一对侧脉上面通常凹下，少有凸出，下面明显凸出；叶柄有褐色柔毛，后毛被渐脱落。

花 伞形花序腋生，无总梗，集生于短枝上，每花序有一苞片，一般有花7朵；花被片6，黄色或黄绿色，偶有外乳白内紫红色。花丝被疏柔毛，第三轮的有2宽肾形具柄腺体，着生花丝基部；退化雌蕊坛状。退化雄蕊长条片状，被疏柔毛，第三轮基部着生2具柄腺体；子房椭圆形，被褐色短柔毛，柱头头状。花期3—4月。

果实 果卵形或有时近圆形，果期 5—11 月。

【生境分布】

生于海拔 200 ~ 1000 米向阳坡地、山谷或疏林灌丛中。产于我国浙江、江西、福建、安徽、湖南、广东，广西、台湾等省区。

【性能主治】

根、叶、果实入药。辛，温。顺气止痛，温肾散寒。用于胸腹胀痛，气逆喘急，膀胱虚冷，遗尿尿频，疝气，痛经。

【选方】

治冷气、血气、肥气、息贲气、伏梁气、奔豚气，抢心切痛，冷汗，喘息欲绝：天台乌药（小者，酒浸一夜，炒）、茴香（炒）、青橘皮（去白，炒）、良姜（炒）。等分为末，温酒、童便调下。

35. 乌桕 大戟科乌桕属

【别名】虹树、白心虹、白虹、水虹

【学名】*Sapium sebiferum* (Linn.) Roxb.

【识别】落叶乔木。

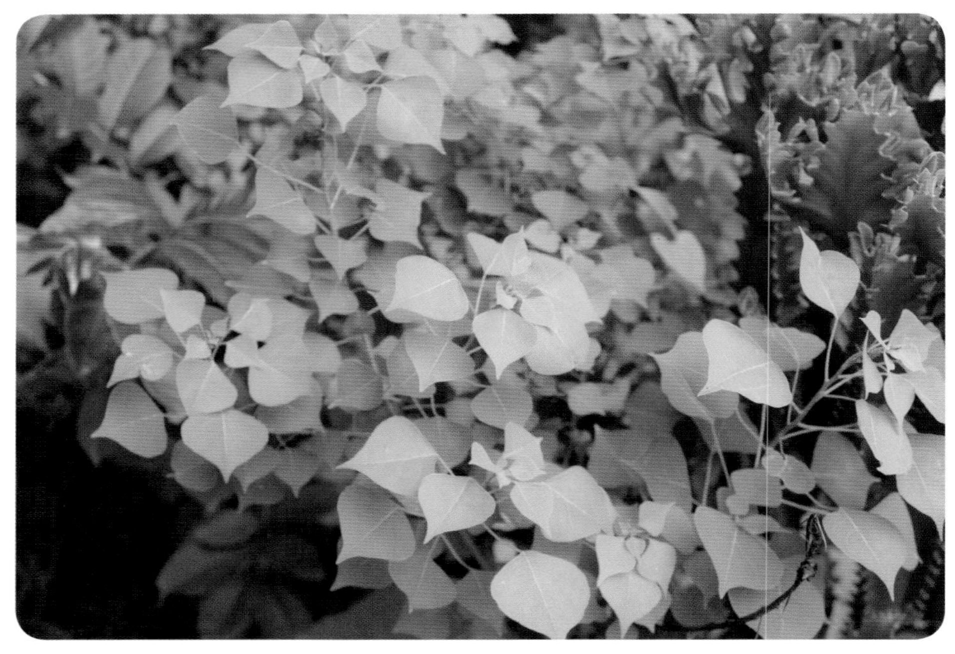

叶 互生，绿色；叶柄顶端有 2 腺体；叶片纸质，菱形至宽菱状卵形，先端微凸尖到渐尖，基部宽楔形；侧脉 5 ~ 10 对。

花 总状花序顶生；花单性，雌雄同序，无花瓣及花盘；最初全为雄花，随后有 1 ~ 4 朵雌花生于花序基部；雄花小，10 ~ 15 朵簇生一苞片腋内，苞片菱状卵形，先端渐尖，近基部两侧各有 1 枚腺体，萼杯状，3 浅裂，雄蕊 2，稀 3，花丝分裂；雌花具梗，着生处两侧各有近肾形腺体 1，苞片 3，菱状卵形，花萼 3 深裂，子房光滑，3 室，花柱基部合生，柱头外卷。花期 4—7 月。

果实 蒴果椭圆状球形，直径 1 ~ 1.5 厘米，成熟时褐色，室背开裂为 3 瓣，每瓣有种子 1 颗；种子近球形，黑色，外被白蜡。果期 10—12 月。

【生境分布】

野生或栽培。产于我国陕西、甘肃以及黄江以南各省区。

【性能主治】

种子、叶、根皮或树皮入药。种子：甘，凉。有毒。拔毒消肿，杀虫止痒。用于湿疹，癣疮，皮肤皲裂，水肿，便秘。叶：苦，微温。有毒。泻下逐水，消肿散瘀，解毒杀虫。用于水肿，腹水，大、小便不利，湿疹疥癣。根皮或树皮：苦，微温。有毒。泻下逐水，消肿散结，解蛇虫毒。用于水肿，癥瘕积聚，臌胀，大小便不通，疔毒痈肿，湿疹，疥癣，毒蛇咬伤。

【选方】

①治水肿：鲜乌桕叶 100 克，鱼腥草一把，车前草一把，土黄芪 50 克，生地黄 9 克。水煎服。

②治疮疖肿毒，蛇毒咬伤：乌桕叶、射干各等量，捣碎敷伤口。

③治水气，小便涩，身体虚肿：乌桕皮 100 克，木通 50 克（锉），槟榔 50 克。上药，捣细罗为散，每服不计时候，以粥饮调下 10 克。

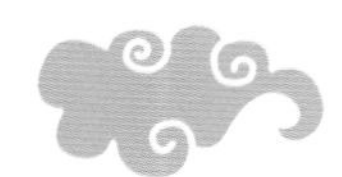

36. 乌蔹莓

葡萄科乌蔹莓属

【别名】 母猪藤、五爪龙、五叶藤

【学名】 *Cayratia japonica* (Thunb.) Gagnep.

【识别】 多年生蔓生草本。

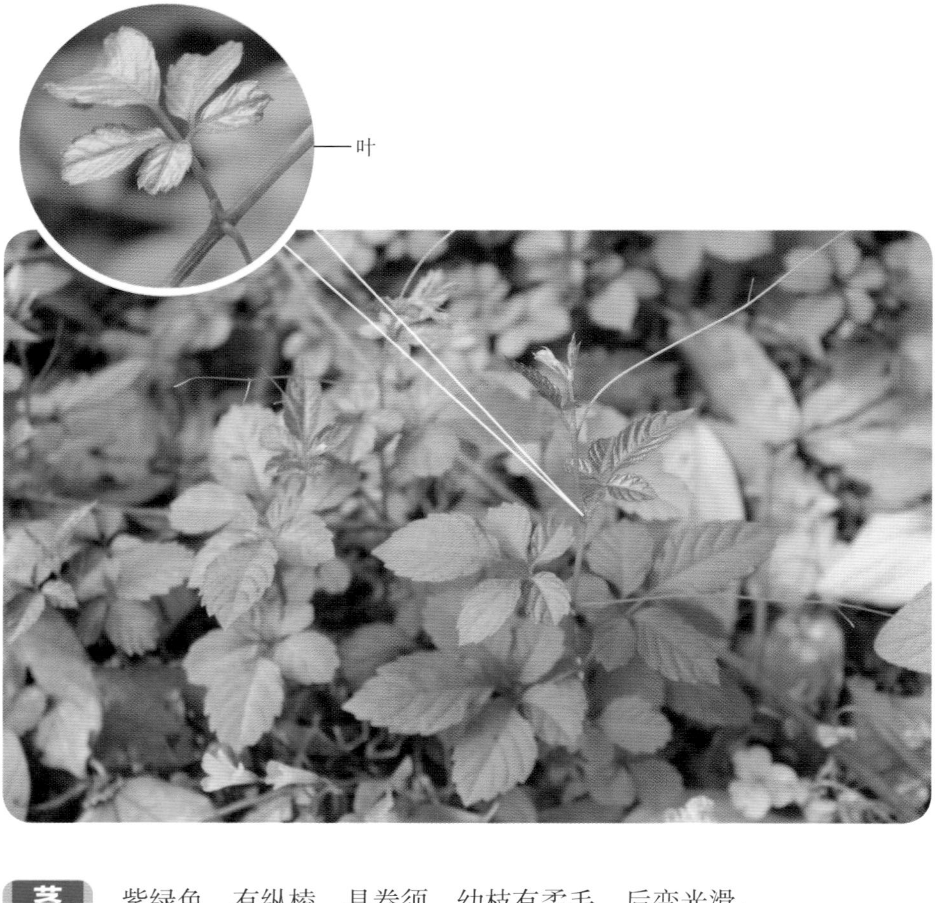

茎 紫绿色，有纵棱，具卷须，幼枝有柔毛，后变光滑。

叶 叶为掌状复叶，排列成鸟爪状，中间小叶椭圆状卵形，绿色带紫色，先端短尖，基部楔形或圆形，两侧的小叶成对着生于同一小叶柄上，又各具小分叶柄。

花 聚伞花序腋生；花小，黄绿色，具短梗；萼杯状。花期 6 月。

果实 浆果倒圆卵形，成熟时黑色。果期 8—9 月。

【生境分布】

生长于旷野、山谷、林下。分布于我国华东、中南及西南各地。

【性能主治】

全草或根入药。苦、酸，寒。有小毒。清热利湿，解毒消肿。用于痈肿，疔疮，痄腮，丹毒，风湿痛，黄疸，痢疾，尿血，白浊。

【选方】

①治肿毒，发背、乳痈、便毒、恶疮初起者：五叶藤或根一握，生姜一块。捣烂，入好酒一盏，绞汁热服，取汗，以渣敷之。用大蒜代姜亦可。

②治风湿瘫痪，行走不便：母猪藤 45 克，大山羊 30 克，大风藤 30 克，泡酒 500 克，每服 15 ~ 30 克，日服 2 次，经常服用。

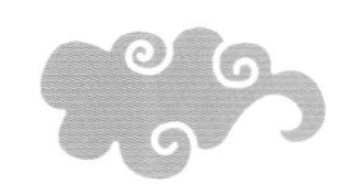

37. 火殃勒

大戟科大戟属

【别名】龙骨刺、金刚纂、霸王鞭

【学名】*Euphorbia antiquorum* Linn.

【识别】肉质灌木状小乔木。

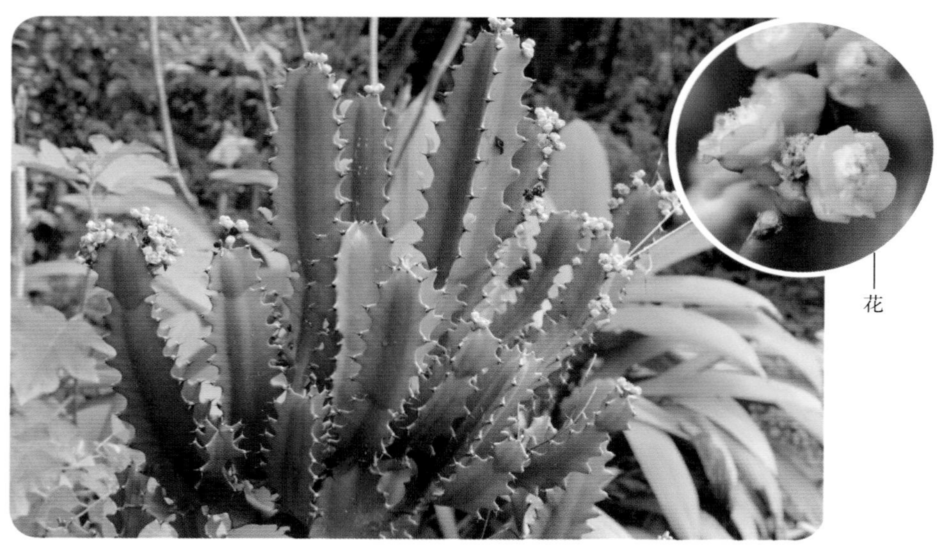

叶 互生于齿尖，少而稀疏，常生于嫩枝顶部，倒卵形或倒卵状长圆形，顶端圆，基部渐狭，全缘，两面无毛；叶脉不明显，肉质；叶柄极短；托叶刺状，宿存；苞叶 2 枚，下部结合，紧贴花序，膜质，与花序近等大。

花 花序单生于叶腋，黄绿色，基部具 2～3 毫米短柄；总苞阔钟状，边缘 5 裂，裂片半圆形，边缘具小齿；腺体 5，全缘。雄花多数；苞片丝状；雌花 1 枚，花柄较长，常伸出总苞之外；子房柄基部具 3 枚退化的花被片；子房三棱状扁球形，光滑无毛；花柱 3，分离；柱头 2 浅裂。

果实 蒴果三棱状扁球形，成熟时分裂为 3 个分果片。

种子 近球状，长与直径约 2 毫米，褐黄色，平滑；花果期全年。

【生境分布】

生于南方干旱地区。中国南北方均有栽培，分布于热带亚洲。

【性能主治】

茎、叶入药。辛、热。有刺激性，有微毒。祛风，行气。用于霍乱，霍乱、搅肠痧，牙痛，久流虚浊。其心化气止痛，治心胃气痛有效。

【选方】

①治习惯性便秘：火殃勒流出的汁液，加适量番薯粉为丸，如绿豆大，用新风烘干候用，每次服 1 丸（开水调匀）。此丸服后 4 小时便泻，无副作用，亦无肚痛。

②治酒后脚痛：火殃勒树青 15 克，水煮数沸，晒干为末。取小公鸡 1 只约 500 克，去头足，内脏等，酒淬之。然后将火殃勒干末 15 克，拌鸡肉下锅以酒再淬三四次，又下双料酒 750 毫升煮沸，饮酒并食鸡肉，有效。

③治心胃气痛：生火殃勒心 150 克（去尽薄皮），用水 3 碗煎成 1 碗，内服。本品汁液有毒，不可入眼，切制时宜注意。其液外敷竹木入肉，可以拔出。

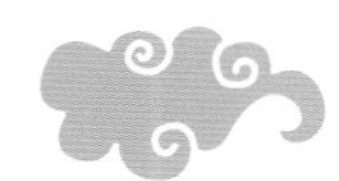

38. 火炭母 蓼科蓼属

【别名】翅地利、火炭星、火炭藤、白饭草、白饭藤、信饭藤

【学名】*Polygonum chinense* L.

【识别】多年生蔓性草本。

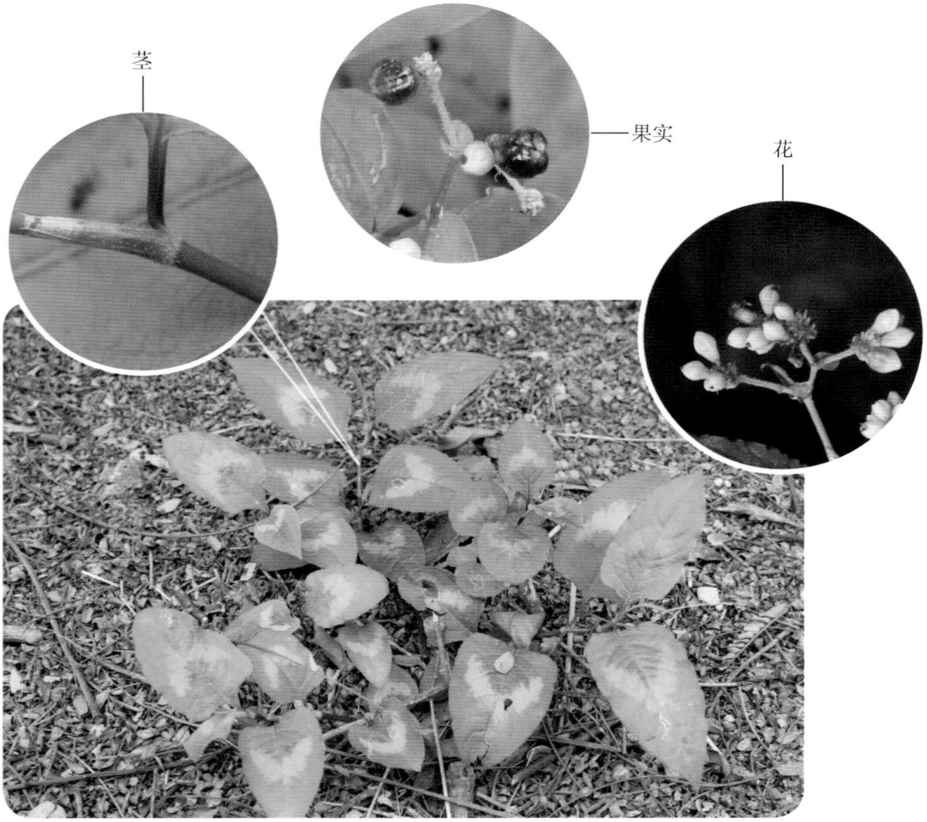

茎

果实

花

茎 圆柱形，略具棱沟，下部质坚实，多分枝，伏地者节处生根，嫩枝紫红色。

叶 单叶互生，矩圆状或卵状三角形。

花 秋季枝顶开白色或淡红色小花，头状花序再组成圆锥状或伞房状。

果实 瘦果卵形，具三棱，黑色，光亮。

【生境分布】

生于山谷、水边、湿地。分布于我国浙江、福建、云南、广东、四川。

【性能主治】

全草入药。辛，苦，凉。有毒。清热解毒，利湿消滞，凉血止痒，明目退翳。用于痢疾，肠炎，消化不良，肝炎，感冒，扁桃体炎，咽喉炎，白喉，百日咳，角膜薄翳，真菌性阴道炎，白带，乳腺炎，疖肿，小儿脓疱疮，湿疹，毒蛇咬伤。

【选方】

①治赤白痢：火炭母和海金沙捣烂取汁，冲沸水，加糖少许服之。

②治痢疾，肠炎，消化不良：火炭母、小凤尾、布渣叶各30克，水煎服。

③治湿热黄疸：火炭母50克，鸡骨草50克，水煎服。

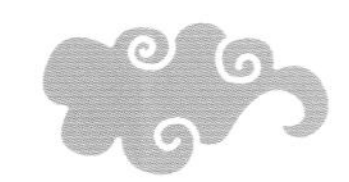

39. 巴豆

大戟科巴豆属

【别名】双眼龙、大叶双眼龙、猛子树、江子仁

【学名】*Croton tiglium* L.

【识别】灌木或小乔木。

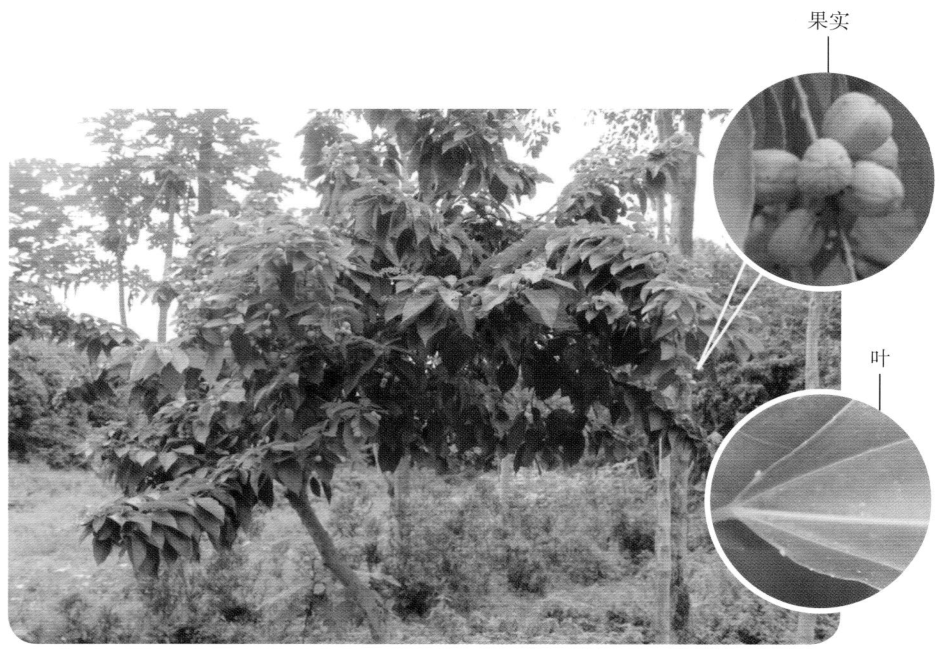

叶 单叶互生；托叶线形，早落；叶膜质，卵形至长圆状卵形，先端渐尖或长渐尖，基部圆形或阔楔形，近叶柄处有2枚无柄的杯状腺体，叶缘有疏浅锯齿，齿尖常具小腺体，幼时两面均有稀疏星状毛，后变无毛或在下面被极少数星状毛，干时呈淡黄色至淡褐色。

花 总状花序顶生，黄色，上部着生雄花，下部着生雌花，也有全为雄花而无雌花的；苞片钻状；雄花较小；花萼5深裂，先端疏生星状毛；花瓣5，长圆形，反卷；雄蕊15～20，着生花盘边缘，花药干时呈黑色；雌花花萼5深裂，裂片长圆形，外被星状毛；无花瓣；子房倒卵形，密被粗短的星状毛，3室，每室1胚珠，花柱3，每个2深裂。花期3—10月。

果实 蒴果倒卵形至长圆形，有3钝角，长约2厘米，近无毛或被稀疏星状毛，种子3颗，长卵形，背面稍凸，淡黄褐色。果期7—11月。

【生境分布】

生于山野、丘陵地，房屋附近常见栽培。产于我国广东省各地。

【性能主治】

成熟果实入药。辛、热。大毒。归胃、肺、脾、肝、肾、大肠经。泻下寒积，逐水退肿，祛痰利咽，蚀疮杀虫。用于寒邪食积所致的胸腹胀满急痛，大便不通，泄泻痢疾，水肿腹大，痰饮喘满，喉风喉痹，痈疽，恶疮疥癣。

【选方】

①治寒实结胸，无热证者：桔梗1.5克，巴豆0.5克（去心皮，熬黑，研如脂），贝母1.5克。三味为散，以白饮和服，强人半钱匕，羸者减之。病在膈上必吐，在膈下必利。不利，进热粥一杯，利过不止，进冷粥一杯。

②治寒癖宿食，久饮不消，大便秘结：巴豆仁1升，清酒5升。煮三日三夜，研，令大热，合酒微火煎之，丸如胡豆大，每服1丸，水下，欲吐者服2丸。

③治小儿痰喘：巴豆1粒，杵烂，绵裹塞鼻，痰即自下。

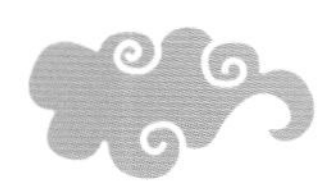

40. 假马鞭

马鞭草科假马鞭属

【别名】大种马鞭草、玉龙鞭、玉郎鞭

【学名】*Stachytarpheta jamaicensis* (Linn.) Vahl

【识别】多年生粗壮草本或亚灌木。

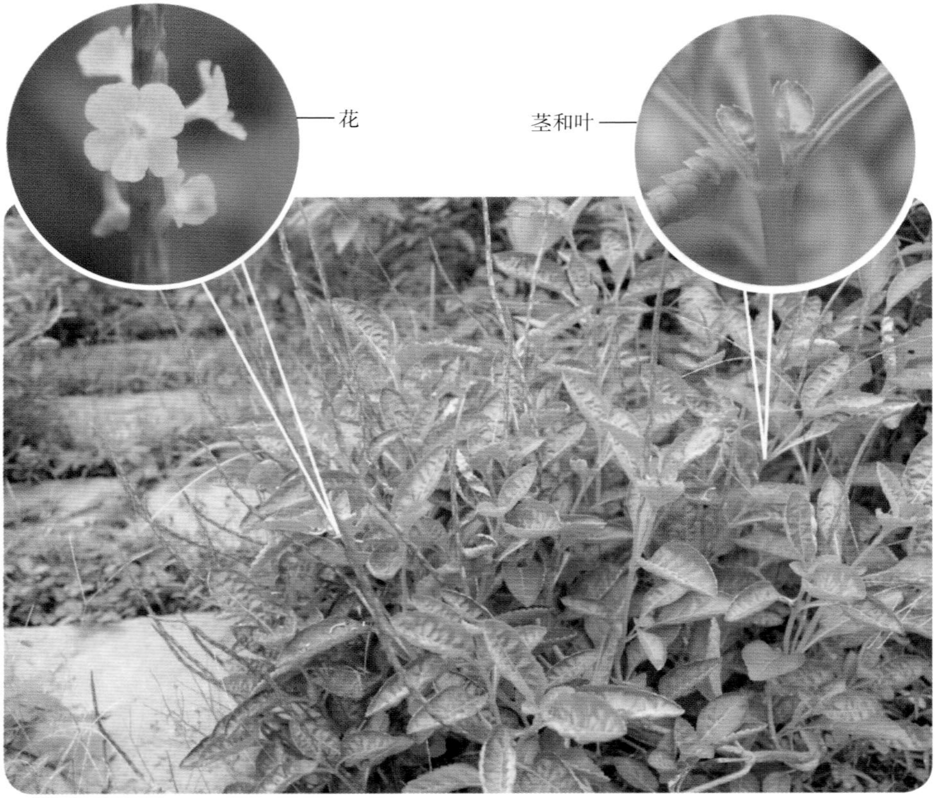

花

茎和叶

叶　叶片厚纸质，绿色，椭圆形至卵状椭圆形，长 2.4 ~ 8 厘米，顶端短锐尖，基部楔形，边缘有粗锯齿，两面均散生短毛，侧脉 3 ~ 5，在背面突起；叶柄长 1 ~ 3 厘米。

花　穗状花序顶生，长 11 ~ 29 厘米；花单生于苞腋内，一半嵌生于花序轴的凹穴中，螺旋状着生；花萼管状，膜质、透明、无毛；花冠深蓝紫色，长 0.7 ~ 1.2 厘米，内面上部有毛，顶端 5 裂，裂片平展；雄蕊 2，花丝短，花药 2 裂；花柱伸出，柱头头状；花期 8 月。

果实 果内藏于膜质的花萼内，成熟后 2 瓣裂，每瓣有 1 种子。果期 9—12 月。

【生境分布】

生于海拔 300 ~ 580 米山谷阴湿处草丛中。分布于我国福建、广东、广西、云南。

【性能主治】

全草入药。甘，微苦，寒。清热利湿，解毒消肿。用于热淋，石淋，白浊，白带，风湿骨痛，急性结膜炎，咽喉炎，牙龈炎，胆囊炎，痈疖，痔疮，跌打肿痛。

【选方】

①治尿路结石，尿路感染：（玉郎鞭）全草 15 ~ 30 克。水煎服。
②治喉炎：玉龙鞭鲜品捣烂加糖含服。

41. 石斑木 蔷薇科石斑木属

【别名】 春花、雷公树、车轮梅

【学名】 *Rhaphiolepis indica* (L.) Lindl. ex Ker

【识别】 直立灌木，近秃净，高 1～4 米。

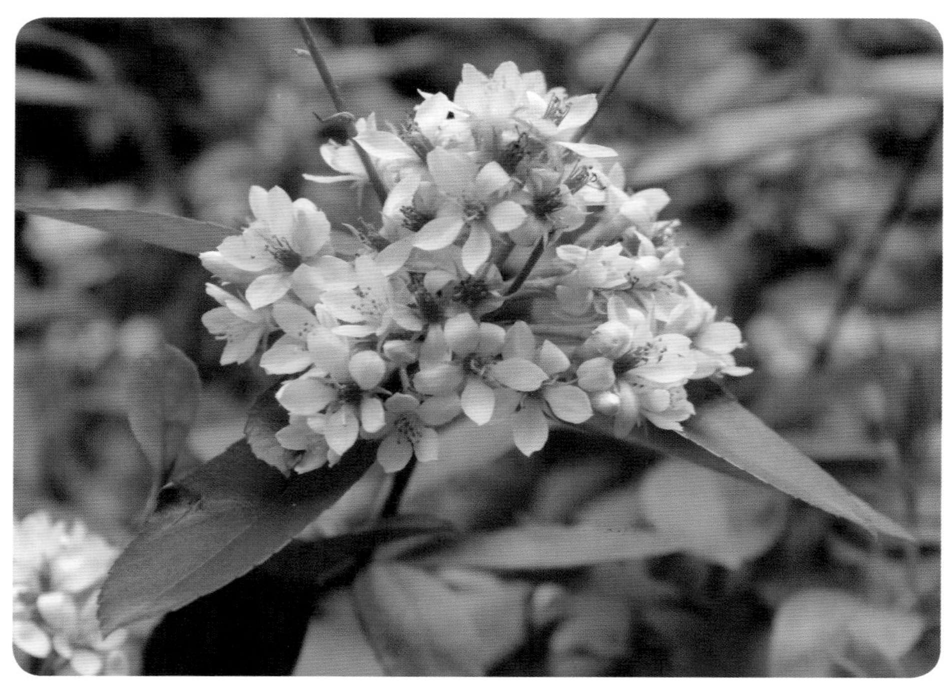

叶 单叶互生，革质；叶片由卵形至矩圆形或披针形，先端短渐尖或略钝，基部渐狭成短柄，两面均秃净而上面光亮，边缘有小锯齿。

花 花白色而染粉红，为顶生、稍稠密的伞房花序或圆锥花序；苞片和小苞片膜质，狭披针形，长尖；萼管秃净或被绒毛，结果时变秃净，裂片 5，披针形；花瓣 5；子房下位，2 室。花期春夏。

果实 球形，紫黑色。果期 10—11 月。

【生境分布】

生于山地林间或溪边灌木丛中。分布于我国安徽、浙江、江西、湖南、贵州、云南、福建、广东、广西、台湾等地。

【性能主治】

根、叶入药。苦、涩，寒。消炎去腐。用于溃疡红肿。

【选方】

①治跌打损伤：石斑木干根 15 克，水煎服；或用叶捣烂外敷。

②治足踝关节陈伤作痛：石斑木干根 1500 克，切片，加川牛膝 200 克，用烧酒 5 公斤，浸 1 月后滤渣取酒，每日早晚饭前按酒量服。

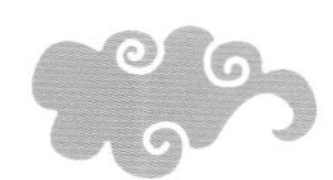

42. 龙芽草

蔷薇科龙芽草属

【别名】 仙鹤草、狼牙草、金顶龙牙

【学名】 *Agrimonia pilosa* Ldb.

【识别】 多年生草本。

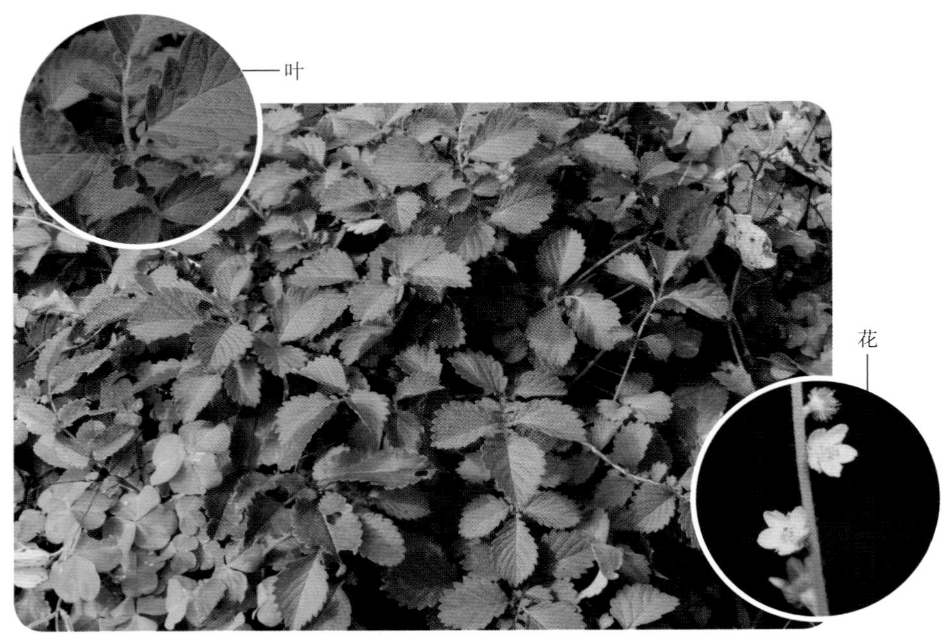

茎 高30～120厘米，绿色，被疏柔毛及短柔毛，稀下部被稀疏长硬毛。

叶 为间断奇数羽状复叶，通常有小叶3～4对，稀2对，绿色或蓝绿色，叶柄被稀疏柔毛；小叶片无柄或有短柄，边缘有急尖到圆钝锯齿，上面被疏柔毛，下面通常脉上伏生疏柔毛，有显著腺点；托叶草质，绿色，边缘有尖锐锯齿或裂片，茎下部托叶有时卵状披针形，常全缘。

花 花序穗状总状顶生，花序轴被柔毛，花梗被柔毛；苞片通常深3裂，小苞片对生，卵形；花直径6～9毫米；萼片5，三角卵形；花瓣黄色，长圆形；雄蕊5～8～15枚；花柱2，丝状，柱头头状。

果实 倒卵圆锥形，外面有10条肋，被疏柔毛，顶端有数层钩刺，幼时直立，成熟时靠合。花果期5—12月。

【生境分布】

常生于溪边、路旁、草地、灌丛、林缘及疏林下，海拔100～3800米。我国大部分地区均有分布。主产于我国浙江、江苏、湖北等地。

【性能主治】

地上部分入药。苦、辛，平。止血，健胃。用于咯血，吐血，尿血，便血，赤白痢疾，崩漏带下，劳伤脱力，痈肿，跌打、创伤出血。

【选方】

①治小儿疳积：龙芽草25～35克，去根及茎上粗皮，合猪肝15～20克，加水同煮至肝熟，去渣，饮汤食肝。
②治吐血：仙鹤草、鹿衔草、麦瓶草。熬水服。
③治鼻血及大便下血：仙鹤草、蒲黄、茅草根、大蓟。煎服。
④治赤白痢及咯血、吐血：龙芽草15～30克，水煎服。

43. 龙吐珠 马鞭草科大青属

【别名】白萼赪桐、白花龙吐珠

【学名】*Clerodendrum thomsonae* Balf.

【识别】攀援状灌木。

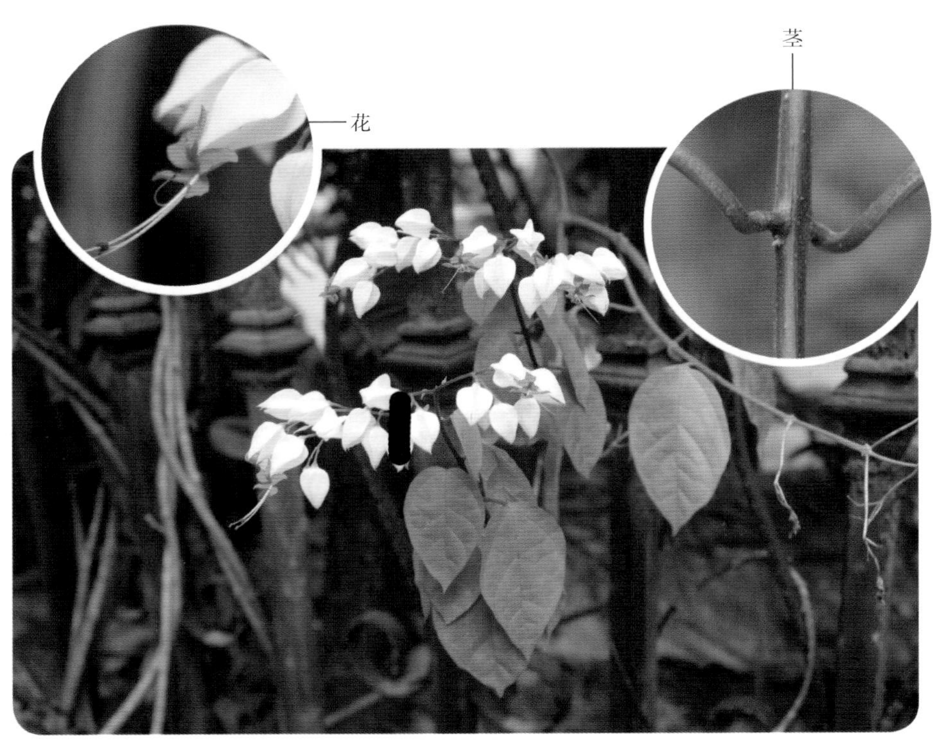

茎 幼枝四棱形，被黄褐色短绒毛，髓部嫩时疏松；老后无毛，中空。

叶 叶片纸质，狭卵形或卵状长圆形，绿色，顶端渐尖，基部近圆形，全缘，表面被小疣毛，略粗糙，背面近无毛，基脉三出。

花 聚伞花序腋生或假顶生，二歧分枝，苞片狭披针形，花萼白色，外被细毛，裂片三角状卵形；花冠深红色，外被细腺毛，裂片椭圆形。

果实 核果近球形，外果皮光亮，棕黑色；宿存萼不增大，红紫色。

【生境分布】

喜温暖、湿润和阳光充足的半阴环境，不耐寒。原产于热带非洲西部、墨西哥。我国各地有温室栽培。

【性能主治】

全株或叶入药。淡，平。清热解毒，散瘀消肿。用于疔疮疖肿，跌打肿痛。

【选方】

①治产后下血腹痛：鲜龙吐珠 100 克，放锅内喷酒炒制，再喷再炒至微焦为度，合食米一把煎汤服。

②治蛇虫咬伤：干龙吐珠 200 克，浸酒 1000 克（2 周可用）。凡用取药抹伤口，并将此酒内服一小杯。

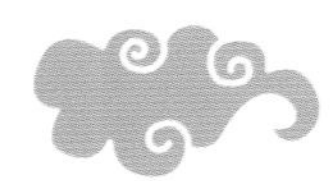

44. 龙船花

茜草科龙船花属

【别名】百日红、映山红、红缨树

【学名】*Lxora chinensis* Lam.

【识别】常绿灌木。

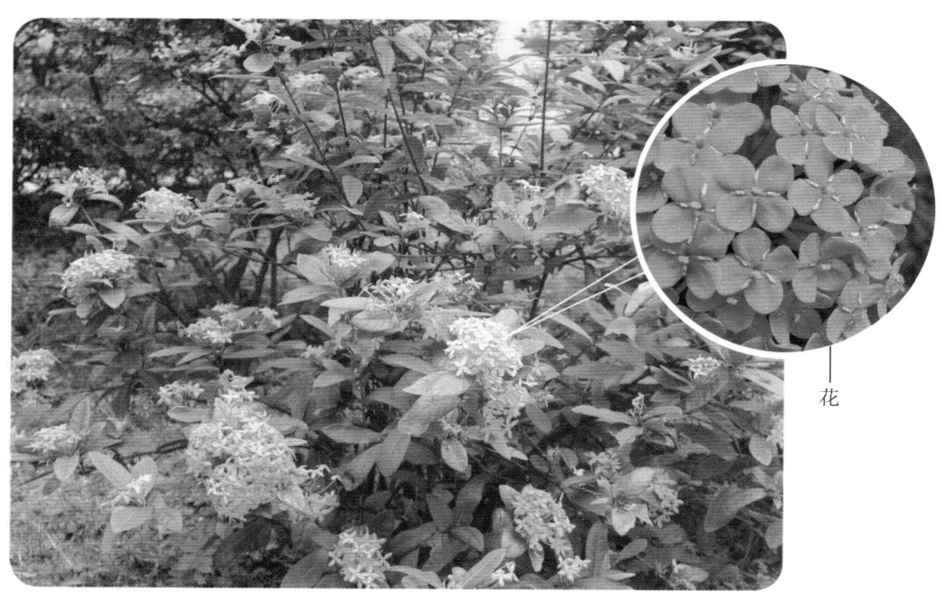

叶 对生，薄革质，主脉两面突出，绿色；叶柄短；托叶生于两叶柄间，绿色，抱茎，先端具软刺状突起。

花 花序顶生，多花，具短总花梗；总花梗与分枝均呈红色，罕有被粉状柔毛，基部常有小型叶 2 枚承托；苞片和小苞片微小，生于花托基部的成对；花有花梗或无；萼檐 4 裂，裂片极短，短尖或钝；花冠红色或红黄色，顶部 4 裂，裂片倒卵形或近圆形，扩展或外反，顶端钝或圆形；花丝极短，花药长圆形，基部 2 裂；花柱短伸出冠管外，柱头 2，初时靠合，盛开时叉开，略下弯。花期 5—7 月。

果实 果近球形，双生，中间有1沟，成熟时红黑色；种子上面凸，下面凹。

【生境分布】

散生于疏林下，灌丛中或旷野路旁。分布我国广东、广西、台湾、福建等地。

【性能主治】

全株入药，味甘淡性凉性。清热凉血；散瘀止痛。主高血压，月经不调，闭经，跌打损伤，疮疡疖肿。

【选方】

①治高血压：龙船花3～5克，水煎服。

②治月经不调，闭经：龙船花3～5克，水煎服。

45. 龙脷叶 大戟科守宫木属

【别名】牛耳叶、龙舌叶

【学名】*Sauropus spatulifolius* Beille

【识别】常绿小灌木。

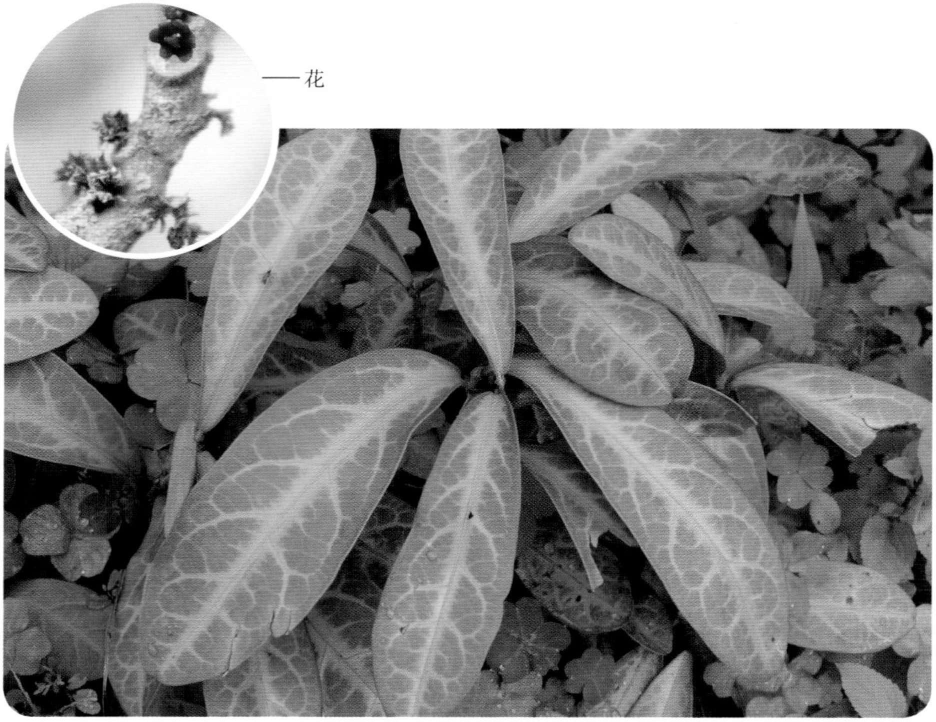

—花

叶 通常聚生于小枝上部，常向下弯垂，叶片鲜时近肉质，干后近革质或厚纸质，匙形、倒卵状长圆形或卵形，有时长圆形，顶端浑圆或钝，有小凸尖，稀凹缺，基部楔形或钝，稀圆形，上面鲜时深绿色，叶脉处呈灰白色，干时黄白色，通常无毛，有时下面基部有腺状短柔毛，后变无毛；中脉和侧脉在鲜叶时扁平，干后中脉两面均凸起，侧脉每边6～9条，下面稍凸起；叶柄初时被腺状短柔毛，老渐无毛；托叶三角状耳形，着生于叶柄基部两侧，宿存。

花 红色或紫红色，雌雄同枝，2～5朵簇生于落叶的枝条中部或下部，或茎花，有时组成短聚伞花序，花序长达15毫米；花序梗短而粗壮，着生有许多披针形的苞片；雄花：花梗丝状，和萼片近等大，倒卵形；花盘腺体6，与萼片对生；雄蕊3，花丝合生呈短柱状；雌花：花梗长2～3毫米；萼片与雄花的相同；无花盘；子房近圆球状。

【生境分布】

栽培于药圃、公园、村边及屋旁。产于我国福建、广东、广西等。

【性能主治】

叶、花入药。苦，微涩，凉。散瘀止血，调经，降压。用于痰火咳嗽哮喘，内伤肺痨失音，喉痛，月经不调，闭经，高血压。

【选方】

①治痰火咳嗽：龙脷叶和猪肉煎汤服之。

②治急性支气管炎，上呼吸道炎，支气管哮喘：龙脷叶10～20克（鲜用15～50克）。水煎服。

46. 叶下珠 大戟科叶下珠属

【别名】日开夜闭、叶后珠、假油甘、田油甘

【学名】*Phyllanthus urinaria* L.

【识别】一年或二年生小草本。

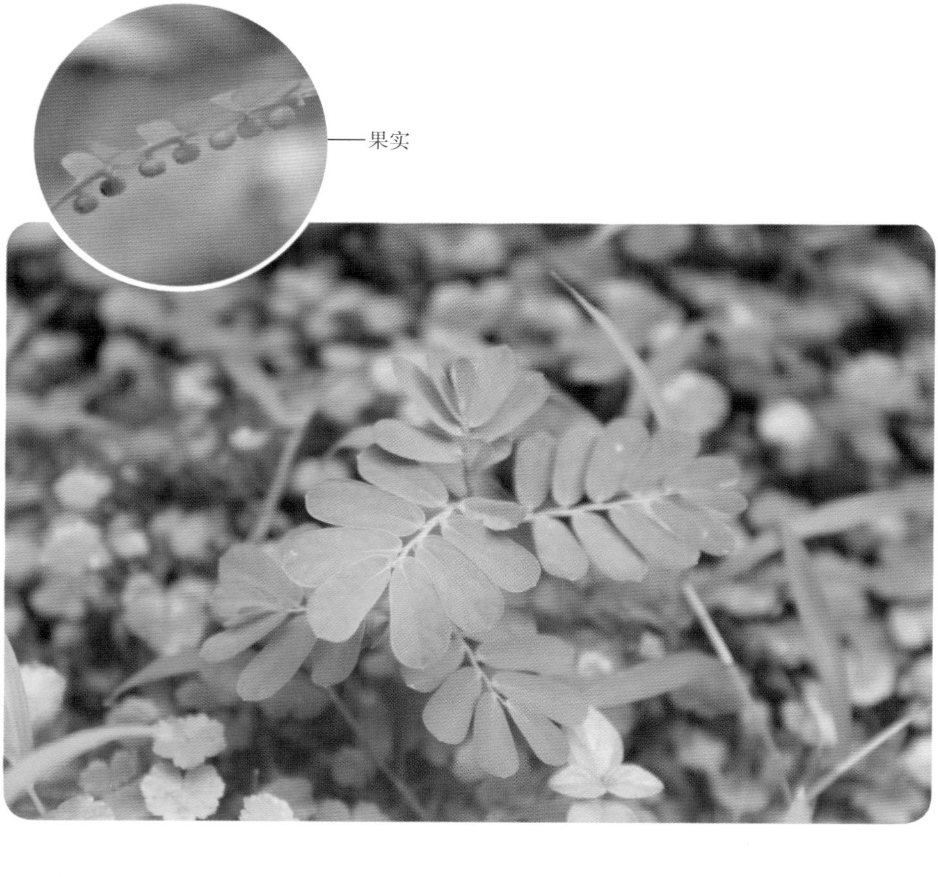

果实

叶 叶片纸质，因叶柄扭转而呈羽状排列，长圆形或倒卵形，叶面绿色或黄绿色，下面灰绿色，边缘有1～3列短粗毛；侧脉每边4～5条，明显；叶柄极短，托叶卵状披针形。

花 雌雄同株；雄花2～4朵簇生于叶腋，通常仅上面10朵开花，下面的很小；花梗基部有苞片 1 ~ 2 枚；萼片 6，倒卵形；雄蕊 3，花丝全部合生成柱形。雌花：单生于小枝中下部的叶腋内；萼片 6，倒卵形，卵状披针形，黄白色。花期 4—6 月。

果实 蒴果圆球状，直径 1 ~ 2 毫米，红色，表面具小凸刺，有宿存的花柱和萼片，开裂后轴柱宿存。果期 7—11 月。

【生境分布】

生于山坡、路旁及旱田中。产于我国广东省各地。

【性能主治】

全草入药。淡，平。息风止痉，清热利湿。用于破伤风，黄疸。

【选方】

①治黄疸：鲜叶下珠 60 克，鲜马鞭草 90 克，鲜半边莲 60 克。水煎服。

②治肝炎：鲜叶下珠、鲜黄胆草 60 克，母螺 7 粒，鹅肝 1 个，冰糖 60 克。水炖服。

47. 土沉香 瑞香科沉香属

【别名】 白木香、香树、女儿香、牙香树

【学名】 *Aquilaria sinensis* (Lour.) Spreng

【识别】 常绿乔木。

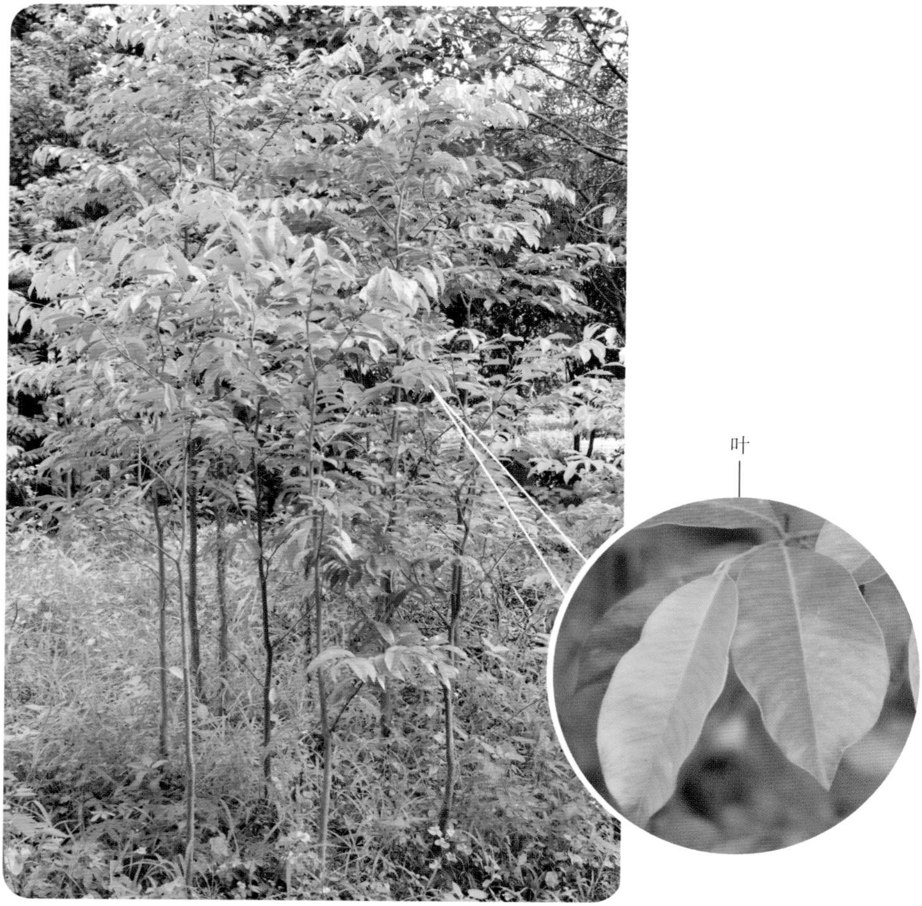

叶 单叶互生，上面暗绿色或紫绿色，光亮，下面淡绿色，革质，倒卵形至长圆形，光滑无毛，顶端渐尖，基部楔形，全缘。

花 伞形花序顶生或腋生，黄绿色，4月开花。主根发达，须根较少。

蒴果木质，倒卵形。

果实 在6—7月开始成熟，能自行裂为二果瓣。种子呈圆形，黑褐色。

【生境分布】

喜温暖，耐干旱。在我国北纬24℃以南的山区、丘陵，都有野生分布和栽培，主要分布于广东、广西、福建、台湾、海南等地。

【性能主治】

含树脂的心材入药。辛、苦，微温。降气纳肾，壮元阳，坠痰涎。用于气逆喘息、呕吐、呃逆、心腹疼痛、大肠虚闭、腰膝虚冷等症。

【选方】

治腹胀气喘，坐卧不安：土沉香、枳壳各15克，萝卜子（炒）30克。每服15克，姜3片，水煎服。

48. 白花地胆草

菊科地胆草属

【别名】牛舌草

【学名】*Elephantopus tomentosus* Linn.

【识别】多年生草本。

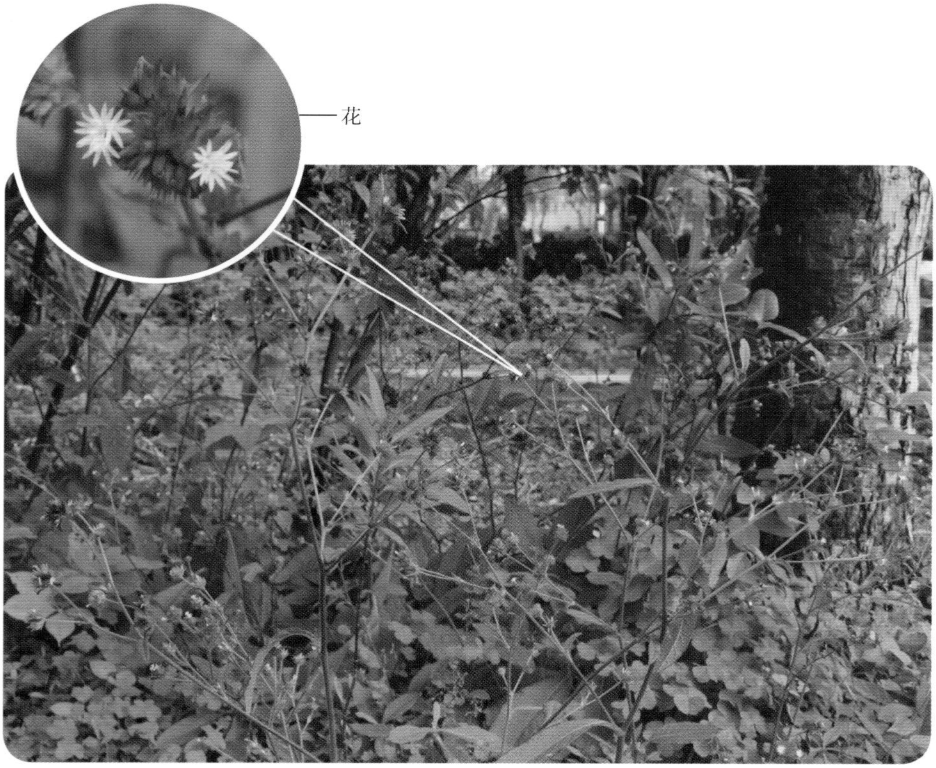

花

根 粗壮，斜升或平卧，具纤维状根。

茎 直立，绿色，多分枝，具棱条，被白色开展的长柔毛，具腺点。

叶 互生；最下部叶常密集呈莲座状；基部叶在花期常凋萎；下部叶长圆状倒卵形，长 8 ~ 20 厘米，宽 3 ~ 5 厘米，先端尖，基部渐狭成具翅的柄，稍抱茎；上部叶椭圆形或长圆状椭圆形，长 7 ~ 8 厘米，宽 1.5 ~ 2 厘米。

花 12～20朵在茎枝顶端密集成团球状复头状花序，复头状花序基部有3个卵状心形的叶状苞片，具细长的花序梗，排成疏伞房状；总苞片绿色，或有时先端紫红色。

果实 瘦果长圆状线形，长约3毫米，具10条肋，被短柔毛。

【生境分布】

生于山坡旷野、路边或灌丛中。分布于我国福建、台湾、广东、海南地区。

【性能主治】

全草入药。苦、辛，凉。清热，凉血，解毒，利湿。用于感冒，百日咳，扁桃体炎，咽喉炎，眼炎，黄疸，肾水肿，月经不调，白带，疮疖，湿疹，虫蛇咬伤。

【选方】

①治鼻出血：地胆头、猪肝各酌量。同煎服，连服三至四次。

②治黄疸：地胆头连根叶洗净，鲜者200～300克。煮肉食，连服四五天。

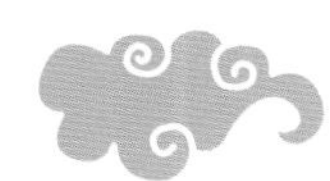

49. 灵枝草 爵床科灵枝草属

【别名】 癣草、白鹤灵芝、仙鹤灵芝草、灵芝草

【学名】 *Rhinacanthus nasutus* (L.) Kurz

【识别】 灌木。

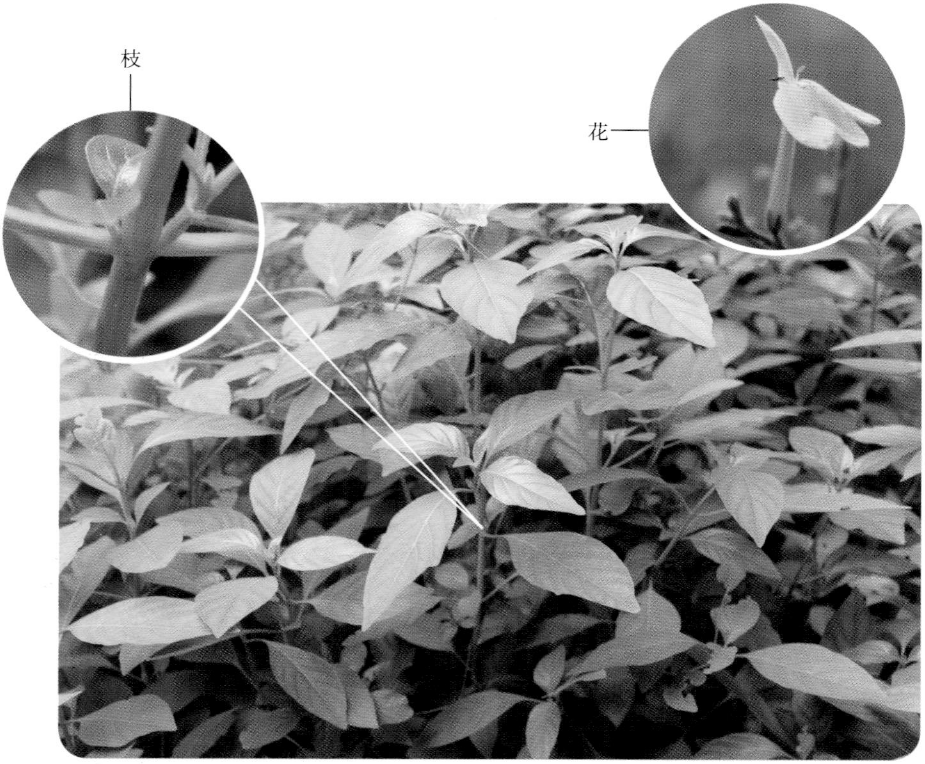

枝 幼枝具毛，绿色。

叶 对生，绿色带白色斑块；椭圆形，有短柄；聚伞花序紧缩，顶生或腋生；苞片及小苞片微小；裂片线状披针形，两面均被腺毛；花冠白色，高脚碟状；雄蕊着生花冠喉部，花药上下叠置，花丝外露；子房和花柱下部疏生柔毛。

【生境分布】

生于海拔 700 米左右的灌丛或疏林下。分布于我国广东、海南、广西、云南等地。

【性能主治】

枝、叶入药。甘、淡，平。清肺止咳，利湿止痒。用于肺结核早期，体癣湿疹。

【选方】

①治各种体癣、湿疹：鲜白鹤灵芝叶适量，加煤油或 75% 乙醇，共捣烂，涂患处。

②治早期肺结核：鲜白鹤灵芝枝叶 50 克，加冰糖水煎服。

50. 白簕 五加科五加属

【别名】 三叶五加、三加皮、白簕勾、苦刺、苦簕子

【学名】 *Acanthopanax trifoliatus* (L.) Merr.

【识别】 攀援状灌木。

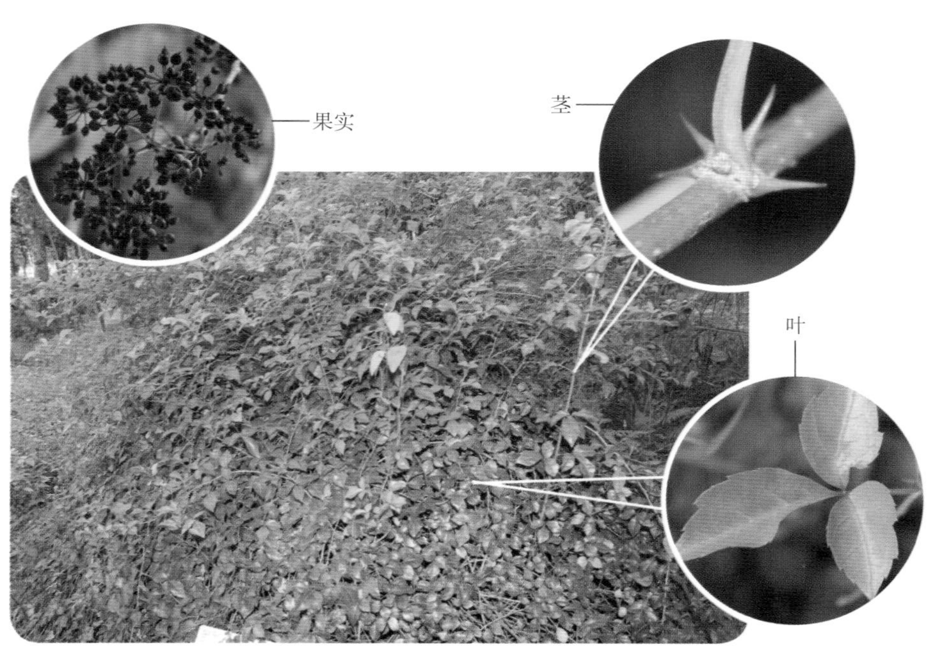

茎 细弱铺散，常依持他物上升，老枝灰白色，新枝棕黄色，疏生下向刺；刺基部扁平，先端钩曲。

叶 互生，小叶 3，稀 4 ~ 5；叶柄有刺或无刺，无毛；小叶片纸质，绿色有光泽，稀膜质，椭圆状卵形至椭圆状长圆形，稀倒卵形，先端尖至渐尖，基部楔形，两侧小叶片基部歪斜，两面无毛，或上面脉上疏生刚毛，边缘有细锯齿或钝齿，侧脉 5 ~ 6 对，明显或不甚明显，网脉不明显。

花 聚伞花序 3 ~ 10 个，稀多至 20 个组成顶生的伞形花序或圆锥花序；总花梗无毛；花黄绿色；萼片无毛，萼筒边缘有 5 小齿；花瓣 5，三角状卵形，开花时反曲；雄蕊 5；子房 2 室，花柱 2，基部或中部以下合生。花期 8—11 月。

果实 核果浆果状，扁球形，成熟时黑色。果期 9—12 月。

【生境分布】

生于村落，山坡路旁、林缘和灌丛中。产于我国广东省各地。

【性能主治】

根、带叶嫩枝、花入药。清热解毒，祛风利湿，活血舒筋。用于感冒发热，咳嗽胸痛，痢疾，风湿痹痛，跌打损伤，痈疮疔疖，口疮，湿疹，疥疮，毒虫咬伤。

【选方】

①治风湿性关节炎：白簕花根 60 克，切碎，酒水各半炖服。或取白簕花 40 克，鹅掌金星、爵床各 15 克，南天竹根、白石榴根各 20 克，水煎服。②治背疮：白簕花鲜叶适量捣烂，外敷患处。

51. 地榆

蔷薇科地榆属

【别名】黄爪香、玉札、山枣子、水橄榄

【学名】*Sanguisorba officinalis* Linn.

【识别】多年生草本。

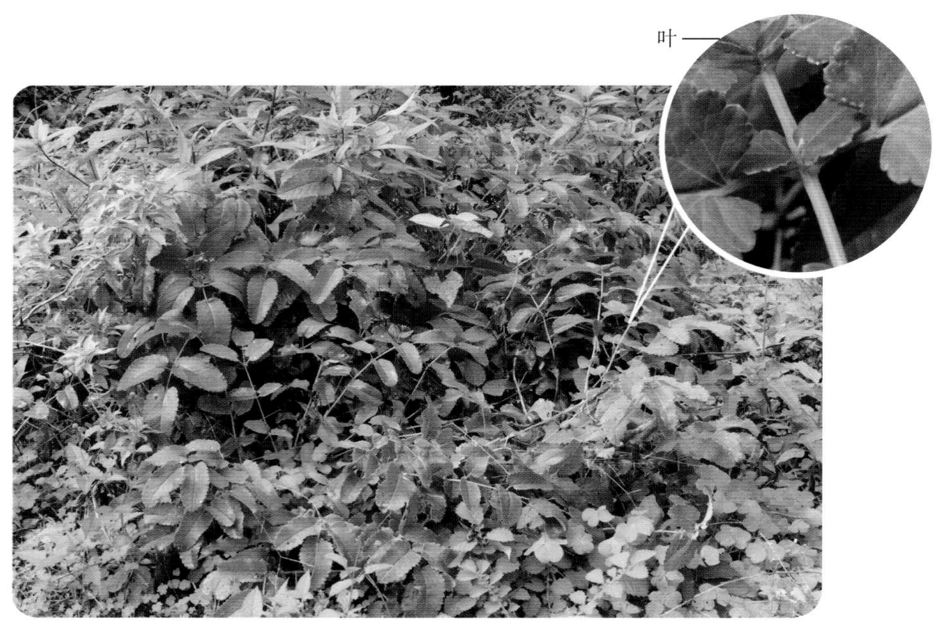

叶 基生叶为羽状复叶，有小叶 4 ~ 6 对，两面绿色，叶柄无毛或基部有稀疏腺毛；小叶片有短柄，卵形或长圆状卵形，顶端圆钝稀急尖，边缘有多数粗大圆钝稀急尖的锯齿，无毛；茎生叶较少，小叶片有短柄至几无柄，长圆形至长圆披针形，狭长，顶端急尖；基生叶托叶膜质，褐色，被稀疏腺毛，茎生叶托叶大，草质，半卵形，外侧边缘有尖锐锯齿。

花 穗状花序椭圆形，圆柱形或卵球形，直立，从花序顶端向下开放，花序梗光滑或偶有稀疏腺毛；苞片膜质，比萼片短或近等长，背面及边缘有柔毛；萼片 4 枚，紫红色，背面被疏柔毛，中央微有纵棱脊，顶端常具短尖头；雄蕊 4 枚，与萼片近等长；子房外面无毛或基部微被毛，柱头顶端扩大，盘形，边缘具流苏状乳头。果实包藏在宿存萼筒内，外面有斗棱。

【生境分布】

生长于山地的灌木丛、草原、山坡或田岸边。全国大部地区均有分布。主产于江苏、安徽、河南、河北、浙江等地。此外，甘肃、江西、陕西、内蒙古、湖南、湖北、吉林、辽宁等地亦产。

【性能主治】

根、叶入药。苦、酸，寒。凉血止血，清热解毒。用于吐血，衄血，血痢，崩漏，肠风，痔漏，痈肿，湿疹，金疮，烧伤。

【选方】

①治血痢不止：地榆100克，甘草（炙、锉）25克。上二味粗捣筛。每服25克，以水一盏，煎取3.5克，去渣，温服，日二夜一。

②治红白痢，噤口痢：白地榆10克，炒乌梅五枚，山楂5克。水煎服。治红痢以红糖为引，治白痢以白糖为引。

③治急性菌痢：地榆研粉，成人每服1.5～3克，每天3次，儿童减半。

52. 地菍

野牡丹科野牡丹属

【别名】铺地锦、地茄、山地稔

【学名】*Melastoma dodecandrum* Lour.

【识别】小灌木，长 10 ~ 30 厘米。

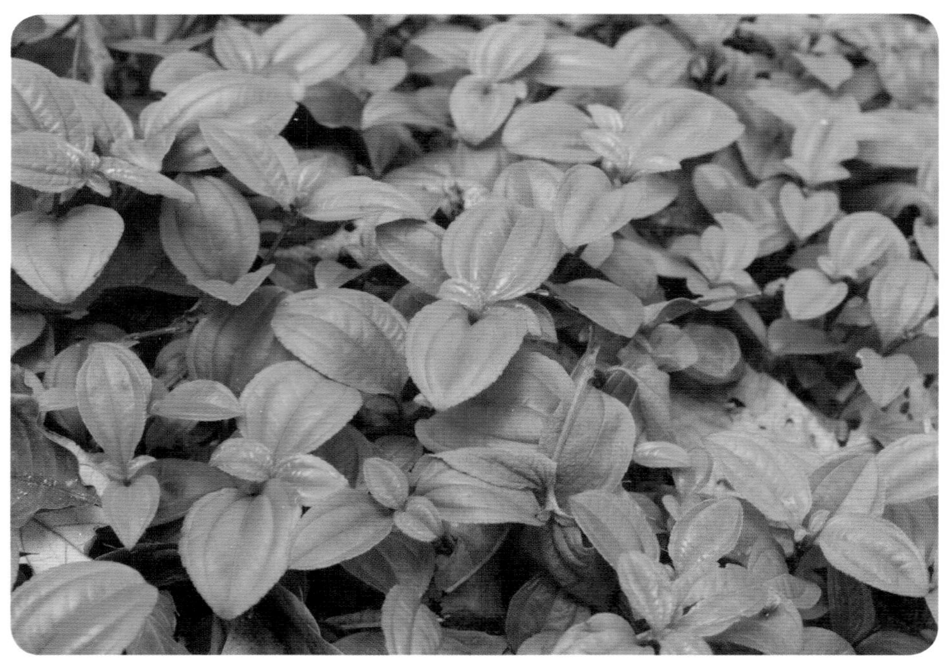

茎 匍匐上升，逐节生根，分枝多，披散，幼时被糙伏毛以后无毛。

叶 叶片坚纸质，绿色，卵形或椭圆形，全缘或具密浅细锯齿，3 ~ 5 基出脉，叶面通常仅边缘被糙伏毛，背面仅沿基部脉上被极疏糙伏毛，侧脉互相平行。

花 聚伞花序，顶生，有花（1 ~ ）3 朵，基部有叶状总苞 2，通常较叶小；花瓣淡紫红色至紫红色，菱状倒卵形，上部略偏斜，顶端有 1 束刺毛，被疏缘毛。花期 5—7 月。

果实 果坛状球状，平截，近顶端略缢缩，肉质，不开裂，宿存萼被疏糙伏毛。果期 7—9 月。

【生境分布】

生于海拔 1250 米以下的山坡矮草丛中，为酸性土壤常见的植物。产于我国贵州、湖南、广西、广东（海南岛未发现）、江西、浙江、福建。

【性能主治】

地上部分入药。甘、微涩，微凉。活血止血，清热解毒。用于痛经，产后腹痛，血崩，带下，便血，痢疾，痈肿，疔疮。

【选方】

①治胃出血、大便下血：地菍 50 克，煎汤分四次服，隔四小时服 1 次，大便下血加雉鸡尾、粗糠材各等分，炖白酒服。

②治外伤出血：地茄鲜叶捣烂外敷。

③治痢疾：鲜地茄 100 ~ 150 克，水煎服。

53. 尖尾芋 天南星科海芋属

【别名】老虎芋、观音莲、假海芋

【学名】*Alocasia cucullata* (Lour.) Schott

【识别】多年生热带直立草本。

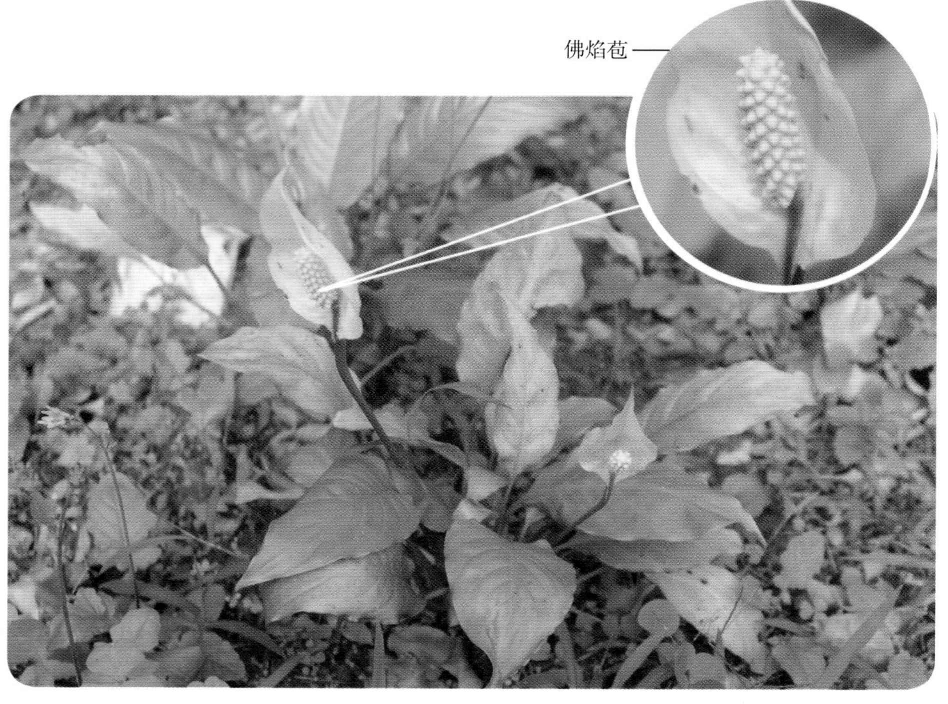

茎 圆柱形，黑褐色，具环形叶痕，通常由基部伸出许多短缩的芽条，发出新枝，成丛生状。

叶 叶柄绿色，由中部至基部强烈扩大成宽鞘；叶片膜质至亚革质，深绿色，背稍淡，宽卵状心形，先端骤狭具凸尖，基部圆形；中肋和Ⅰ级侧脉均较粗，侧脉5～8对，其中下部2对由中肋基部出发，下倾，然后弧曲上升。

花 花序柄圆柱形，稍粗壮，常单生。佛焰苞近肉质，管部长圆状卵形，淡绿至深绿色；檐部狭舟状，边缘内卷，先端具狭长的凸尖，外面上部淡黄色，下部淡绿色。肉穗花序比佛焰苞短，雌花序圆柱形，基部斜截形；附属器淡绿色、黄绿色，狭圆锥形。花期 5 月。

果实 浆果近球形，通常有种子 1。

【生境分布】

海拔 2000 米以下，生于溪谷湿地或田边。分布于我国广东、四川、云南、福建、广西、贵州等地。

【性能主治】

根状茎入药。微苦，大寒。有毒。清热解毒、消肿镇痛。用于流感、高热、肺结核、急性胃炎、胃溃疡、慢性胃病、肠伤寒；外用治毒蛇咬伤、蜂窝织炎、疮疖、风湿等。

【选方】

①治钩端螺旋体病：鲜尖尾芋 120 克，切片晒干，加大米饭或生大米炒至无水发黑为止。久煎，3 次分服，每日 1 剂。
②治毒蛇咬伤，瘰疬：鲜品适量捣敷外用。

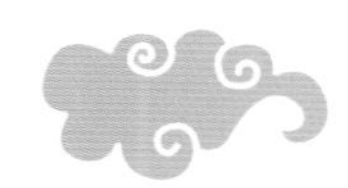

54. 光叶子花

紫茉莉科叶子花属

【别名】三角梅、九重葛、三叶梅、毛宝巾、簕杜鹃、三角花

【学名】*Bougainvillea glabra* Choisy

【识别】为常绿攀援状灌木。

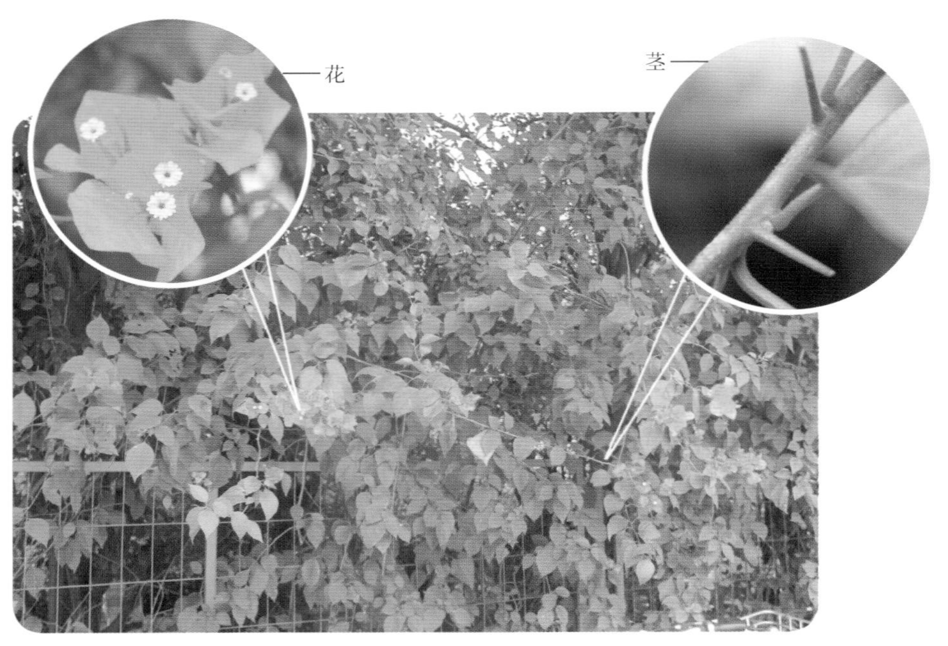

枝 具刺、拱形下垂。枝叶生长茂盛，叶腋常有刺，亦有无刺之品种。

叶 单叶互生，卵形全缘或卵状披针形，浅绿色或绿色，被厚绒毛，顶端急尖或渐尖。

花 花顶生枝端的3个苞片内，花梗与苞片中脉贴生，每个苞片上生一朵花；苞片叶状，紫色或洋红色，长圆形或椭圆形，长2.5～3.5厘米，宽约2厘米，纸质；花被管长约2厘米，淡绿色，疏生柔毛，有棱，顶端5浅裂；雄蕊6～8；花柱侧生，线形，边缘扩展成薄片状，柱头尖；花盘基部合生呈环状，上部撕裂状。

【生境分布】

喜温暖湿润气候，不耐寒，耐高温，怕干燥。三角梅原产于南美洲的巴西、秘鲁、阿根廷。20 世纪 50 年代，我国南方各省的植物园和北方大城市的展览温室内逐步大量引种栽培三角梅。

【性能主治】

花、叶入药。苦，涩，温。散瘀消肿，活血调经，化湿止带。用于治疗月经不调、血瘀闭经等。

【选方】

治肿毒，已溃未溃者：白楝花 9 克，白风仙花 9 克（无花，梗代），白菊花 9 克（盆菊尤妙），白荷花 9 克，银花 9 克（鲜者更妙）。水煎服。

55. 朱蕉 百合科朱蕉属

【别名】 朱竹、铁莲草、红叶铁树、红铁树、铁树叶

【学名】 *Cordyline fruticosa* (L.) A. Cheval.

【识别】 灌木，高可达 3 米。

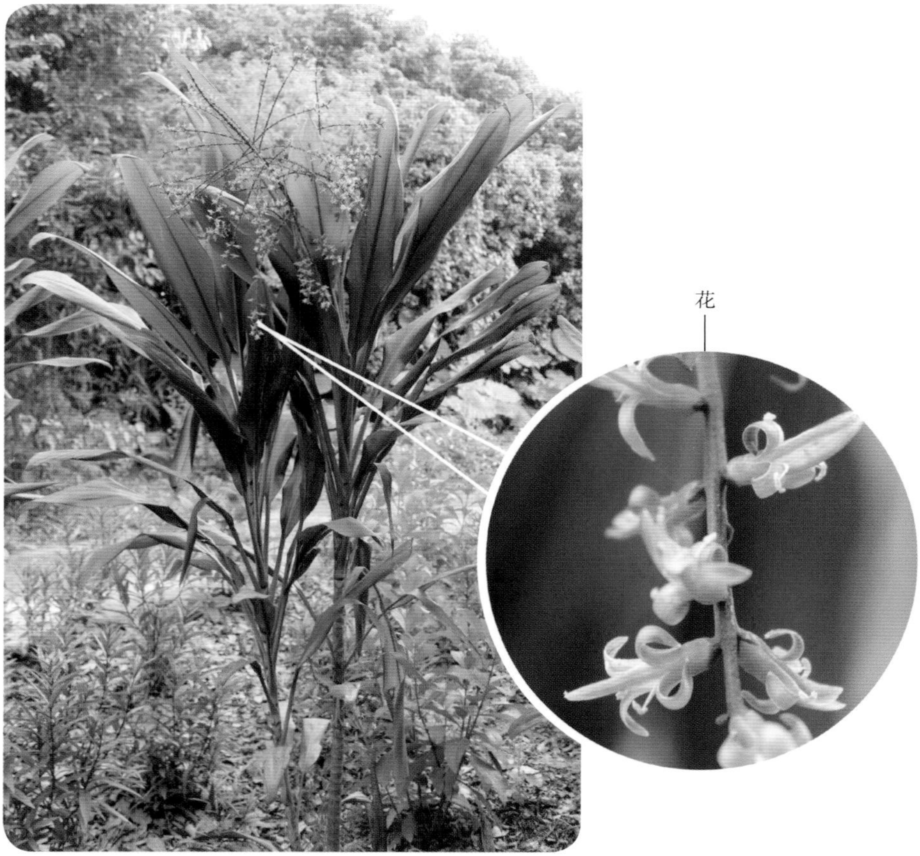

茎 通常不分枝。

叶 叶在茎顶呈二列状旋转聚生；叶柄腹面宽槽状，基部扩大，抱茎；叶片披针状椭圆形至长圆形，绿或染紫红，先端渐尖，基部渐狭。

花 圆锥花序生于上部叶腋，多分枝；淡红色至紫色花，近无梗，被片条形；子房 3 室下位。花期 7—9 月。

【生境分布】

喜高温多湿。分布于我国南部热带地区。

【性能主治】

叶入药。甘、淡，凉。凉血止血，散瘀定痛。用于咳血，吐血，衄血，尿血，便血，崩漏，胃痛，筋骨痛，跌打肿痛。

【选方】

①治赤痢：铁树叶 50 克，石榴皮 15 克，马齿苋 50 克，银花 25 克。水煎服。

②治大便出血：铁树叶 50 克，猪精肉 200 克。煮服之。

③治赤痢：铁树叶 50 克，石榴皮 15 克，马齿苋 50 克，银花 25 克。水煎服。

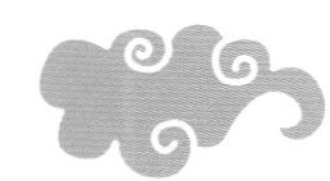

56. 朱槿

锦葵科木槿属

【别名】赤槿、日及、扶桑、佛桑、红木槿、桑槿

【学名】*Hibiscus rosa-sinensis* Linn.

【识别】常绿灌木。

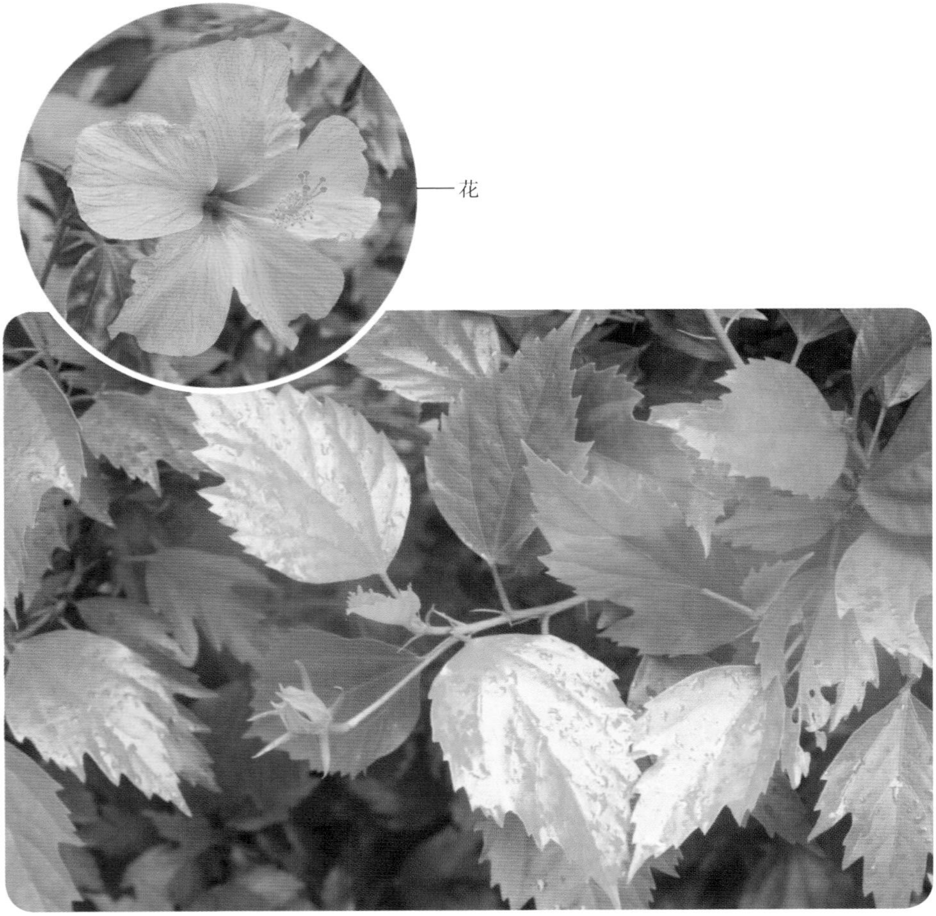

枝 小枝圆柱形，疏被星状柔毛。

叶 叶阔卵形或狭卵形，绿色，有光泽，先端渐尖，基部圆形或楔

形，边缘具粗齿或缺刻，两面除背面沿脉上有少许疏毛外均无毛；叶柄上面被长柔毛；托叶线形，被毛。

花 花单生于上部叶腋间，花梗疏被星状柔毛或近平滑无毛，近端有节；花冠漏斗形，玫瑰红色或淡红、淡黄等色，花瓣倒卵形，先端圆，外面疏被柔毛。

果实 蒴果卵形，平滑无毛，有喙。

【生境分布】

喜肥沃湿润而排水良好土壤。原产我国南部，福建、台湾、广东、广西、云南、四川等地区均有分布。

【性能主治】

根、叶、花入药。苦，寒。清热凉血，解毒消肿。用于痢疾，腹泻，痔疮出血，白带；外用治疮疖痈肿，烫伤。

【选方】

治痈疽，腮肿：扶桑叶或花同白芙蓉叶、牛蒡叶、白蜜研膏敷之。

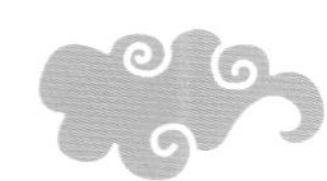

57. 华山姜

姜科山姜属

【别名】华良姜、山姜、椭圆叶月桃

【学名】*Alpinia chinensis* (Retz.) Rosc.

【识别】多年生草本植物，株高约 1 米。

果实

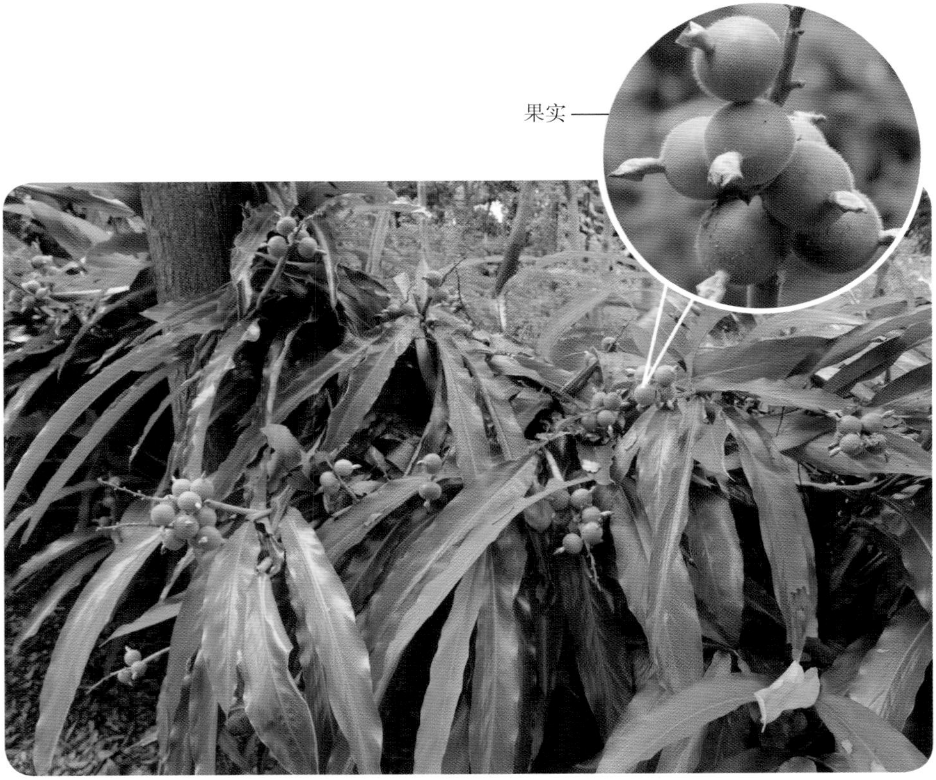

叶 叶披针形或卵状披针形，顶端渐尖或尾状渐尖，基部渐狭，两面均无毛。

花 花组成狭圆锥花序，分枝短，其上有花 2 ~ 4 朵；小苞片花时脱落；花白色；花冠裂片长圆形，兜状；唇瓣卵形，顶端微凹，侧生退化雄蕊 2 枚。花期 5—7 月。

果实 球形。果期 6—12 月。

【生境分布】

为林荫下常见的一种草本，生于海拔 100 ~ 2500 米。产于我国东南部至西南部各省区。

【性能主治】

根、茎入药。辛，温热。温中消食，散寒止痛，止咳平喘。主治胃寒冷痛，噎膈吐逆，腹痛泄泻，消化不良，风湿关节冷痛，中风顽痹。

【选方】

①治胃气痛：华良姜 30 克，煨水服。

②治风湿关节冷痛：华良姜、石南藤、香樟根、红禾麻各 30 克，煨水服，每日 3 次。

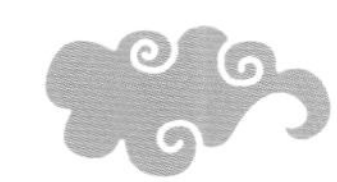

58. 羊角拗

夹竹桃科羊角拗属

【别名】羊角藕、羊角树、羊角果、菱角扭

【学名】*Strophanthus divaricatus* (Lour.) Hook. et Arn.

【识别】灌木，高达 2 米，全株无毛。

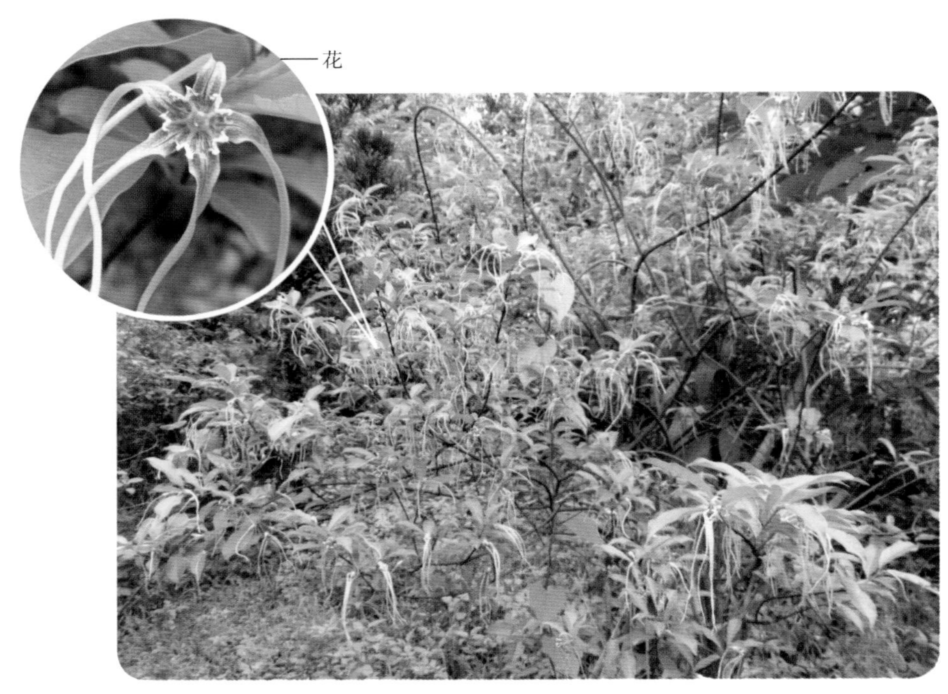

叶 叶薄纸质，椭圆状长圆形或椭圆形，顶端短渐尖或急尖，基部楔形，边缘全缘或有时略带微波状，叶面深绿色，叶背浅绿色，两面无毛；中脉在叶面扁平或凹陷，在叶背略凸起，侧脉通常每边 6 条，斜曲上升，叶缘前网结；叶柄短。

花 聚伞花序顶生，通常着花 3 朵，花黄色；萼片披针形，顶端长渐尖，绿色或黄绿色，内面基部有腺体；花冠漏斗状，花冠筒淡黄色，内面被疏短柔毛，花冠裂片黄色外弯，基部卵状披针形，顶端延长成一长尾带状，花药箭头形，基部具耳，药隔顶部渐尖成一尾状体，不伸出花冠喉部，各药相连，腹部粘于柱头上。花期3—7月。

果实 蓇葖广叉开，木质，椭圆状长圆形，顶端渐尖，基部膨大，外果皮绿色，干时黑色，具纵条纹；种子纺锤形、扁平，中部略宽，上部渐狭而延长成喙，轮生着白色绢质种毛；种毛具光泽。果期6月—翌年2月。

【生境分布】

野生于丘陵山地、路旁疏林或山坡灌木丛中。产于我国贵州、云南、广西、广东和福建等省区。

【性能主治】

根、茎、叶、种子入药。苦，寒。有毒。祛风湿，通经络，解疮毒，杀虫。用于风湿肿痛，小儿麻痹后遗症，跌打损伤，痈疮，疥癣。

【选方】

①治风湿肿痛，小儿麻痹后遗症，疥癣：羊角拗叶适量，煎汤温洗。

②治乳痈初期：羊角拗鲜叶、红糖同捣烂，烤热外敷。

59. 红丝线

茄科红丝线属

【别名】十萼茄、衫钮子、血见愁、野花毛辣角、红珠草、耳附子、毛药

【学名】*Lycianthes biflora* (Lour.) Bitter.

【识别】灌木或亚灌木。

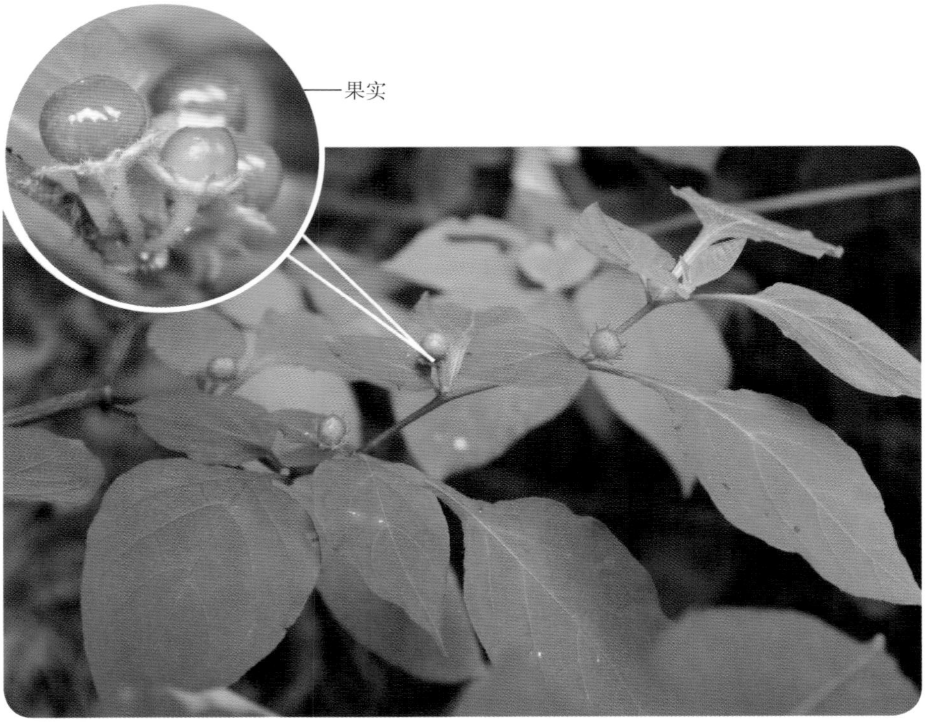

叶 单叶互生，绿色，在枝上部成假双生；叶片大小不等，大叶片椭圆状卵形，偏斜，先端渐尖，基部楔形渐狭至叶柄成窄翅。

花 常2～3朵，生于叶腋；花萼杯状，萼齿10，钻状线形；花冠淡紫色或白色，星形。

果实 浆果球形，熟后绯红色，宿萼盘状。

【生境分布】

生于荒野阴湿地、林下、路旁、山边山谷中。产于我国江西、福建、台湾、广东、广西、贵州、云南等地。

【性能主治】

全草入药。甘、淡，凉。祛痰止咳，清热解毒。用于肝火上炎，高血压，痰浊，高血脂，糖尿病，肺结核咯血，肺炎；外用治跌打损伤肿痛。

【选方】

①治火疔：鲜毛药果叶，捶绒敷患处。

②治肺结核咳血：红丝线 9 ~ 15 克。水煎服。

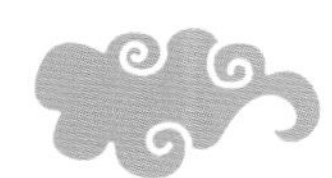

60. 红萼龙吐珠

马鞭草科大青属

【别名】红花龙吐珠、红龙吐珠

【学名】*Clerodendrum speciosum* W. Bull

【识别】攀援状灌木。

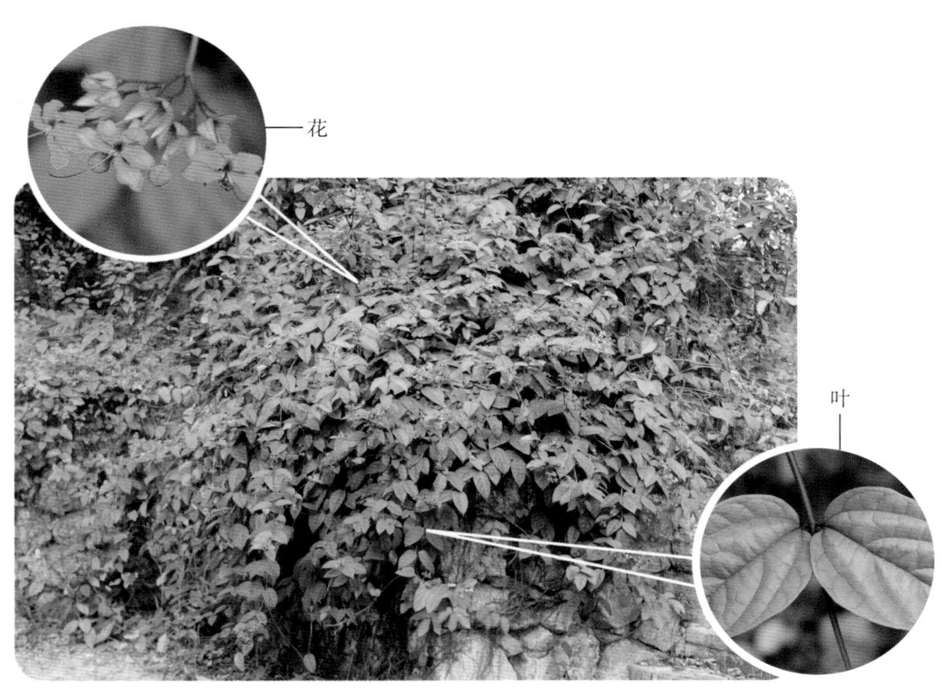

枝 四棱形，被黄褐色或褐色短绒毛。

叶 纸质，绿色或深绿色，狭卵形或卵状长圆形，顶端渐尖，基部近圆形。

花 聚伞花序腋生或假顶生，二歧分枝；苞片狭披针形；花萼白色，裂片三角状卵形，顶端渐尖；花冠深红色，裂片椭圆形。花期 3—5 月。

果实 核果近球形，棕黑色；宿存萼不增大，红紫色。

【生境分布】

生于温暖、湿润和阳光充足的半阴环境。原产于热带非洲西部、墨西哥。我国各地有温室栽培。

【性能主治】

淡，凉。清热，凉血，消肿，解毒。用于热病，惊痫，咳嗽，吐血，咽喉肿痛，痢疾，痈肿，疔疮，蛇虫咬伤，烫火伤。

【选方】

治产后下血腹痛：鲜龙吐珠60克，放锅内喷酒炒制，再喷再炒至微焦为度，合食米一把煎汤服。

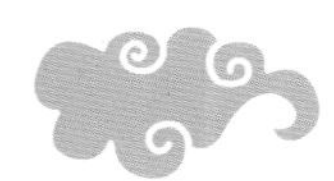

61. 羊蹄甲 豆科羊蹄甲属

【别名】玲甲花

【学名】*Bauhinia purpurea* L.

【识别】乔木或直立灌木。

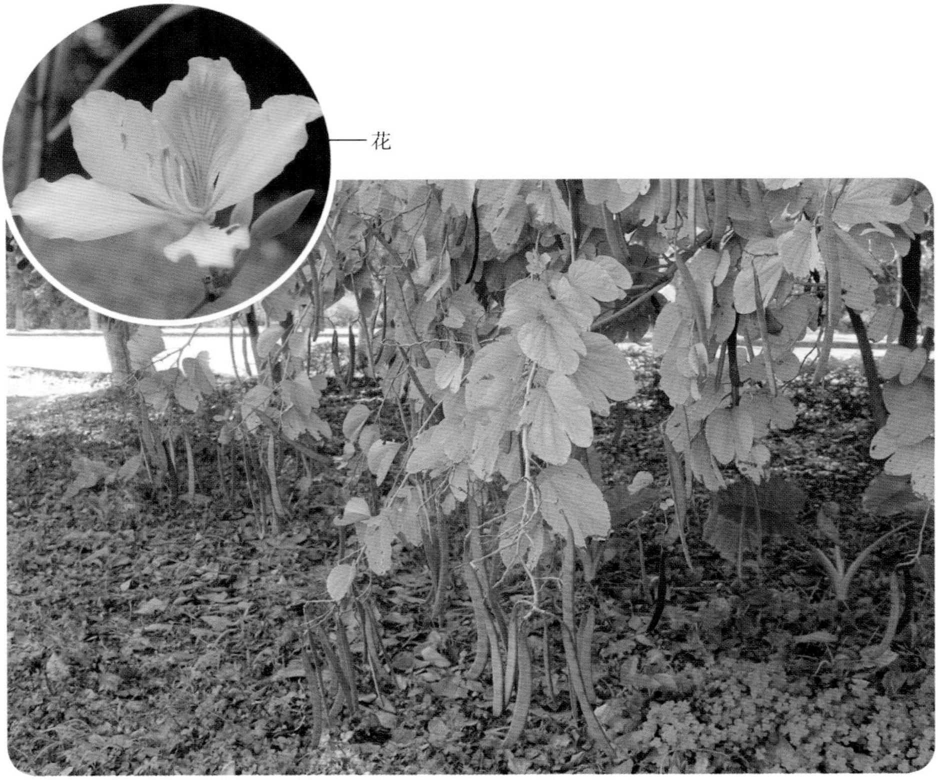

枝 树皮厚，近光滑，灰色至暗褐色；枝初时略被毛，毛渐脱落。

叶 叶硬纸质，近圆形，基部浅心形，先端分裂达叶长的 1/3 ~ 1/2，裂片先端圆钝或近急尖，两面无毛或下面薄被微柔毛；基出脉 9 ~ 11 条。

花 总状花序侧生或顶生，少花，有时 2 ~ 4 个生于枝顶而成复总状花序，被褐色绢毛；花蕾多少纺锤形，具 4 ~ 5 棱或狭翅，顶钝；萼佛焰状，一侧开裂达基部成外反的 2 裂片，先端微裂，其中一片具 2 齿，另一片具 3 齿；花瓣桃红色，倒披针形，具脉纹和长的瓣柄；子房具长柄，被黄褐色绢毛，柱头稍大，斜盾形。花期 9—11 月。

果 荚果带状，扁平，略呈弯镰状，成熟时开裂，木质的果瓣扭曲将种子弹出；种子近圆形，扁平，种皮深褐色。果期 2—3 月。

【生境分布】

产于我国南部。中南半岛、印度、斯里兰卡有分布。

【性能主治】

根、树皮、叶及花入药。苦、涩，平。健脾祛湿，止血。用于消化不良，急性胃肠炎，肝炎，咳嗽咯血，关节疼痛，跌打损伤。

【选方】

治对口疮：鲜羊蹄叶适量，同冷饭捣烂。外敷。

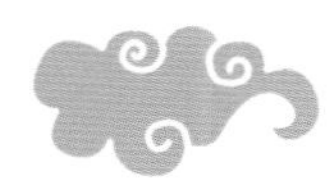

62. 红花酢浆草

酢浆草科酢浆草属

【别名】大酸味草、铜锤草、南天七、紫花酢浆草、多花酢浆草

【学名】*Oxalis corymbosa* DC.

【识别】多年生直立草本。

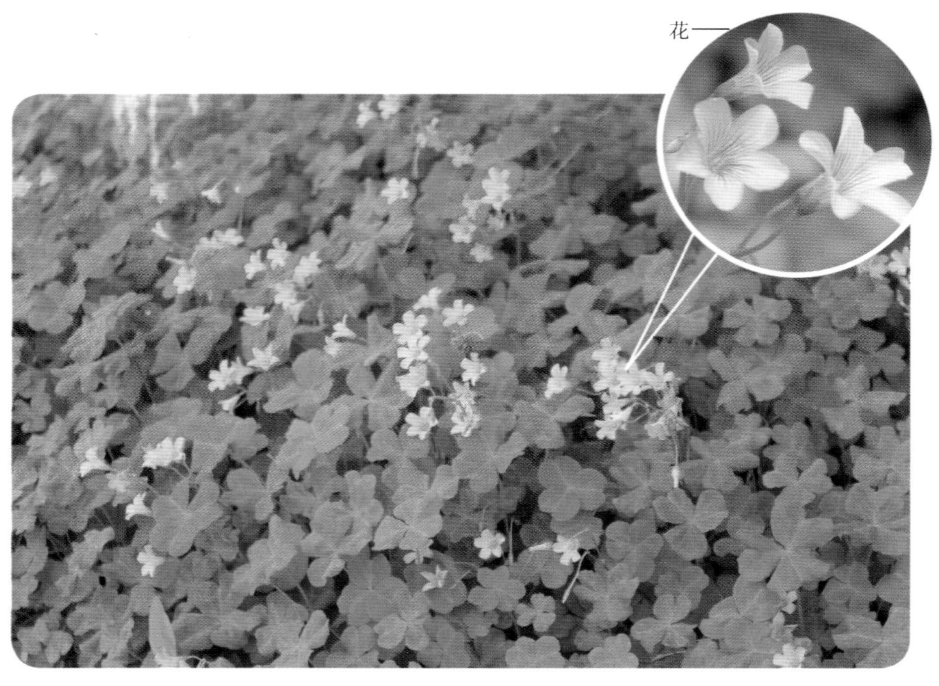

茎 无地上茎，地下部分有球状鳞茎，外层鳞片膜质，褐色，背具3条肋状纵脉，被长缘毛，内层鳞片呈三角形，无毛。

叶 叶基生；叶柄被毛；小叶扁圆状倒心形，两侧角圆形，基部宽楔形，表面绿色，被毛或近无毛；背面浅绿色，通常两面或有时仅边缘有干后呈棕黑色的小腺体，背面尤甚并被疏毛；托叶长圆形，顶部狭尖，与叶柄基部合生。

花 总花梗基生，二歧聚伞花序，通常排列成伞形花序式，总花梗被毛；每花梗有披针形干膜质苞片；萼片披针形，先端有暗红色长圆形的小腺体，顶部腹面被疏柔毛；花瓣倒心形，淡紫色至紫红色，基部颜色较深；花期 3—12 月。

【生境分布】

生于田野，荒地，道旁。产于我国广东省各地。

【性能主治】

全草入药。酸，寒。清热利湿，解毒消肿，凉血散瘀。用于湿热泄泻，痢疾，黄疸，带下，淋证，跌打损伤，咽喉肿痛，痔疮，丹毒，疥癣，湿疹，麻疹，烫火伤，蛇虫咬伤，吐血，衄血，尿血，月经不调。

【选方】

①治急性腹泻：酢浆草 60 克，洗净，取冷开水半碗，擂汁，一次顿服。
②治痢疾：全草研末，每次 15 克，开水冲服。

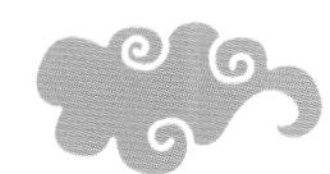

63. 红花檵木

金缕梅科檵木属

【别名】 红桎木、红桎花

【学名】 *Loropetalum chinense* var. *rubrum* Yieh

【识别】 灌木，有时为小乔木。

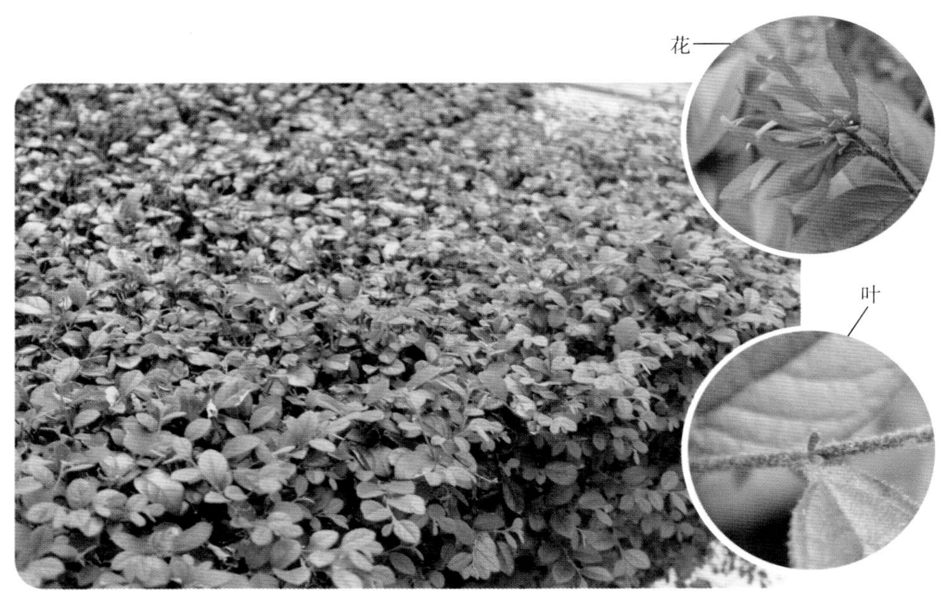

叶 革质，两面呈绿中带紫色或紫红色，卵形，长 2 ~ 5 厘米，宽 1.5 ~ 2.5 厘米，先端尖锐，基部钝，全缘；叶柄长 2 ~ 5 毫米，有星毛；托叶膜质，三角状披针形，长 3 ~ 4 毫米，宽 1.5 ~ 2 毫米，早落。

花 3 ~ 8 朵簇生，白色；苞片线形，长 3 毫米；萼筒杯状，被星毛；花瓣 4 片，带状，长 1 ~ 2 厘米，先端圆或钝；雄蕊 4 个，花丝极短；退化雄蕊 4 个，鳞片状，与雄蕊互生。

【生境分布】

喜光，稍耐阴，耐旱。喜温暖，耐寒冷。主要分布于我国长江中下游及以南地区。印度北部也有分布。

【性能主治】

花、根、叶入药。甘，平。清暑解热，止咳，止血。治咳嗽，咯血，遗精，烦渴，鼻衄，血痢，泄泻，妇女血崩。

【选方】

①治鼻衄：檵花 20 克，水煎服。

②治痢疾：檵花 15 克，骨碎补 15 克，荆芥 12.5 克，青木香 10 克。水煎服。

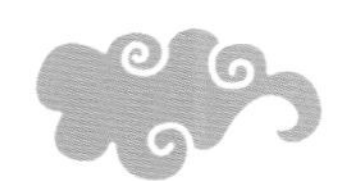

64. 艳山姜 姜科山姜属

【别名】彩叶姜、斑纹月桃

【学名】*Alpinia zerumbet* (Pers.) Burtt. et Smith

【识别】多年生草本，株高可达 3 米。

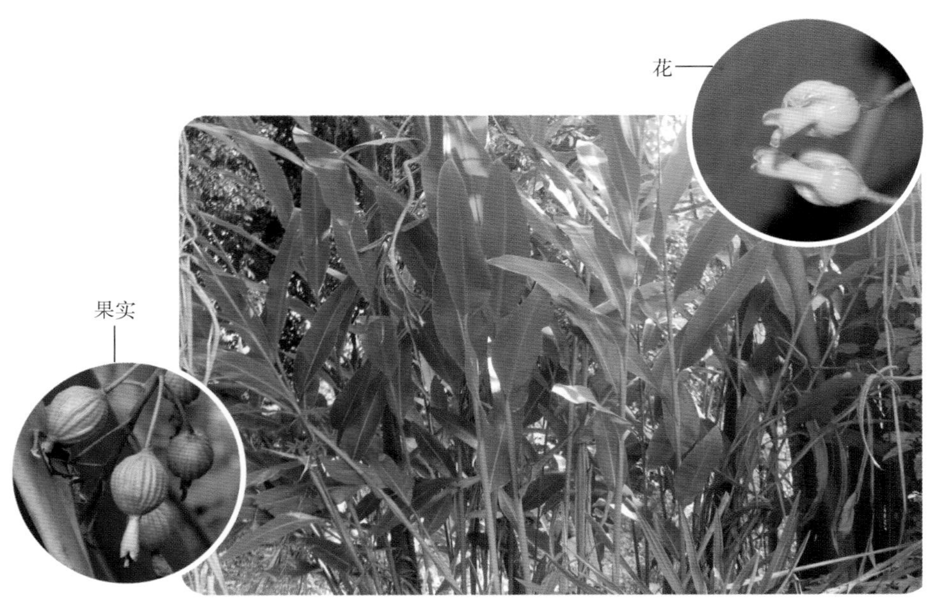

叶 叶片披针形，绿色，长 30 ~ 60 厘米，宽 5 ~ 10 厘米，顶端渐尖而有一旋卷的小尖头，基部渐狭，边缘具短柔毛，两面均无毛。

花 圆锥花序呈总状花序式，下垂，花序轴紫红色，被绒毛，分枝极短，在每一分枝上有花 1 ~ 2 (3) 朵；小苞片椭圆形，白色，顶端粉红色，蕾时包裹住花，无毛；小花梗极短；花萼近钟形，花冠管较花萼为短，裂片长圆形，后方的 1 枚较大，乳白色，顶端粉红色。花期 4—6 月。

果实 蒴果卵圆形，直径约 2 厘米，被稀疏的粗毛，具显露的条纹，顶端常冠以宿萼，熟时朱红色。果期 7—10 月。

【生境分布】

性喜高温潮湿环境，可耐阴但不耐寒。主产于我国东南部至西南部各省区。

【性能主治】

根状茎、果实入药。辛、涩，温。燥湿祛寒，除痰截疟，健脾暖胃。用于脘腹冷痛，胸腹胀满，痰湿积滞，消化不良，呕吐腹泻，咳嗽。

【选方】

①治胃痛：艳山姜、五灵脂各 6 克。共研末。每次 3 克，温开水送服。
②治疽：艳山姜根茎 60 克，生姜 2 片。共捣烂敷患处。

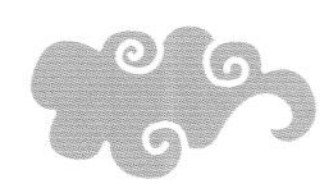

65. 红背桂花 大戟科海漆属

【别名】 青紫木、红背桂

【学名】 *Excoecaria cochinchinensis* Lour.

【识别】 常绿灌木。

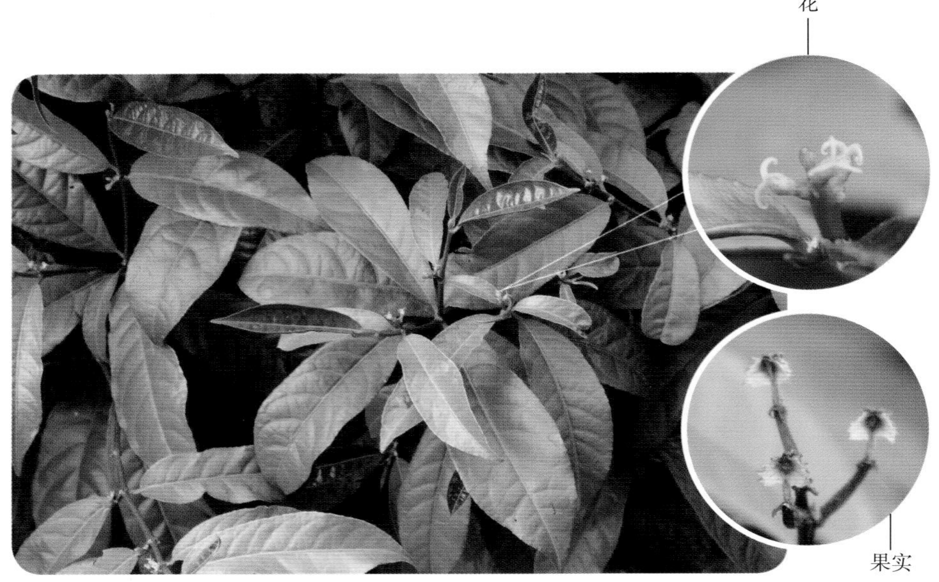

叶 对生，稀兼有互生或近 3 片轮生，纸质，叶片狭椭圆形或长圆形，顶端长渐尖，基部渐狭，边缘有疏细齿，齿间距 3 ~ 10 毫米，两面均无毛，腹面绿色，背面紫红或血红色；中脉于两面均凸起，侧脉 8 ~ 12 对，弧曲上升，离缘弯拱连接，网脉不明显；叶柄无腺体；托叶卵形，顶端尖。

花 单性，雌雄异株，聚集成腋生或稀兼有顶生的总状花序，苞片阔卵形，长和宽近相等，顶端凸尖而具细齿，基部于腹面两侧各具 1 腺体，每一苞片仅有 1 朵花；小苞片 2，线形，顶端尖，上部具撕裂状细齿。花期几乎全年。

果实 蒴果球形，成熟时红色，直径约 8 毫米，基部截平，顶端凹陷；种子近球形，直径约 2.5 毫米。

【生境分布】

耐干旱，不甚耐寒，生长适温 15 ~ 25℃，冬季温度不低于 5℃。耐半阴，忌阳光曝晒，夏季放在庇荫处，可保持叶色浓绿。要求肥沃、排水好的沙壤土。分布于广东、广西、云南等我国南部地区。

【性能主治】

全株入药。辛、微苦，平。有毒。祛风湿，通经络，活血止痛。用于风湿痹痛，腰肌劳损，跌打损伤。

【选方】

治风湿痹痛，腰肌劳损：内服煎汤，3 ~ 6 克。外用适量，鲜品捣敷。

66. 红根草 报春花科珍珠菜属

【别名】散血草、大田基黄、红脚兰、红头绳、星宿菜

【学名】*Lysimachia fortunei* Maxim.

【识别】多年生草本。

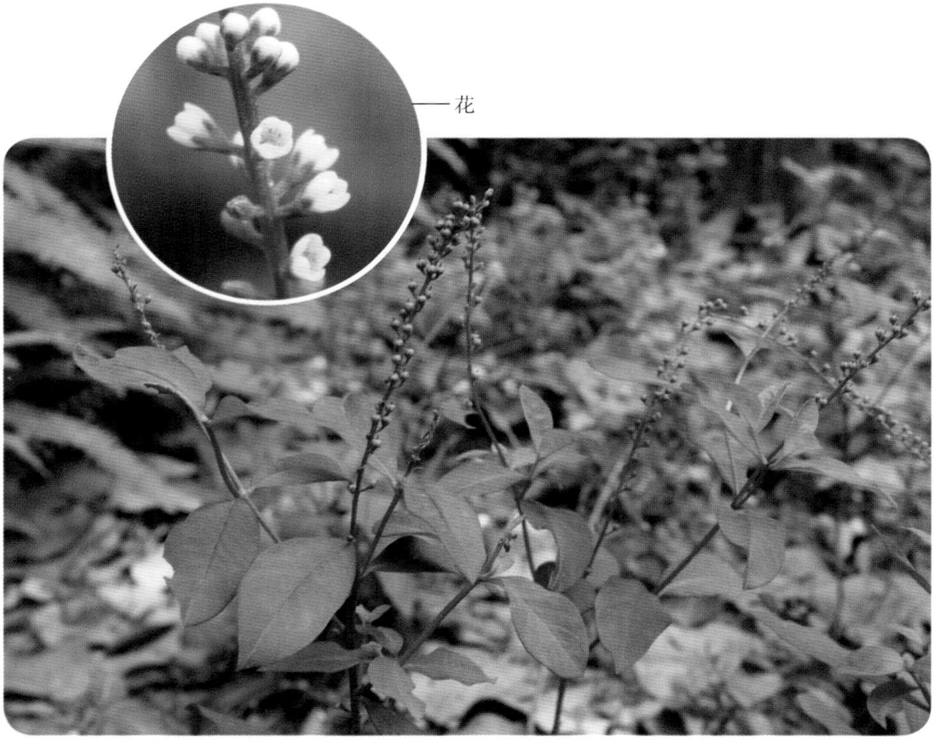

茎 根状茎横走，紫红色。茎直立，圆柱形，有黑色腺点，基部紫红色，通常不分枝，嫩梢和花序轴具褐色腺体。

叶 互生，绿色或深绿色，近于无柄，叶片长圆状披针形至狭椭圆形，先端渐尖或短渐尖，基部渐狭，两面均有黑色腺点，干后成粒状突起。

花 总状花序顶生，细瘦，苞片披针形；花萼分裂近达基部，裂片卵状椭圆形，先端钝，周边膜质，有腺状缘毛，背面有黑色腺点；花冠白色，裂片椭圆形或卵状椭圆形，先端圆钝，有黑色腺点。花期 6—8 月。

果实 蒴果球形。果期 8—11 月。

【生境分布】

生于沟边、田边等低湿处。产于我国中南、华南、华东各省区。

【性能主治】

全草或根入药。苦、涩，平。活血散瘀，利水化湿，和中止痢。用于跌打损伤，关节风湿痛，妇女经闭，乳痈，目赤肿痛，水肿，黄疸，疟疾，小儿疳积，痢疾。

【选方】

①治感冒、喉痛：干红根草 15 ~ 30 克，垂盆草、岗梅各 20 克，水煎服。
②治白带、淋证：鲜红根草 30 ~ 60 克，爵床 30 克，水煎服。

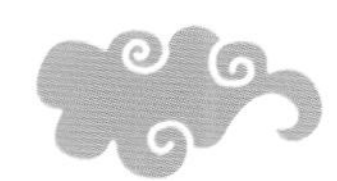

67. 麦冬 百合科沿阶草属

【别名】 麦门冬、沿阶草

【学名】 *Ophiopogon japonicus* (Linn. f.) Ker-Gawl.

【识别】 多年生常绿草本。

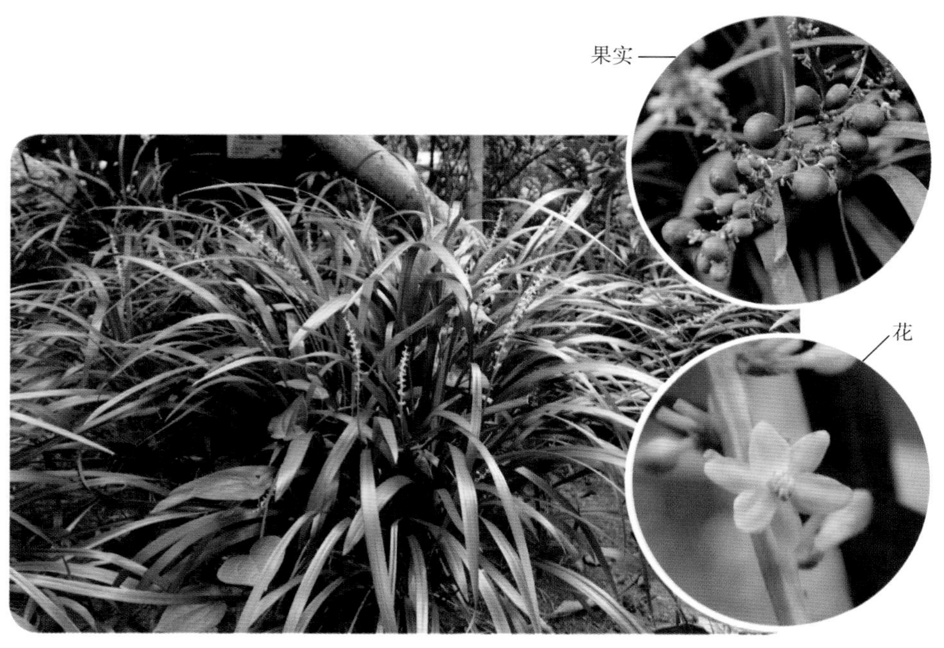

根 根较粗，中间或近末端常膨大成椭圆形或纺锤形小块根，淡褐黄色。

茎 地下走茎细长，绿色，节上具膜质的鞘。

叶 茎短，叶基生成丛，深绿色，禾叶状，边缘具细锯齿。

花 总状花序；花单生或成对着生苞片腋内；苞片披针形，先端渐尖；花被片常稍下垂而不展开，披针形，白色或淡紫色；花药三角状披针形。

果实 果实球形，蓝色或蓝紫色。果期 8—9 月。

种子 种子球形。

【生境分布】

生于海拔 2000 米以下的山坡阴湿处、林下或溪旁。主产于我国四川、浙江。

【性能主治】

块根入药。甘、微苦，微寒。养阴生津，润肺清心。用于肺燥干咳。虚痨咳嗽，津伤口渴，心烦失眠，内热消渴，肠燥便秘；咽白喉。

【选方】

治燥伤肺胃阴分：沙参 9 克，玉竹 6 克，生甘草 3 克，冬桑叶 4.5 克，麦冬 9 克，生扁豆 4.5 克，花粉 4.5 克，水 5 杯，煮取 2 杯，日再服，久热久咳者，加地骨皮 9 克。

68. 苍耳 菊科苍耳属

【别名】虱麻头、痴头婆、白痴头婆、苍耳子、虱母头

【学名】*Xanthium sibiricum* Patrin ex Widder

【植物形态】一年生草本，高 20 ~ 90 厘米。

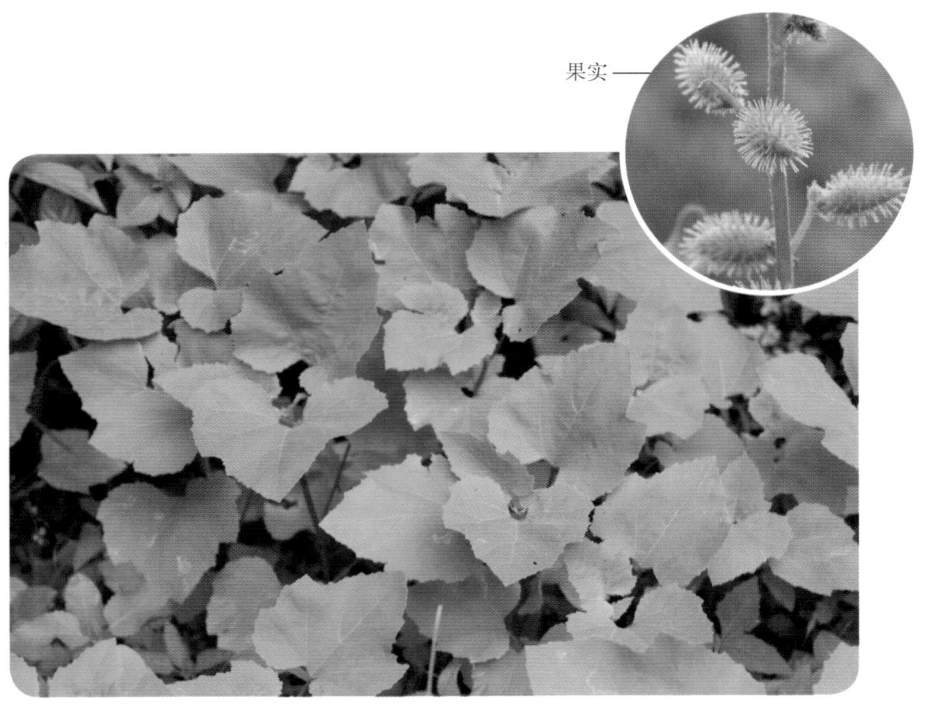

根 纺锤状，分枝或不分枝。

茎 直立不分枝或少有分枝，下部圆柱形，上部有纵沟，被灰白色糙伏毛。

叶 对生；有长柄，长 3 ~ 11 厘米；叶片三角状卵形，全缘，或有 3 ~ 5 不明显浅裂，先尖或钝，基出三脉，上面绿色，下面苍白色，被粗糙或短白伏毛。

花 头状花序近于无柄，聚生，单性同株；雄花序球形，总苞片，密生柔毛，花托柱状，小花管状，先端5齿裂，雄蕊5，花药长圆状线形；雌花序卵形，外列苞片小，披针形，被短柔毛，内层总苞片结成囊状卵形，绿色，淡黄绿色或有时带红褐色，在瘦果成熟时变坚硬，外面有倒刺毛，顶有2圆锥状的尖端，子房在总苞内，每室有1花，花柱线形，突出在总苞外。花期7—8月。

果实 成熟具瘦果的总苞变坚硬，卵形或椭圆形，边同喙部长12～15毫米，宽4～7毫米，绿色，淡黄色或红褐色，喙长1.5～2.5毫米；瘦果2，倒卵形，瘦果内含1颗种子。果期9—10月。

【生境分布】

生于平原、丘陵、低山、荒野、路边、沟旁、田边、草地、村旁等处。广泛分布于我国东北、华北、华东、华南、西北及西南各省区。

【性能主治】

带总苞的果实、全草或根入药。苦、辛，微寒。有小毒。归肺、脾、肝经。祛风，散热，除湿，解毒。用于感冒、头风、头晕、鼻渊、目赤、目翳、风湿痹痛、拘挛麻木、风癞、疔疮、疥癣、皮肤瘙痒、痔疮、痢疾。

【选方】

治中风伤寒头痛，又疗疔肿困重：生捣苍耳根叶，和小儿尿绞取汁，冷撮一升，1日3次。

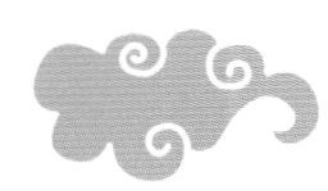

69. 两面针

芸香科花椒属

【别名】入地金牛、两背针、双面刺

【学名】*Zanthoxylum nitidum* (Roxb.) DC.

【识别】木质藤本。

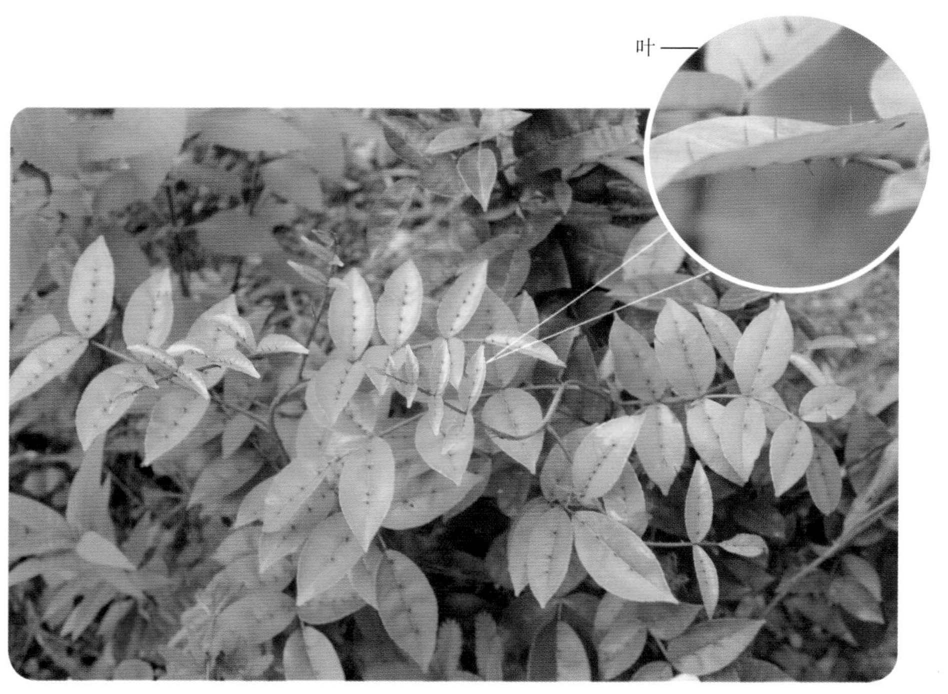

叶 叶轴下面和小叶中脉两面均着生钩状皮刺。单数羽状复叶；小叶对生，革质，卵形至卵状矩圆形，绿色或亮绿色，无毛，上面稍有光泽。

花 伞房状圆锥花序，腋生；萼片宽卵形，上部紫绿色；花瓣淡黄绿色，卵状椭圆形或长圆形，长约 3 毫米。花期 3—5 月。

果实 蓇葖果成熟时紫红色，有粗大腺点，顶端正具短喙；果皮红褐色，顶端有短芒尖；种子圆珠状，腹面稍平坦。果期 9—11 月。

【生境分布】

生于海拔低山地。产于我国广东、广西、福建、湖南、云南、台湾。

【性能主治】

根入药。苦、辛，平。有小毒。行气止痛，活血化瘀，祛风通络。用于气滞血瘀引起的跌打损伤、风湿痹痛、胃痛、牙痛，毒蛇咬伤；外治汤火烫伤。

【选方】

①治风湿骨痛：用两面针根皮 9 克，鸡蛋 1 个，水煎服。

②治脘腹疼痛：可用两面针、单根木、千金藤各等量，共研细末，每服 0.5 ~ 1 克，儿童酌减，每日 3 次。

70. 旱田草 玄参科母草属

【别名】调经草、虎舌蜈蚣草、田素馨、定经草

【学名】*Lindernia ruellioides* (Colsm.) Pennell

【识别】一年生草本。

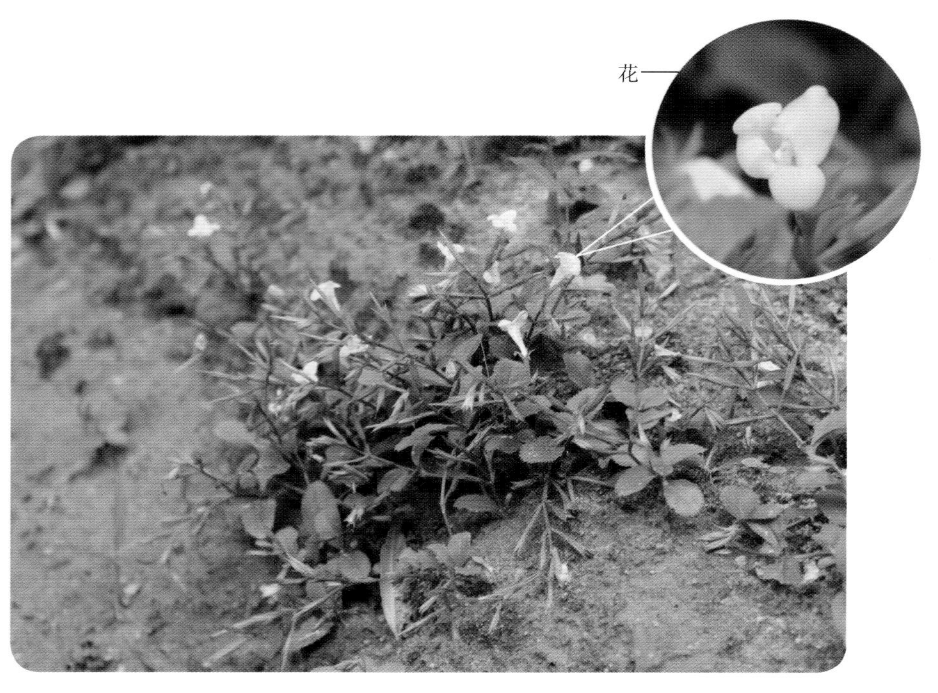

茎 柔弱，少直立，多分枝而长蔓，节上生根，近无毛。

叶 对生，基部多少抱茎；叶片长圆形、椭圆形、卵状长圆形或圆形，深绿色，边缘明显的急尖细锯齿，无芒刺，两面被粗涩的短毛。

花 总状花序顶生，花 2 ~ 10 朵；苞片披针状条形；花萼 5 深裂，裂片线状披针形，无毛；花冠紫红色，花冠管圆柱状，花柱有宽而扁的柱头。

【生境分布】

草地、平原、山谷及林下。产于我国广东省各地。

【性能主治】

全草入药。甘，淡。理气活血，解毒消肿。用于月经不调，痛经，闭经，胃痛，乳痈，瘰疬，跌打损伤，蛇犬咬伤。

【选方】

①治月经不调、痛经：鲜旱田草 30 ~ 60 克，水煎服。

②治乳痈、背痈：鲜旱田草 30 ~ 60 克，酒水煎服，渣调冷饭或红糖捣烂外敷。

71. 含羞草 豆科含羞草属

【别名】感应草、知羞草、怕丑草

【学名】*Mimosa pudica* Linn.

【识别】披散、亚灌木状草本。

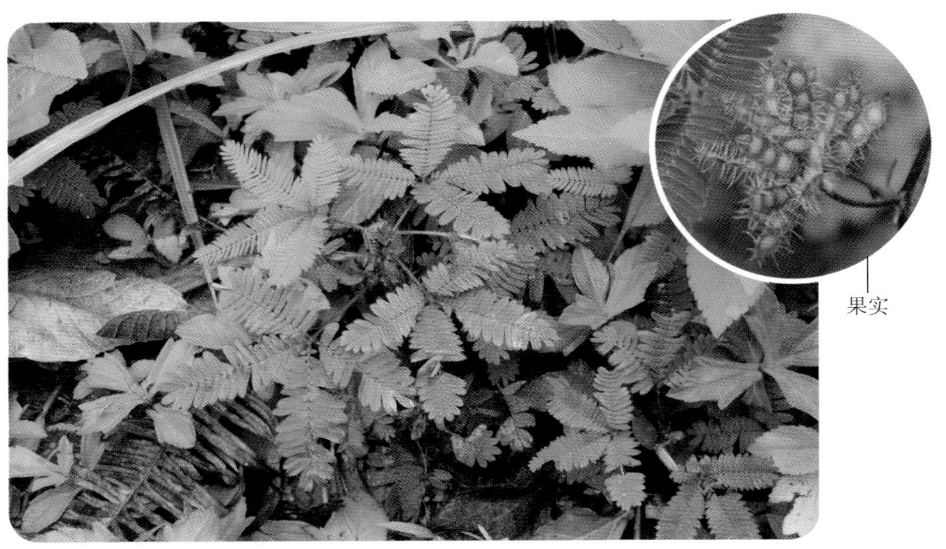

茎 圆柱状，绿色或紫红色，具分枝，有散生、下弯的钩刺及倒生刺毛。

叶 托叶披针形，有刚毛。羽片和小叶触之即闭合而下垂；羽片指状排列于总叶柄之顶端；小叶线状长圆形，浅褐绿色，先端急尖，边缘具刚毛。

花 头状花序圆球形；花淡红色；苞片线形；花冠钟状，裂片 4；雄蕊 4 枚，伸出于花冠之外；子房有短柄，无毛；花柱丝状，柱头小。花期 3—10 月。

果实 荚果长圆形扁平，亮绿色，稍弯曲，荚缘波状，具刺毛，成熟时荚节脱落，荚缘宿存。果期 5—11 月。

种子 种子卵形。

【生境分布】

生于旷野荒地、灌木丛中，长江流域常有栽培供观赏。含羞草喜温暖湿润、阳光充足的环境，适生于排水良好，富含有机质的砂质壤土。原产热带美洲，已广布于世界热带地区。产于我国台湾、福建、广东、广西、云南等地。

【性能主治】

全草或根入药。甘、涩，凉。清热利尿，化痰止咳，安神止痛。用于感冒，小儿高热，急性结膜炎，支气管炎，胃炎，肠炎，泌尿系结石，疟疾，神经衰弱；外用治跌打肿痛，疮疡肿毒。

【选方】

①治带状疱疹：含羞草鲜叶捣烂外敷。

②治神经衰弱，失眠：含羞草 50 ~ 100 克（干品）。水煎服。

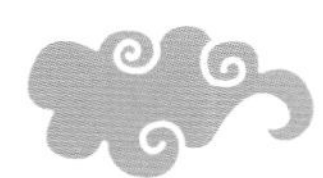

72. 鸡冠花 苋科青葙属

【别名】鸡公花、鸡髻花、鸡冠头

【学名】*Celosia cristata* L.

【识别】一年生直立草本。

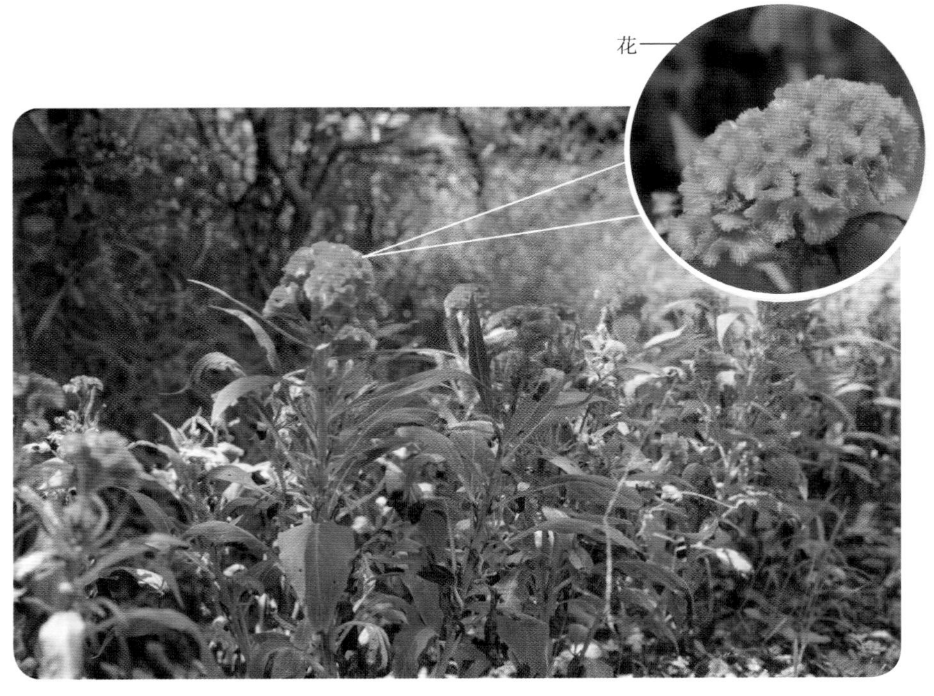

叶 单叶互生，具柄；叶片长 5 ~ 13cm，宽 2 ~ 6cm，绿色常带红色，先端渐尖或长尖，基部渐窄成柄，全缘。

花 中部以下多花；苞片、小苞片和花被片干膜质，宿存；花被片红色、紫色、黄色、橙色或红色黄色相间；胞果卵形，长约 3mm，熟时盖裂，包于宿存花被内。

果实 肾形，黑色，光泽。

【生境分布】

我国南北各地均有栽培，广布于温暖地区。

【性能主治】

花序入药。甘、涩，凉。收敛止血，止带，止痢。用于吐血，崩漏，便血，痔血，赤白带下，久痢不止。

【选方】

①治白带、砂淋：白鸡冠花、苦壶芦等分。烧存性，空心火酒服之。

②治吐血不止：白鸡冠花，醋浸煮七次，为末。每服 10 克，热酒下。

③治产后血痛：白鸡冠花酒煎服之。

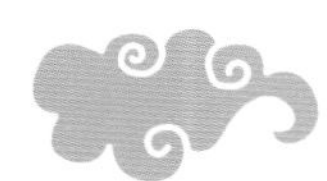

73. 鸡冠紫苏

唇形科紫苏属

【别名】 红紫苏、皱紫苏

【学名】 *Perilla frutescens* (L.) Britt. var. *crispa* (Thunb.)

【识别】 一年生草本。

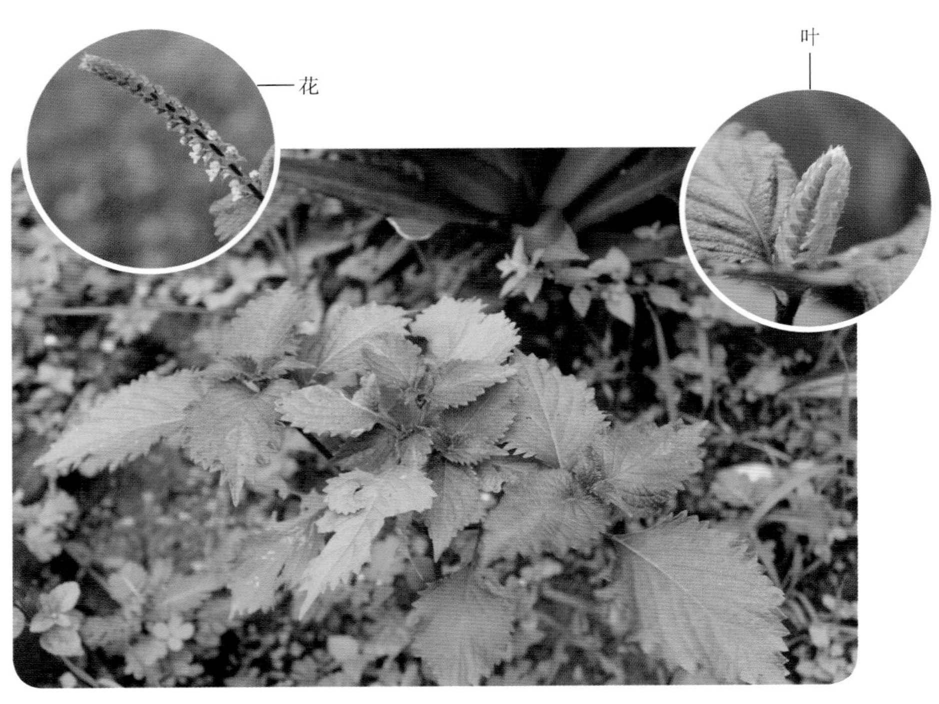

叶 对生，叶片皱，卵形，先端突尖，边缘有锯齿，两面紫色，或上面绿色，下面紫色；两面疏生柔毛，下面有细油点。

花 总状花序顶生及腋生；苞卵形，全缘；花冠白色至紫红色；花萼钟形，外面下部密生柔毛，先端唇形，花期 8—11 月。

果实 小坚果褐色，卵形，果期 8—12 月。

【生境分布】

生于海拔 1200 ~ 1800 米的常绿及落叶混交林下荫处。分布于我国浙江、湖北、广东、四川、贵州、云南等地。

【性能主治】

全草入药。辛，温。发表散寒，理气和营。用于感冒风寒，恶寒发热，咳嗽，气喘，胸腹胀满等。

【选方】

①治蛇毒伤人：紫苏叶捣汁饮之。

②治食蟹中毒：紫苏煮汁饮之。

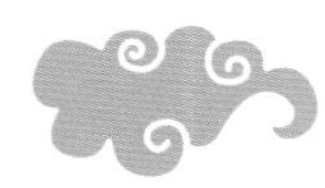

74. 茉莉花 木犀科素馨属

【别名】白末利、小南强、奈花、鬘华、末梨花、木梨花

【学名】*Jasminum sambac* (L.) Ait.

【识别】直立或攀援灌木。

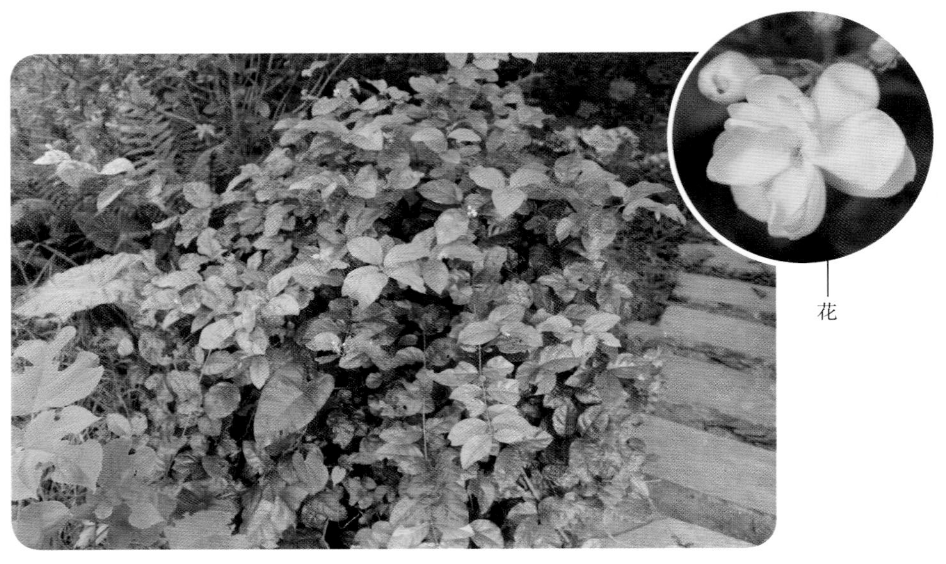

花

茎 小枝圆柱形或稍压扁状，有时中空，疏被柔毛。

叶 对生，单叶，被短柔毛，具关节。叶片纸质，圆形、卵状椭圆形或倒卵形，亮绿色，两端圆或钝，基部有时微心形，除下面脉腋间常具簇毛外，其余无毛。

花 聚伞花序顶生，通常有花 3 朵，有时单花或多达 5 朵，被短柔毛，苞片微小，锥形，花极芳香；花萼无毛或疏被短柔毛，裂片线形；花冠白色，裂片长圆形至近圆形。

果实 球形，呈紫黑色。

【生境分布】

以富含腐殖质和排水良好的砂质土壤为好。我国南方各地广为栽培。原产印度。

【性能主治】

花、根入药。辛、微甘，温。理气止痛，辟秽开郁。主湿浊中阻，胸膈不舒，泻痢腹痛，头晕头痛，目赤，疮毒。

【选方】

①治湿阻中焦，气机失畅之胃脘胀痛，食欲不振。茉莉花、石菖蒲各6克，青茶10克，以沸水冲泡。

②清虚火，去寒积，治疮毒，消疽瘤：煎汤，1.5～3克。

75. 苦蘵

茄科酸浆属

【别名】 酸浆、鬼灯笼、苦灯笼

【学名】 *Physalis angulata* L.

【识别】 直立一年生草本。

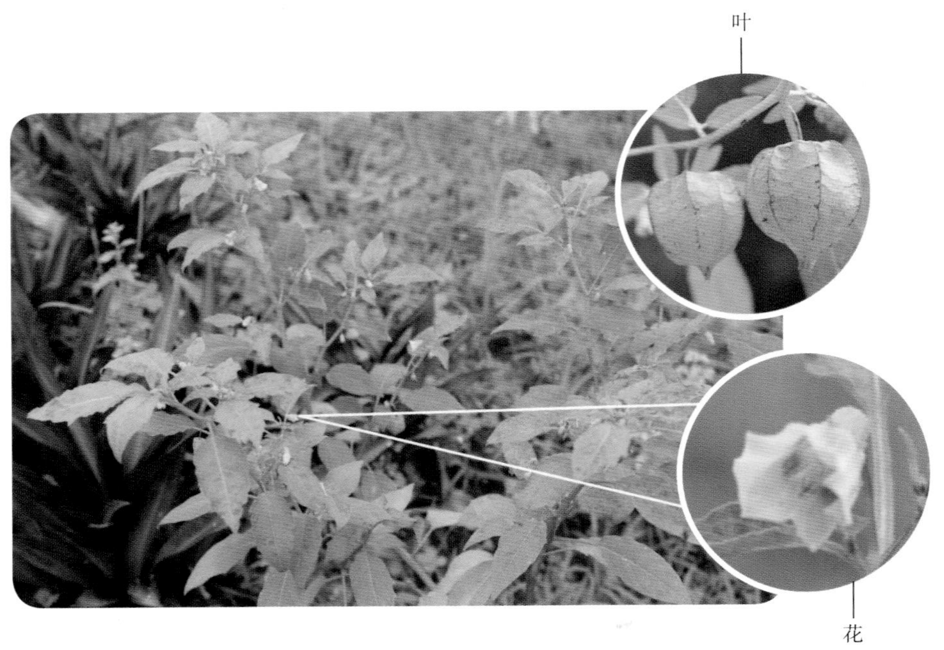

叶 叶片卵形至卵状椭圆形，绿色，顶端渐尖或急尖，基部阔楔形或楔形，全缘或有不等大的牙齿，两面近无毛，长 3 ~ 6 厘米，宽 2 ~ 4 厘米；叶柄长 1 ~ 5 厘米。

花 花梗长 5 ~ 12 毫米，纤细，同花萼一样生短柔毛；花萼长 4 ~ 8 毫米，5 中裂，裂片披针形，生缘毛；花冠淡黄色，喉部常有紫色斑纹，长 4 ~ 6 毫米，直径 6 ~ 8 毫米；花药蓝紫色或有时黄色，长约 1.5 毫米。

果实 果萼卵球状，直径 1.5 ~ 2.5 厘米，薄纸质；浆果直径 1.2 厘米。

【生境分布】

生于海拔 3400 米的山坡、路边、林下、灌丛中。产于我国陕西，甘肃，山西，河北，河南，山东，浙江，江苏，安徽，福建，江西，湖南，湖北，广西，贵州，四川，云南及西藏东部。

【性能主治】

全草入药。苦，微寒。清热解毒，利尿消肿。治功能性子宫出血、胆囊炎、黄疸型肝炎、感冒头痛、腹痛、小儿疳积、火眼、跌打损伤、疔疮、皮肤疮疡、蛇及狂犬咬伤、烂脚丫、烂头疔及痔疮等。

【选方】

①治百日咳：苦蘵 15 克。水煎，加适量白糖调服。

②治小儿菌痢：鲜苦蘵 15 克，车前草 6 克，狗肝菜、马齿苋、海金沙各 9 克。水煎服。

③治指疔：苦蘵鲜叶捣烂敷患处，每日换 2 ~ 3 次。

76. 茑萝松

旋花科茑萝属

【别名】茑萝、锦屏封、五角星花

【学名】*Quamoclit pennata* (Desr.) Boj.

【识别】一年生缠绕草本，无毛。

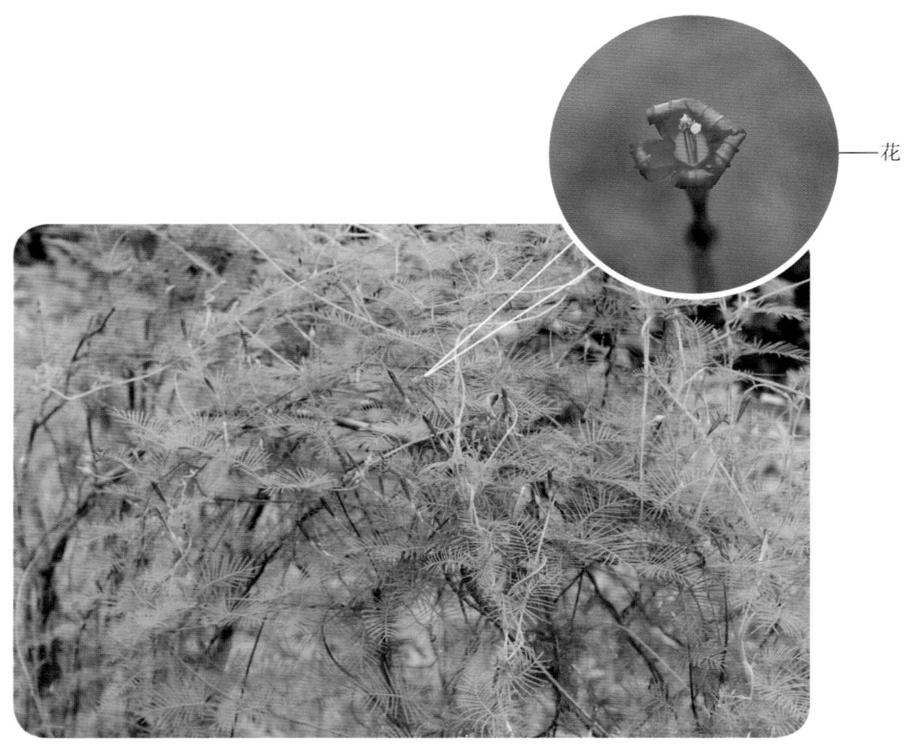

叶 羽状深裂，裂片线形，绿色；托叶 2，与叶同形。

花 聚伞花序腋生，有花 2 ~ 5 朵，花序梗通常长于叶；萼片长圆形，绿色，先端钝或稍突尖；花冠长约 3 厘米，红色。花期 7—9 月。

果实 蒴果卵圆形。

种子 黑色，有棕色细毛。盖鳞片状，卵形，每盖下生一横卵形的孢子囊，环带侧生。

【生境分布】

我国广东省各地庭园栽培。

【性能主治】

全草或根入药。苦、凉。清热解毒、凉血止痢。治痈疽疔疖、痢疾、肠风下血、崩漏、痔、便血。

【选方】

治耳疔，痔漏，蛇咬伤：煎汤，6～9克。外用：鲜品捣敷；或煎水洗。

77. 直立山牵牛

爵床科山牵牛属

【别名】 硬枝老鸦嘴、老鸦嘴

【学名】 *Thunbergia erecta* (Benth.) T. Anders.

【识别】 直立灌木。

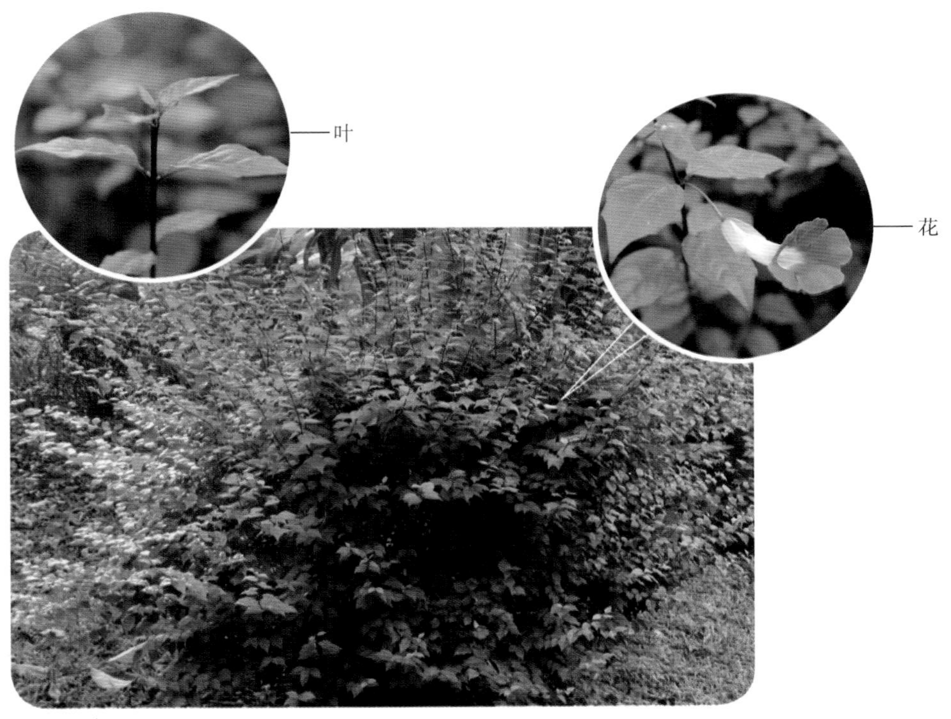

茎 4 棱形，多分枝，初被稀疏柔毛，不久脱落成无毛，仅节处叶腋的分枝基部被黄褐色柔毛。

叶 叶近革质，卵形至卵状披针形，绿色或深绿色，先端渐尖，基部楔形至圆形，边缘具波状齿或不明显 3 裂，有时沿主肋及侧脉有稀疏短糙伏毛，羽状脉，两面凸起，背面略明显。

花 花单生于叶腋，小苞片白色，长圆形，先端急尖，边缘较密；花萼成 12 不等小齿；花冠管白色，喉黄色，冠檐紫堇色，内面散布有小圆透明凸起。

果实 蒴果无毛，果柄长 4 厘米，带种子部分直径 12 毫米，基部直径 10 毫米。

【生境分布】

原产热带西部非洲。我国各地栽培为观赏植物。

【性能主治】

根、茎叶入药。味辛，性平。根：用于风湿痹痛，痛经，跌打肿痛，骨折，小儿麻痹后遗症。茎叶：用于跌打损伤，骨折，疮疖，蛇咬伤。

【选方】

治蛇咬伤：取适量直立山牵牛鲜品，捣烂，敷于患处。

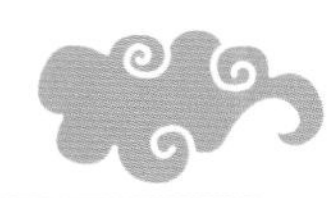

78. 喀西茄 茄科茄属

【别名】刺茄子、苦颠茄、黄角刺、天茄子、谷雀蛋、天泡子、添钱果、狗茄子、果角茄、大苦葛、金弹子

【学名】*Solanum khasianum* C. B. Clarke

【识别】直立草本至亚灌木。

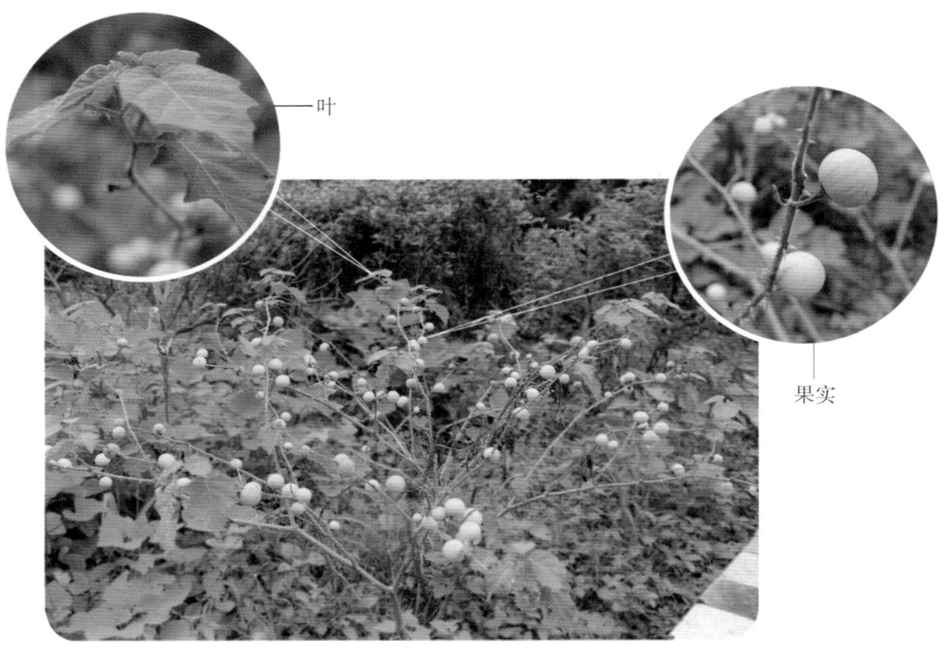

叶 单叶互生；叶片阔卵形，绿色，长 6～12 厘米，宽约与长相等，先端渐尖，基部楔形，5～7 深裂，裂片边缘又作不规则的齿裂及浅裂，叶两面被刺状腺毛，能分泌黏液，两面脉上均疏生长短不一的尖刺。

花 蝎尾状花序腋外生，短而少，花单生或 2～4 朵；花梗细弱，被有粗毛及小刺；花萼钟状，绿色，5 浅裂，裂片卵状披针形；花冠白色或微带黄色。

果实 浆果球状，未成熟时有绿色花纹，成熟时淡黄色。

【生境分布】

喜生于山间林下，荒地沟边。分布于我国云南等地。

【性能主治】

根、果实、叶入药。微苦，寒。有小毒。祛风止痛，清热解毒。用于风湿痹痛，头痛，牙痛，乳痈，痄腮，跌打疼痛。

【选方】

①治将要出头的疮毒：喀西茄叶、果晒干研末，加重楼粉，蜂蜜调匀外敷。

②治牙痛：喀西茄鲜果实捣烂，置牙痛处。

79. 刺芹 伞形科刺芹属

【别名】 假芫荽、节节花、野香草、假香荽、缅芫荽、香菜、阿佤芫荽

【学名】 *Eryngium foetidum* L.

【识别】 二年生或多年生草本。

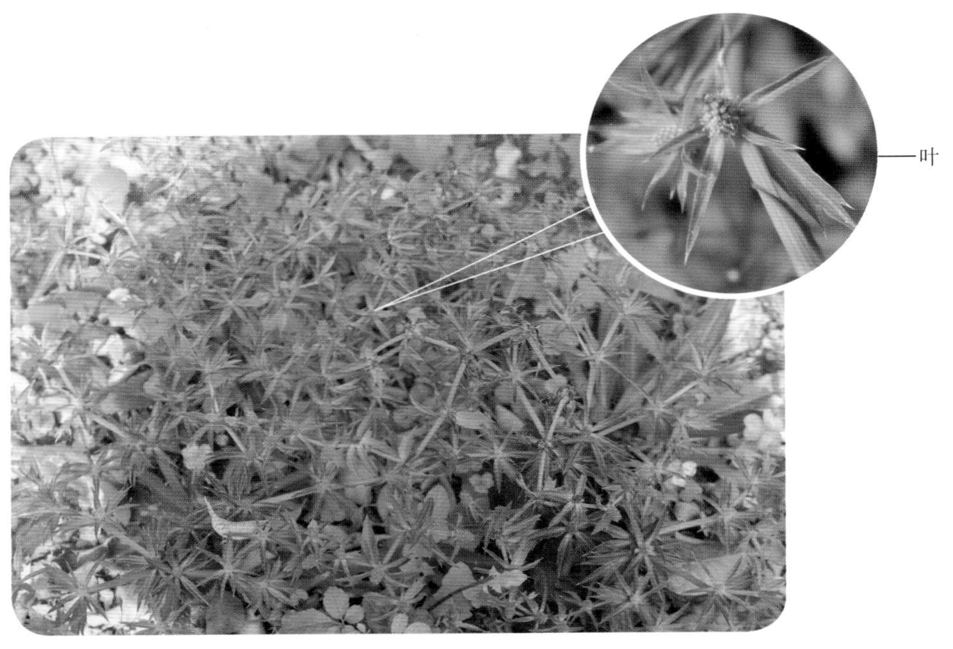

茎 绿色直立，粗壮，无毛，有数条槽纹，上部有 3 ~ 5 歧聚伞式的分枝。

叶 革质，顶端钝，基部渐窄有膜质叶鞘，边缘有骨质尖锐锯齿，近基部的锯齿狭窄呈刚毛状，表面深绿色，背面淡绿色，两面无毛；茎生叶着生在每一叉状分枝的基部，对生，无柄，边缘有深锯齿，齿尖刺状，顶端不分裂或 3 ~ 5 深裂。

花 头状花序生于茎的分叉处及上部枝条的短枝上，呈圆柱形，无花序梗；总苞片 4 ~ 7，叶状，披针形，边缘有 1 ~ 3 刺状锯齿；小总苞片阔线形至披针形，边缘透明膜质；萼齿卵状披针形至卵状三角形；花柱直立或稍向外倾斜。

果实 卵圆形或球形，表面有瘤状凸起，果棱不明显。花果期 4—12 月。

【生境分布】

通常生长在海拔 100 ~ 1540 米的丘陵、山地林下、路旁、沟边等湿润处。产于我国广东、广西、贵州、云南等省区。南美东部、中美、安的列斯群岛以至亚洲、非洲的热带地区也有分布。

【性能主治】

全草入药。辛、微苦，温。疏风除热，芳香健胃。可利尿，治水肿病与蛇咬伤有良效。

【选方】

治跌打肿痛：15 ~ 25 克，捣烂搽或敷患处。

80. 虎杖 蓼科虎杖属

【别名】 花斑竹、酸筒杆、酸汤梗、川筋龙、斑庄根

【学名】 *Reynoutria japonica* Houtt.

【识别】 多年生灌木状草本。

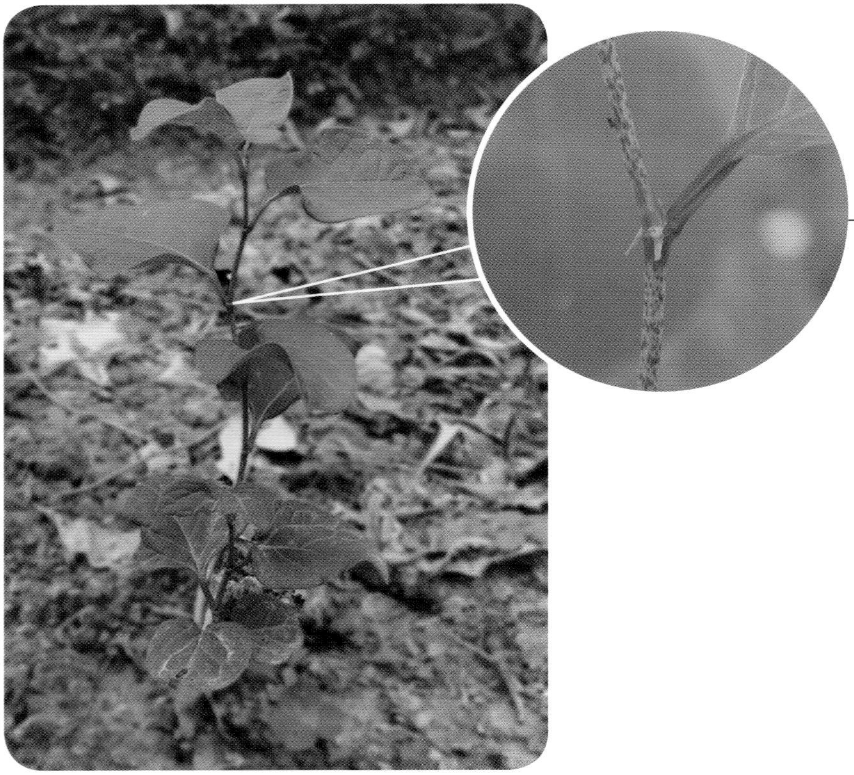

叶 单叶互生，阔卵形至近圆形，偏褐绿色，先端短尖，基部圆形或楔形；托叶鞘膜质，褐色，早落。

花 花单性，雌雄异株，圆锥花序腋生；花梗较长，上部有翅；花小而密，白色，花被5片，外轮3片，淡绿色，背面有翅，结果时增大。花期7—9月。

果实 瘦果卵形，红褐色，光亮，包在翅状的花被中。果期 9—10 月。

【生境分布】

多生于山谷、溪旁或岸边。产于我国江苏、浙江、江西、福建、山东、河南、陕西、湖北、云南、四川、贵州等地。

【性能主治】

根茎或根入药。苦，平。祛风利湿，破瘀通经。用于风湿筋骨疼痛，湿热黄疸，淋浊带下，妇女经闭，产后恶露不下，癥瘕积聚，痔漏下血，跌仆损伤，烫伤，恶疮癣疾。

【选方】

①治毒攻手足肿，疼痛欲断：虎杖根，锉，煮，适寒温以渍足。

②治胆囊结石：虎杖 50 克，煎服；如兼黄疸可配合连钱草等煎服。

③治五淋：苦杖不计多少，为末。每服 10 克，用饭服下，不拘时候。

81. 肾茶 唇形科肾茶属

【别名】猫须草、猫须公

【学名】*Clerodendranthus spicatus* (Thunb.) C. Y. Wu

【识别】多年生草本。

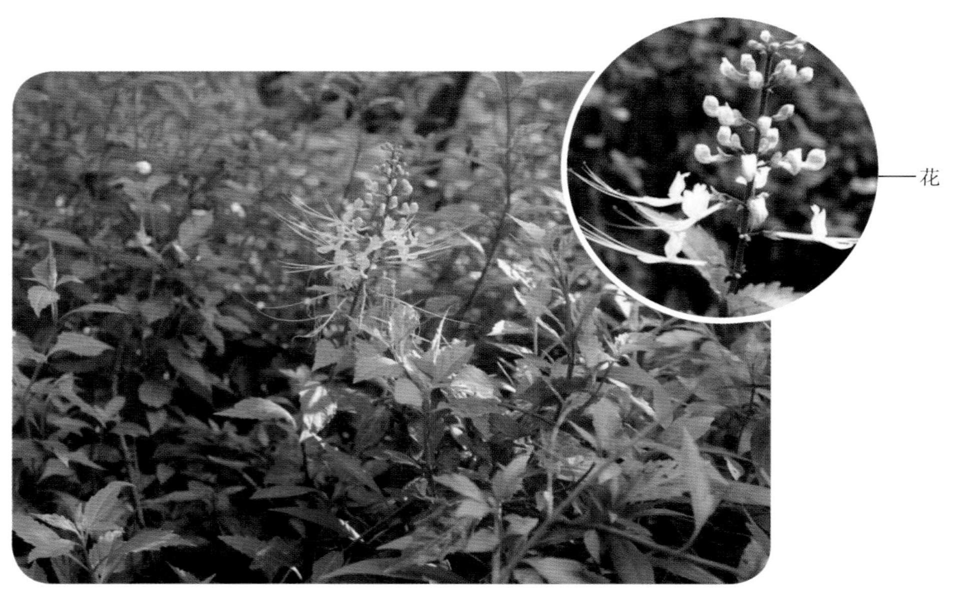

茎 直立，四棱形，具浅槽及细条纹，被倒向短柔毛。

叶 卵形、菱状卵形或卵状长圆形，先端急尖，基部宽楔形至截状楔形，边缘具粗牙齿或疏圆齿，齿端具小突尖，纸质，上面榄绿色，下面灰绿色，两面均被短柔毛及散布凹陷腺点，上面被毛较疏。

花 轮伞花序6花，在主茎及侧枝顶端组成具总梗长8～12厘米的总状花序；苞片圆卵形，上面无毛，下面密被短柔毛，边缘具小缘毛；花萼卵珠形，外面被微柔毛及突起的锈色腺点，内面无毛；花冠浅紫或白色，外面被微柔毛，在上唇上疏布锈色腺点，内面在冠筒下部疏被微柔毛，冠筒狭管状；花丝长丝状，无齿，白色至紫色。

果实 小坚果卵形，深褐色，具皱纹。

【生境分布】

生于林下潮湿处，有时也见于无荫平地上，更多为栽培，海拔上达 1050 米。产于我国广东、海南、广西南部、云南南部、台湾及福建。

【性能主治】

全草入药。甘、微苦，凉。清火解毒，利尿排石，凉血止血。用于急性肾炎，膀胱炎，尿路结石，风湿性关节炎。

【选方】

①治急慢性肾炎：煎汤内服，30 ~ 60 克。

②治尿路结石：煎汤内服，50 ~ 100 克（鲜者 150 ~ 200 克）。

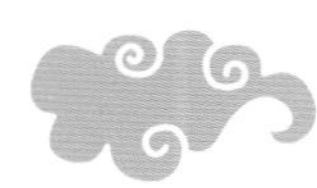

82. 使君子

使君子科使君子属

【别名】 消甘只、冬均子、留求子、均子、削疳

【学名】 *Quisqualis indica* L.

【识别】 落叶攀援状灌木。

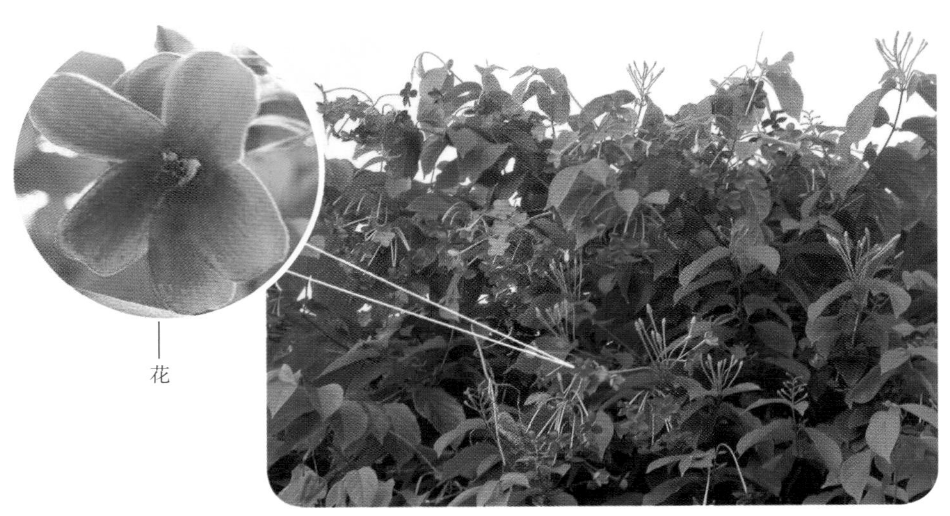

叶 对生，长椭圆形至椭圆状披针形，绿色，长 5 ~ 13 厘米，宽 2 ~ 6 厘米，两面有黄褐色短柔毛；叶柄被毛，宿存叶柄基部呈刺状。

花 伞房状穗状花序顶生；萼筒细管状，长约 6 厘米，先端 5 裂；花瓣 5，长圆形或倒卵形，白色后变红色，有香气；雄蕊 10，2 轮；子房下位，1 室，花柱丝状。花期 5—9 月。

果实 橄榄状，黑褐色。果期 6—10 月。

【生境分布】

生于平原灌木丛或路旁。产于我国广东省各地，以连县、潮州、佛山等地栽培较多。

【性能主治】

果实、根入药。甘，温。无毒。杀虫，消积，健脾。用于蛔虫腹痛，小儿疳积，乳食停滞，腹胀，泻痢。

【选方】

①治小儿腹中蛔虫攻痛，口吐清沫：使君子（去壳）为极细末，用米饮调，五更早空心服。

②治大人小儿腹内有虫：使君子（去壳）5 克，槟榔 5 克，雄黄 0.5 克。上为末。每服大人 5 克，苦楝根煎汤下。

③治小儿痞块，腹大，肌瘦面黄，渐成疳疾：使君子仁 15 克，木鳖子仁 25 克。为末，水丸，龙眼大。每以 1 丸，用鸡子 1 个破顶，入药在内，饭上蒸熟，空心食之。

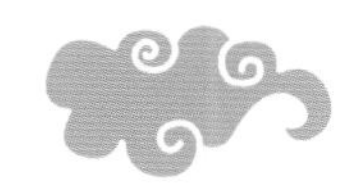

83. 侧柏 柏科侧柏属

【名称别名】 黄柏、香柏、扁柏、扁桧、香树、香柯树

【学名】 *Platycladus orientalis* (L.) Franco

【识别】 乔木。

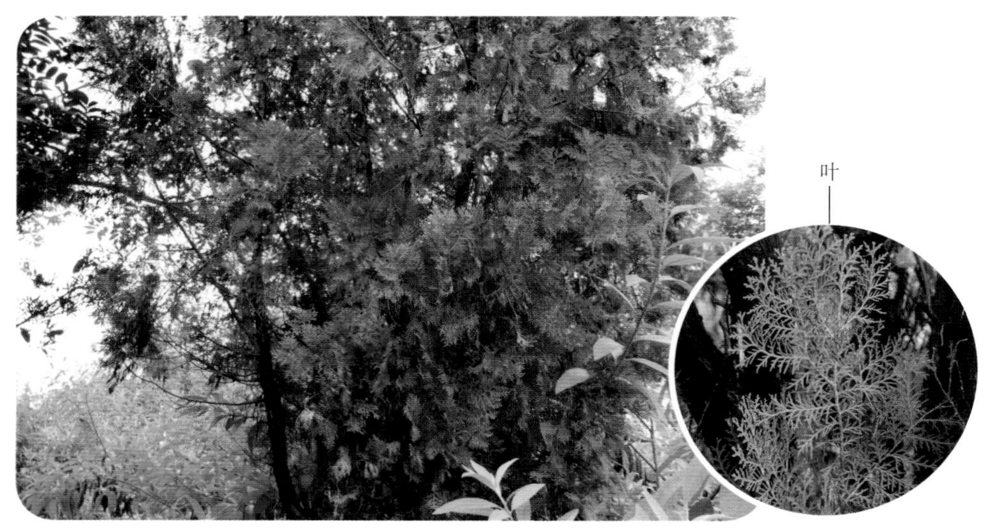

叶 叶鳞形，深绿色或淡黄绿色，先端微钝，小枝中央的叶的露出部分呈倒卵状菱形或斜方形，背面中间有条状腺槽，两侧的叶船形，先端微内曲，背部有钝脊，尖头的下方有腺点。

花 雄球花黄色，卵圆形，长约 2 毫米；雌球花近球形，径约 2 毫米，蓝绿色，被白粉。花期 3—4 月。

果实 球果近卵圆形，长 1.5 ~ 2（ ~ 2.5）厘米，成熟前近肉质，蓝绿色，被白粉，成熟后木质，开裂，红褐色；中间两对种鳞倒卵形或椭圆形，鳞背顶端的下方有一向外弯曲的尖头，上部 1 对种鳞窄长，近柱状，顶端有向上的尖头，下部 1 对种鳞极小，长达 13 毫米，稀退化而不显著。球果 10 月成熟。

【生境分布】

喜光，幼时稍耐荫。中国大部分地区均产。

【性能主治】

枝、叶、种子入药。苦、涩，微寒。凉血止血，止咳祛痰，祛风湿，散肿毒。用于跌打损伤，外伤出血，乳痈，疔疮，瘰疬，疥癣；咯血，吐血，衄血，尿血，血痢，肠风下血，崩漏不止，咳嗽痰多，风湿痹痛，丹毒，痄腮，烫伤。

【选方】

①治吐血不止：柏叶、干姜各 15 克，艾 30 克。上 3 味，以水 5 升，取马通汁 1 升，合煮，取 1 升，分温再服。
②治忧恚呕血，烦满少气，胸中疼痛：柏叶捣罗为散，不计时候，以粥饮调下 10 克。

84. 狗脊 乌毛蕨科狗脊属

【别名】百枝、狗青、强膂、扶盖、扶筋、苟脊、金毛狗脊、金狗脊、黄狗头、金毛狮子、毛狗儿、金丝毛、金扶筋、金猫咪、老猴毛

【学名】*Woodwardia japonica* (L. f.) Sm.

【识别】多年生树蕨。

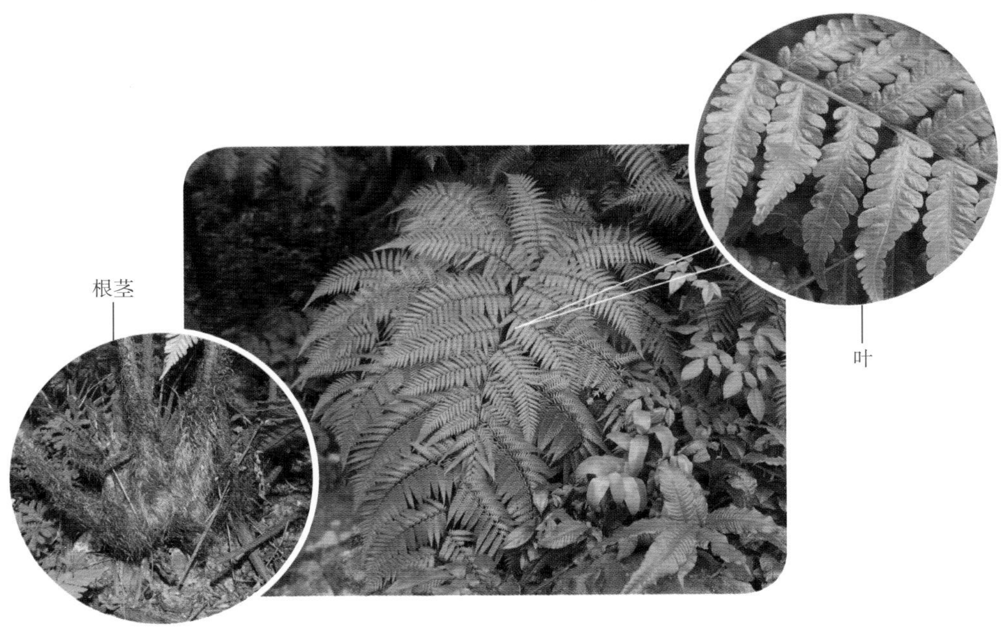

根茎 粗壮，带木质，密被棕黄色带有金色光泽长柔毛。

叶 叶多数，丛生成冠状；叶柄粗壮，褐色，基部密被金黄色长柔毛和黄色狭长披针形鳞片；叶片卵圆形，3 回羽状分裂；亚革质，叶脉开放，不分枝。

孢子囊 孢子囊群着生于边缘的侧脉顶上，略成矩圆形，囊群盖侧裂呈双唇状，棕褐色。

【生境分布】

生于山脚沟边及林下阴处酸性土上。分布于我国华南、西南及浙江、江西、福建、台湾、湖南。

【性能主治】

根茎或根茎上覆盖的金黄色长毛入药。苦、甘，温。除风湿，健腰脚，利关节。用于肾虚腰痛脊强，足膝软弱无力，风湿痹痛，尿频，遗精，白带过多。

【选方】

①治腰痛，轻身，利腰膝：狗脊 100 克，萆薢 100 克，菟丝子 50 克。上药捣罗为末，炼蜜和丸，如梧桐子大。每日空心及晚食前服 30 丸，以新萆薢渍酒 2 ~ 7 日，取此酒下药。

②治腰腿疼痛，手足麻木，筋脉不舒：蘑菇、金毛狗脊各 120 克，酒 500 毫升，浸半个月至 1 个月。每服 9 ~ 15 克，日 3 次。

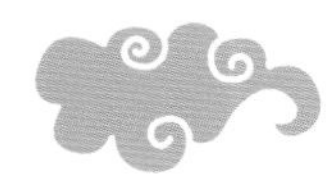

85. 金荞麦

蓼科荞麦属

【别名】天荞麦、赤地利、透骨消、苦荞头

【学名】*Fagopyrum dibotrys* (D. Don) Hara

【识别】多年生草本。

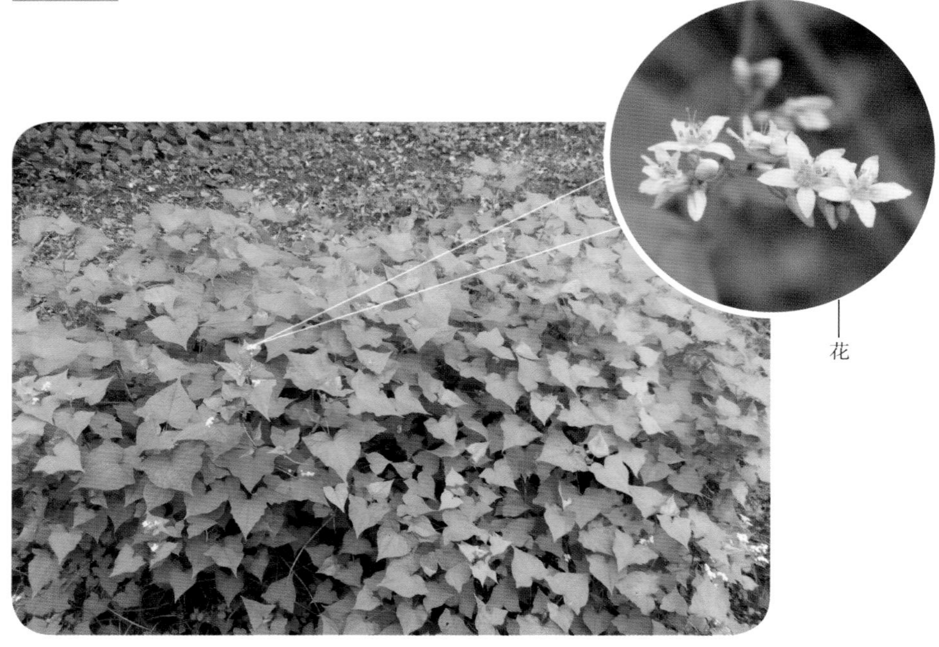

根状茎 木质化，黑褐色。

茎 直立，分枝，具纵棱，无毛。有时一侧沿棱被柔毛；根状茎木质化，黑褐色。

叶 三角形，浅绿色或黄绿色，顶端渐尖，基部近戟形，边缘全缘，两面具乳头状突起或被柔毛；托叶鞘筒状，膜质，褐色，偏斜，顶端截形，无缘毛。

花 花序伞房状，顶生或腋生；苞片卵状披针形，顶端尖，边缘膜质，花被5深裂，白色，花被片长椭圆形，雄蕊8，比花被短，花柱3，柱头头状。花期7—9月。

果实 瘦果宽卵形，具3锐棱，黑褐色，无光泽，超出宿存花被2～3倍。果期8—10月。

【生境分布】

生于山谷湿地、山坡灌丛，海拔250～3200米。产于我国陕西、华东、华中、华南及西南。

【性能主治】

根茎、茎叶入药。酸、苦，寒。清热解毒，活血消痈，祛风除湿。用于肺痈，肺热咳喘，咽喉肿痛，痢疾，风湿痹痛，跌打损伤，痈肿疮毒，蛇虫咬伤。

【选方】

治鼻咽癌：鲜野荞麦、鲜汉防己、鲜土牛膝各30克，水煎服。另取灯心草捣碎口含，同时用垂盆草适量捣敷鼻部。继续用药2个月，能使脓血分泌物减少，癌肿逐渐消减。

86. 金钮扣 菊科金钮扣属

【别名】遍地红、黄花草、过海龙

【学名】*Spilanthes paniculata* Wall. ex DC.

【识别】一年生草本。

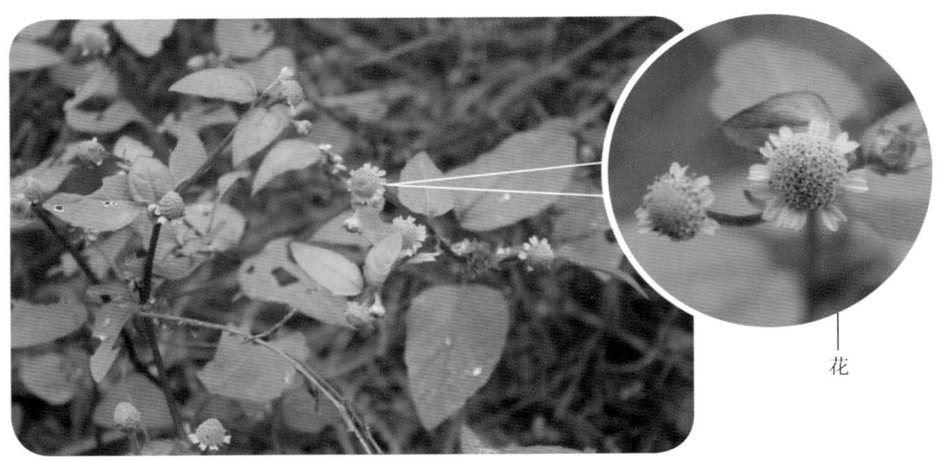

茎 直立或斜升，多分枝，具明显纵棱，被短柔毛或近无毛。

叶 卵形，褐绿色，顶端短尖或稍钝，基部宽楔形至圆形，全缘，波状或具波状钝锯齿，侧脉细，2～3对，在下面稍明显，两面无毛或近无毛。

花 头状花序单生，或圆锥状排列，卵圆形，径7～8毫米，有或无舌状花；花序梗较短，顶端有疏短毛；总苞片约8个，2层，绿色，卵形或卵状长圆形，边缘有缘毛；花托锥形，托片膜质，倒卵形；花黄色，雌花舌状，舌片宽卵形或近圆形，顶端3浅裂；两性花花冠管状，有4～5个裂片。

果实 瘦果长圆形，暗褐色，基部缩小，有白色的软骨质边缘，上端稍厚，有疣状腺体及疏微毛，边缘（有时一侧）有缘毛，顶端有1～2个不等长的细芒。花果期4—11月。

【生境分布】

生于海拔 800 ~ 1900 米的田野沟旁、路边草丛湿处。分布于我国福建、台湾、广东、广西、四川、云南、西藏等地。

【性能主治】

全草入药。辛，温。解毒利湿，止咳定喘，消肿止痛。用于疟疾，肠炎，痢疾，咳嗽，哮喘，百日咳，肺结核。外用治毒蛇咬伤，狗咬伤，痈疖肿毒。

【选方】

治感冒咳嗽，慢性支气管炎，哮喘，百日咳：内服：煎汤，3 ~ 9 克；研末服 1 ~ 2 克；或泡酒。

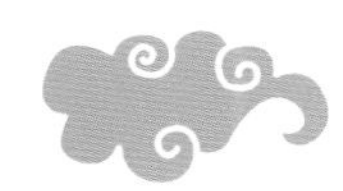

87. 金粟兰

金粟兰科金粟兰属

【别名】秤星树、岗梅、山甘草、土甘草、山梅

【学名】*Chloranthus spicatus* (Thunb.) Makino

【识别】半灌木，直立或稍平卧。

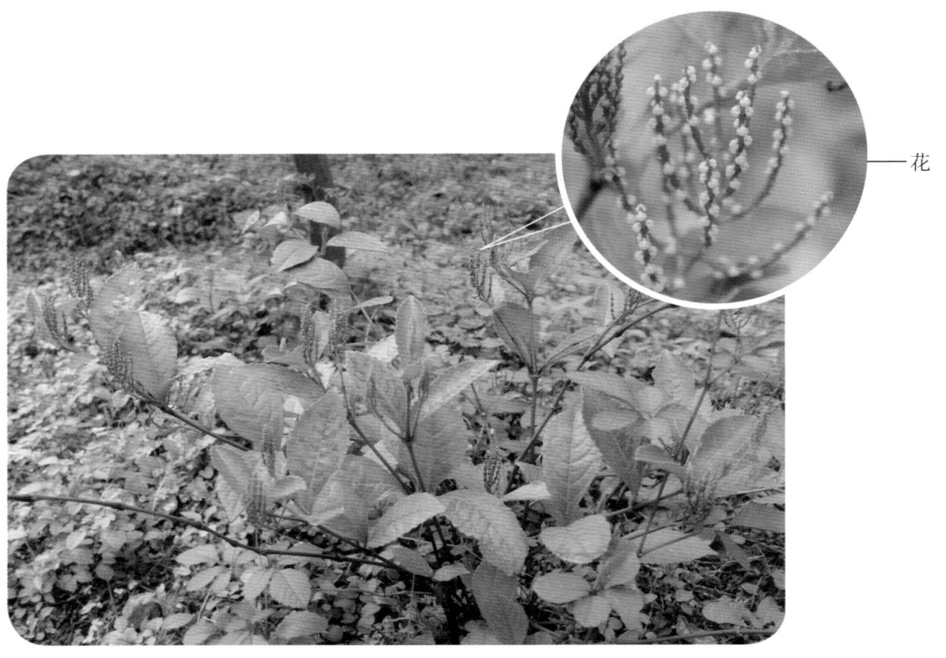

茎 圆柱形，无毛。

叶 叶对生，厚纸质，椭圆形或倒卵状椭圆形，顶端急尖或钝，基部楔形，边缘具圆齿状锯齿，齿端有一腺体，腹面深绿色，光亮，背面淡黄绿色，侧脉 6 ~ 8 对，两面稍凸起；托叶微小。

花 穗状花序排列成圆锥花序状，通常顶生，少有腋生；苞片三角形；花小，黄绿色，极芳香。花期 4—7 月。

果 核果球形，绿色。果期 8—9 月。

【生境分布】

生于山坡、沟谷密林下，海拔 150 ~ 990 米。产于我国云南、四川、贵州、福建、广东。

【性能主治】

全草入药。苦、甘，寒。发表清热，消肿解毒。用于热病烦渴，痧气，热泻，肺痈，百日咳，咽喉肿痛，痔血，淋病，疔疮肿毒，跌打损伤。

【选方】

①治双单喉蛾：岗梅根 50 克，竹蜂四只，陈皮 10 克，细辛 5 克。水煎服。

②治流感，感冒高热，急性扁桃体炎，咽喉炎：岗梅干根 25 ~ 50 克，或鲜根 50 ~ 100 克。水煎服。

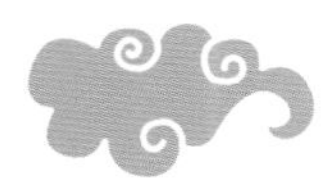

88. 蕺菜

三白草科蕺菜属

【别名】鱼腥草、蕺、菹菜、紫背鱼腥草、紫蕺、菹子、臭猪巢、侧耳根、猪鼻孔、九节莲、折耳根、肺形草、臭腥草

【学名】*Houttuynia cordata* Thunb.

【识别】多年生腥臭草本。

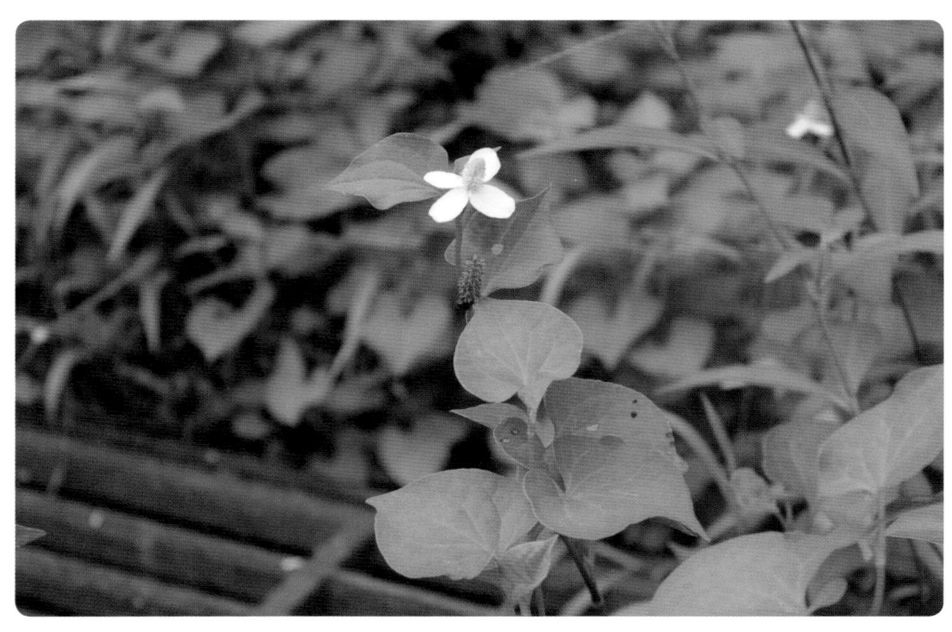

茎 下部伏地，上部直立，无毛或节上被毛，有时带紫红色。

叶 叶互生，薄纸质；托叶膜质，条形，下部与叶柄合生为叶鞘，基部扩大，略抱茎；叶片卵形或阔卵形，背面常呈紫红色，先端短渐尖，基部心形，全缘，两面脉上被柔毛。

花 穗状花序生于茎顶，与叶对生；花小而密，无花被，花冠白色至淡黄色。花期 5—6 月。

果实 蒴果卵圆形，先端开裂，具宿存花柱。果期 10—11 月。

种子 种子多数，卵形。

【生境分布】

生于沟边、溪边及潮湿的疏林下。分布于我国陕西、甘肃及长江流域以南各地。

【性能主治】

全草入药。辛，寒。清热解毒，排脓消痈，利尿通淋。用于肺痈吐脓，痰热喘咳，喉蛾，热痢，痈肿疮毒，热淋。

【选方】

治感冒发热，咳嗽，肺脓疡，肾炎，腮腺炎：内服，煎汤，15 ~ 25 克，不宜久煎；或鲜品捣汁，用量加倍。

89. 狗牙花 夹竹桃科狗牙花属

【别名】白狗花、狮子花、豆腐花

【学名】*Ervatamia divaricata* (L.) Burk. cv. Gouyahua

【识别】灌木。

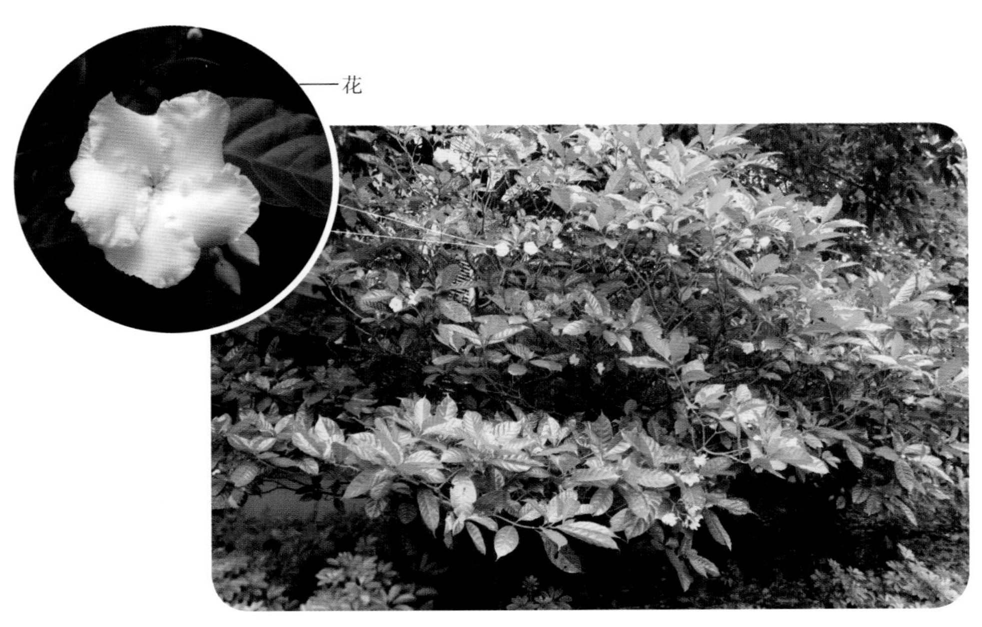

叶 对生，坚纸质，椭圆形或长椭圆形，叶面深绿色，背面淡绿色，长 5 ~ 12 厘米，宽 1.5 ~ 3.5 厘米。

花 聚伞花序腋生，通常双生，集在小枝端部呈假二歧状，有花 6 ~ 10 朵；花萼 5 裂，花冠白色，重瓣，边缘有皱褶，花冠筒长达 2 厘米。花期 6—11 月。

果实 蓇葖果叉开或弯曲，内有种子 3 ~ 6 颗，种子长圆形，无种毛。果期秋季。

【生境分布】

生于山野疏林间。我国广东省各地有栽培。

【性能主治】

根、叶入药。酸，性凉。清热降压，解毒消肿。用于高血压，咽喉肿痛，痈疽疮毒，跌打损伤。

【选方】

①治疗产后气血虚、头昏目眩：狗牙花 5 克，胡椒 7 粒，黑种草子 5 克。煎服。

②治疗腹痛腹泻、赤白下痢：狗牙花根 5 克，小拔毒散根 10 克，草决明根 10 克。煎服，或单用狗牙花根 5 克，煎服。

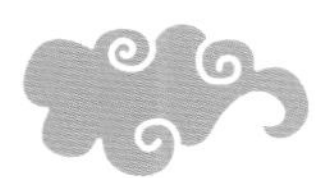

90. 夜香木兰 木兰科木兰属

【别名】 夜合花

【学名】 *Magnolia coco* (Lour.) DC.

【识别】 常绿灌木。

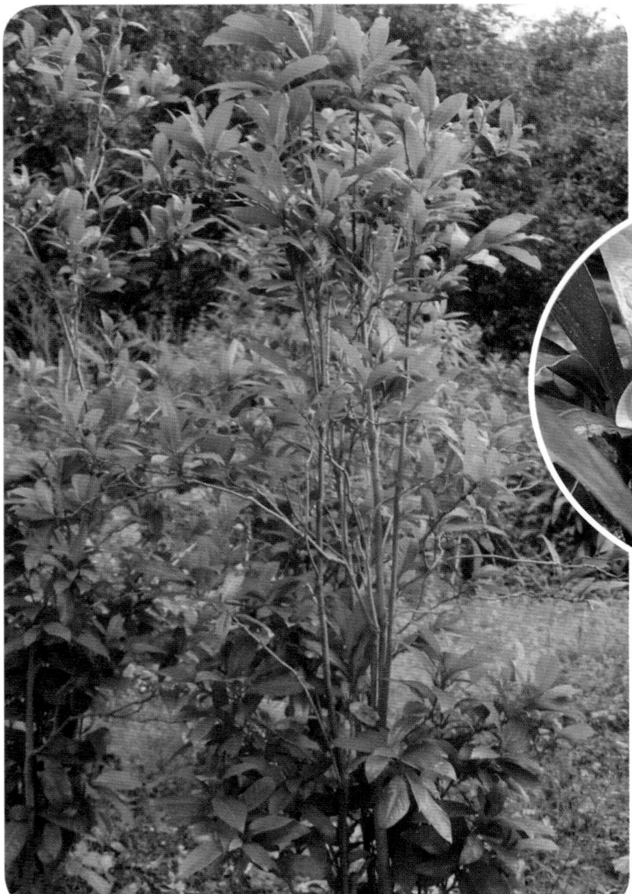

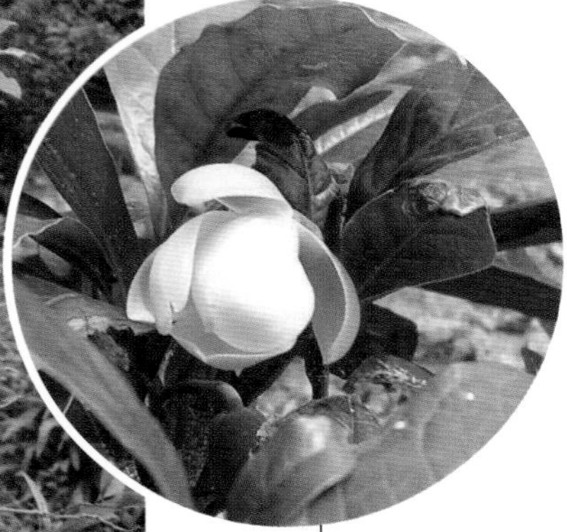

花

叶 叶革质，椭圆形，狭椭圆形或倒卵状椭圆形，先端长渐尖，基部楔形，上面深绿色有光泽，稍起波皱，边缘稍反卷，侧脉每边 8 ~ 10 条，网眼稀疏；托叶痕达叶柄顶端。

花 花圆球形，花被片 9，肉质，倒卵形，腹面凹，外面的 3 片带绿色，有 5 条纵脉纹，内两轮纯白色；药隔伸出成短尖头；花丝白色；雌蕊群绿色，卵形；心皮约 10 枚，狭卵形，背面有 1 纵沟至花柱基部，柱头短，脱落后顶端平截。

果实 聚合果长约 3 厘米；蓇葖近木质。

种子 卵圆形，高约 1 厘米，内种皮褐色，腹面顶端具侧孔，腹沟不明显，基部尖。花期夏季，在广州几全年持续开花，果期秋季。

【生境分布】

生于海拔 600 ~ 900 米的湿润肥沃土壤林下。产于我国浙江、福建、台湾、广东、广西、云南。

【性能主治】

叶、根皮入药。辛，温。行气祛瘀，止咳止带。用于胁肋胀痛，乳房胀痛，疝气痛，癥瘕，跌打损伤，失眠，咳嗽气喘，白带过多。

【选方】

治百日咳：夜合花的叶、百部、猪苦胆（炕干）各等量，研末。日服 3 次，每次 1.5 ~ 5 克，空腹时用开水吞服。

91. 夜香树

茄科夜香树属

【别名】洋丁香、夜来香、番夜来香、洋素馨

【学名】*Cestrum nocturnum* Linn.

【识别】常绿灌木。

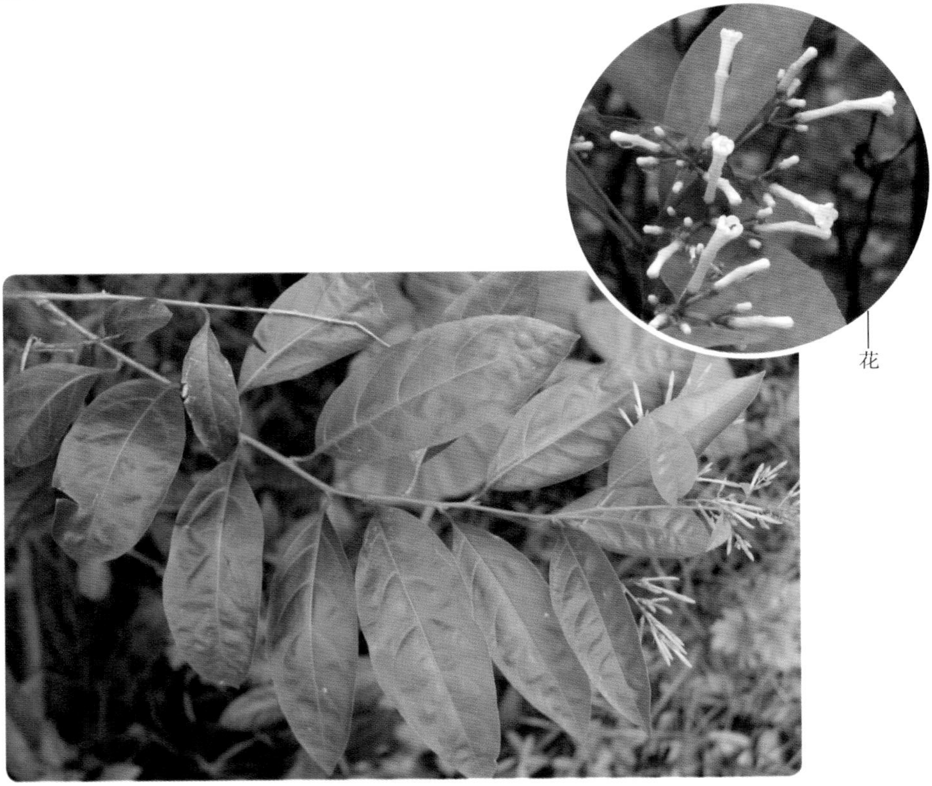

花

叶 单叶互生，深绿色有光泽，草质，多长圆状卵形或椭圆形，长5～15厘米。

花 花序顶生或腋生，具多花，白绿色或淡黄绿色，夜间极香，花冠管状，长约2.5厘米，裂片5，近直立或稍张开。

果实 浆果近球形，径4～6毫米，熟时雪白色。

【生境分布】

喜温暖湿润和向阳通风环境。原产南美。我国广东省各地庭院栽培。

【性能主治】

叶入药。辛，温。行气止痛。用于治胃脘痛。

【选方】

①治脚踝伤处糜烂：鲜叶（适量）捶猪肥肉敷患处。

②治急、慢性结膜炎，角膜炎，麻疹后期疳积上眼：煎汤，3～6克。

92. 南天竹

小檗科南天竹属

【别名】白天竹、天竹子、天竹、南天烛、山黄芩、钻石黄

【学名】*Nandina domestica* Thunb.

【识别】常绿小灌木。

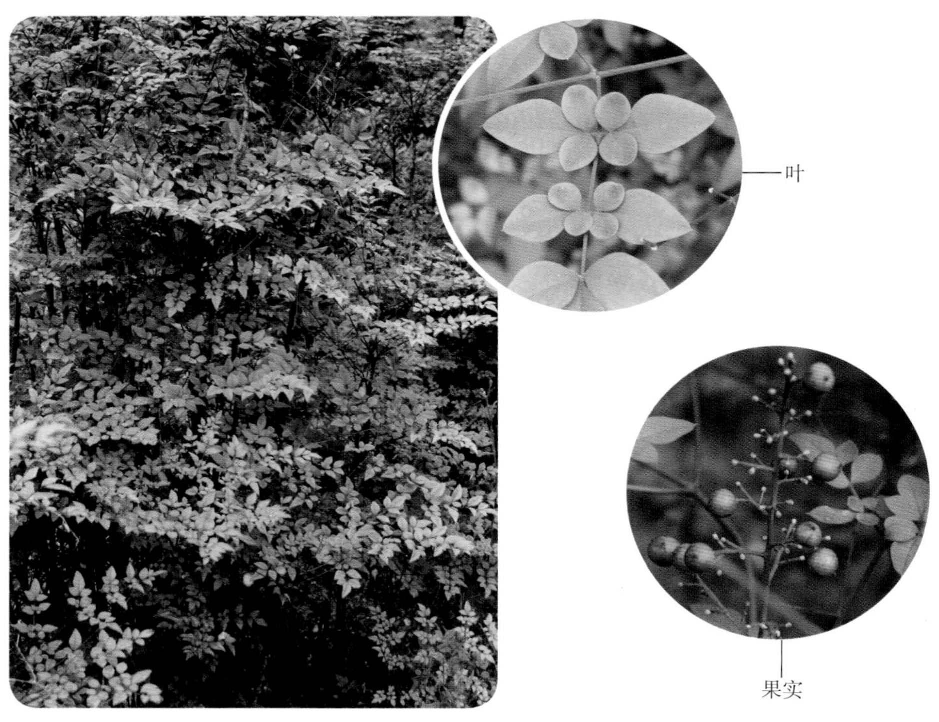

茎 常丛生而少分枝，高 1 ~ 3 米，光滑无毛，幼枝常为红色，老后呈灰色。

叶 互生，三回羽状复叶；二至三回羽片对生；小叶薄革质，椭圆状披针形，上面深绿色，冬季变红色，两面无毛；近无柄。

花 圆锥花序直立，花小色白，具芳香，萼片多轮，花瓣长圆形，雄蕊6，花丝短。

果实 浆果球形，熟时鲜红色，稀橙红色。

【生境分布】

生于山地林下沟旁、路边或灌丛中。产于我国福建、浙江、山东、江苏、江西、安徽、湖南、湖北、广西、广东、四川、云南、贵州、陕西、河南。

【性能主治】

根、茎入药。苦，寒。果：苦，平。有小毒。根、茎：清热除湿，通经活络；用于感冒发热，眼结膜炎，肺热咳嗽，湿热黄疸，急性胃肠炎，尿路感染，跌打损伤。果：止咳平喘；用于咳嗽，哮喘，百日咳。

【选方】

①治肺结核：南天竹果实 20 克，水煎服。

②治胃痛：南天竹根或茎、牛皮消各适量，水煎服。

93. 南丹参 唇形科鼠尾草属

【别名】赤参、红根、奔马草

【学名】*Salvia bowleyana* Dunn

【识别】多年生草本。

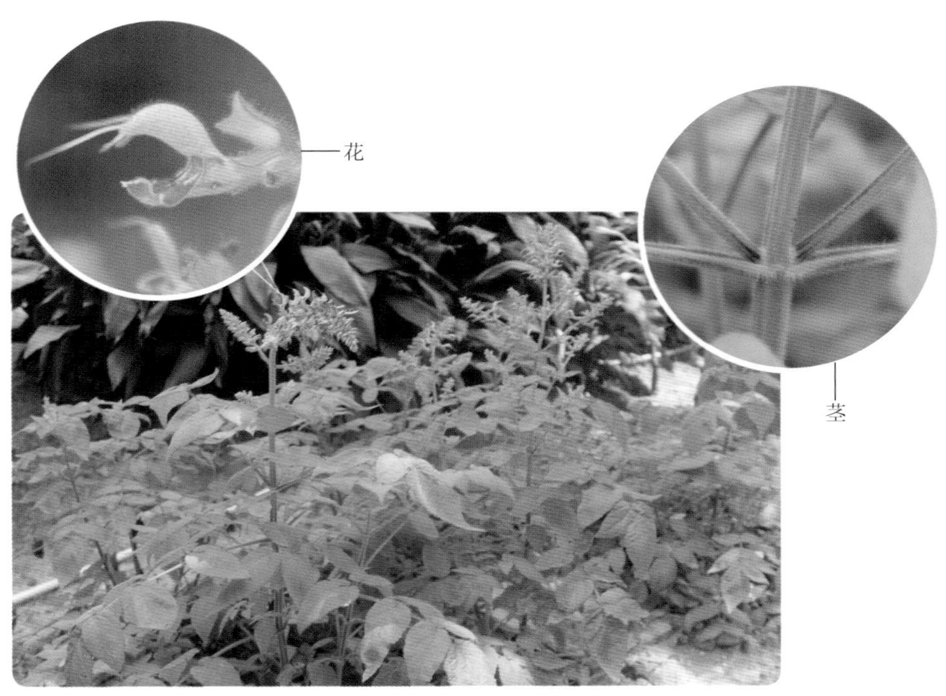

根 肥厚，外表红赤色，切面淡黄色。

茎 粗大，钝四棱形，绿色，具四槽，被下向长柔毛。

叶 叶为羽状复叶，顶生小叶卵圆状披针形，先端渐尖或尾状渐尖，基部圆形或浅心形，草质，上面绿色，下面淡绿色；叶柄腹凹背凸，被长柔毛。

花 顶生总状花序或总状圆锥花序；花梗与花序轴密被长柔毛及具腺

长柔毛。花冠淡紫、紫至蓝紫色，冠筒伸出花萼，向上渐宽。花期3—7月。

果实 小坚果椭圆形，褐色，顶端有毛。

【生境分布】

生于山地、山谷、路旁、林下或水边。产于我国浙江、湖南、江西、福建、广东、广西。

【性能主治】

根入药。苦，微寒。活血化瘀、调经止痛。用于胸痹绞痛、心烦；心悸、脘腹疼痛、月经不调、痛经、经闭、产后瘀滞腹痛、崩漏、肝脾大、关节痛、疝气痛、疮肿。

【选方】

治痛经：南丹参15克，乌豆30克。水煎服。

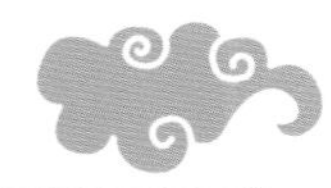

94. 相思子

豆科相思子属

【别名】云南豆子、红豆、鸡母珠

【学名】*Abrus precatorius* L.

【识别】藤本。

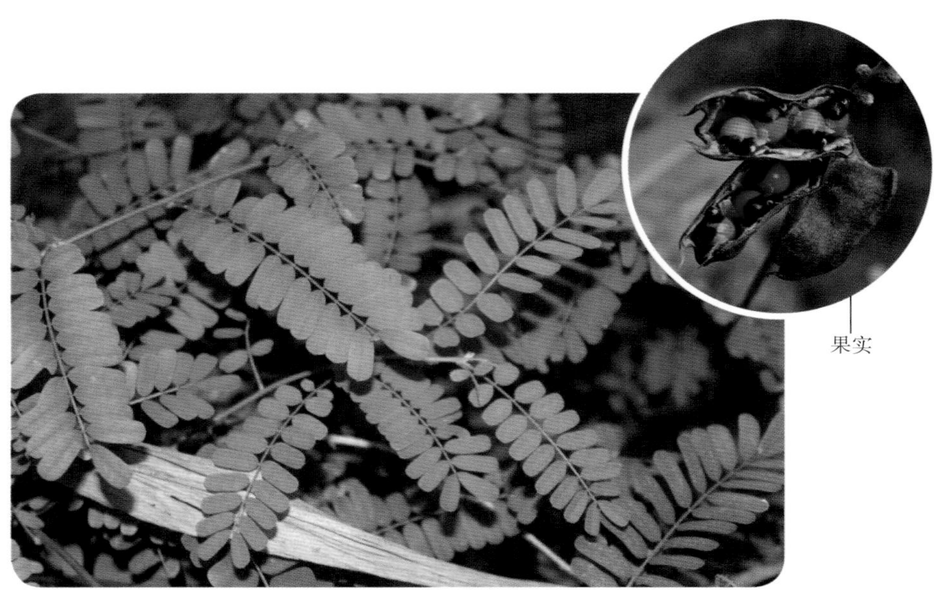

果实

叶 茎细弱，多分枝，被锈疏白色糙伏毛。羽状复叶；小叶 8 ~ 13 对，膜质，对生，近长圆形，先端截形，具小尖头，基部近圆形，上面无毛，下面被稀疏白色糙伏毛；小叶柄短。

花 总状花序腋生，长 3 ~ 8 厘米；花序轴粗短；花小，密集成头状；花萼钟状，萼齿 4 浅裂，被白色糙毛；花冠紫色，旗瓣柄三角形，翼瓣与龙骨瓣较窄狭；雄蕊 9；子房被毛。花期 3—6 月。

果实 荚果长圆形，果瓣革质，长 2 ~ 3.5 厘米，宽 0.5 ~ 1.5 厘米，成熟时开裂，有种子 2 ~ 6 粒；果期 9—10 月。

种子 种子椭圆形，平滑具光泽，上部约三分之二为鲜红色，下部为黑色。

【生境分布】

多生于山沟、溪边、林中或栽培于庭园。原产于热带地区，缅甸、柬埔寨、老挝、越南、马来西亚、印度尼西亚、中国。在我国分布于福建、台湾、广东、海南、广西、贵州、云南等地。

【性能主治】

根、茎叶入药。苦、辛、平。有大毒。根有催吐、泻下作用；叶则有收敛作用，可用于止泻。疏风清热，燥湿止痒，润肤养颜。

【选方】

治皮肤瘙痒：蛇床子 3 ~ 9 克，地肤子 3 ~ 15 克，相思子 20 克，梓白皮、川槿皮、榆白皮、白鲜皮、海桐皮各 15 克，煎水洗患处。

95. 枸骨

冬青科冬青属

【别名】猫儿刺、老虎刺、八角刺

【学名】*Ilex cornuta* Lindl. ex Paxt.

【识别】常绿灌木或小乔木，树皮灰白色。

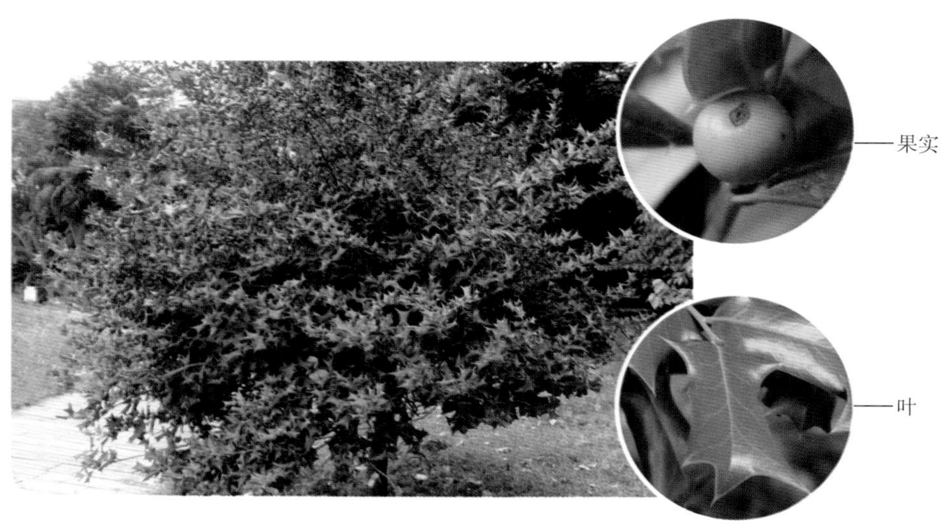

枝 幼枝具纵脊及沟，二年枝褐色，三年生枝灰白色。

叶 叶片厚革质，四角状长圆形或卵形，先端具尖硬刺齿，中央刺齿常反曲，基部圆形或近截形，两侧各具刺齿，有时全缘，叶面深绿色，具光泽，背淡绿色，无光泽，两面无毛；叶柄上面具狭沟，被微柔毛。

花 花序簇生于二年生枝的叶腋内，基部宿存鳞片近圆形，被柔毛，具缘毛；苞片卵形，先端钝或具短尖头，被短柔毛和缘毛；花淡黄色。

果实 果球形，成熟时鲜红色，基部具四角形宿存花萼，顶端宿存柱头盘状。

【生境分布】

生于山坡、丘陵等的灌丛、疏林中以及路边、溪旁和村舍附近。产于我国江苏、上海、安徽、浙江、江西、湖北、湖南等地。

【性能主治】

叶、果实或根入药。微苦，凉。养阴清热，补益肝肾。用于肺结核咯血，肝肾阴虚、头晕耳鸣，腰膝酸痛。

【选方】

①补腰脚令健：煎汤，25～50 克；或浸酒。

②治劳动伤腰：枸骨根 50～75 克，乌贼干 2 个。酌加酒、水各半炖服。

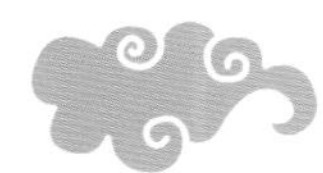

96. 柠檬 芸香科柑橘属

【别名】洋柠檬、西柠檬

【学名】*Citrus limon* (L.) Burm. f.

【识别】小乔木。

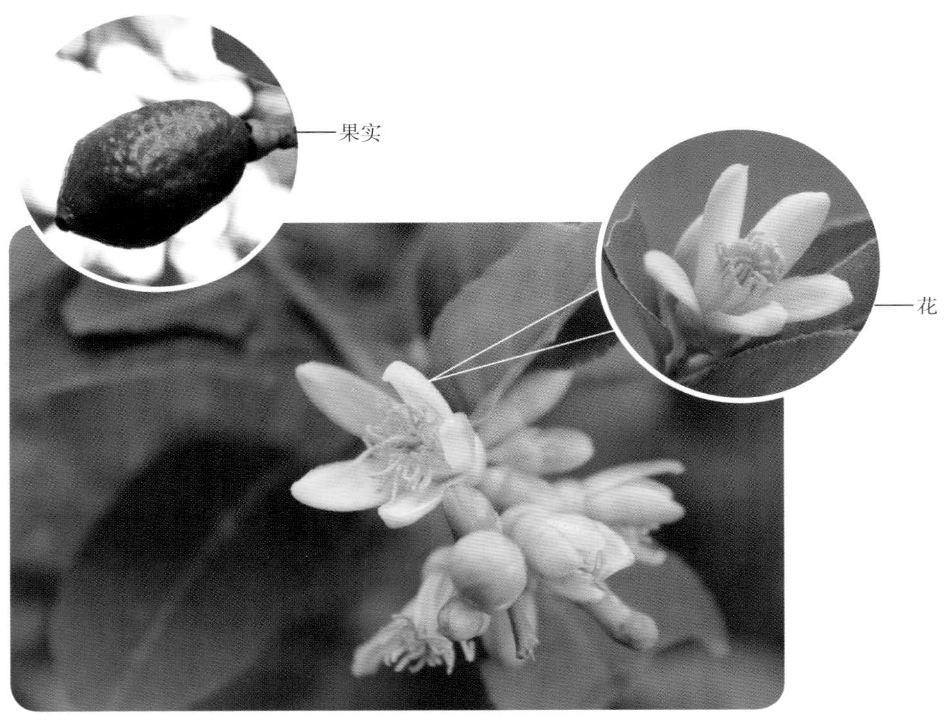

枝 少刺或近于无刺，深绿色。

叶 嫩叶及花芽暗紫红色，翼叶宽或狭，或仅具痕迹，叶片厚纸质，卵形或椭圆形，顶部通常短尖，边缘有明显钝裂齿。

花 单花腋生或少花簇生；花萼杯状，外面淡紫红色，内面白色。常有单性花，即雄蕊发育，雌蕊退化；雄蕊 20 ~ 25 枚或更多。花期 4—5 月。

果实 果椭圆形或卵形，两端狭，顶部通常较狭长并有乳头状突尖，果皮厚，通常粗糙，柠檬黄色，富含柠檬香气的油点。果期9—11月。

【生境分布】

喜温暖湿润气候，怕严霜，不耐严寒。产于我国长江以南地区。

【性能主治】

果实入药。酸、甘、凉。生津解暑，和胃安胎。用于胃热伤津，肺燥咳嗽，中暑烦渴，食欲不振，脘腹痞胀，妊娠呕吐。

【选方】

①治脘腹气滞痞胀，嗳气少食：柠檬10克，香附10克，厚朴10克。水煎服。
②治妊娠呕吐：鲜柠檬500克，去皮、核后切块，加白糖250克，再放锅内小火熬制汁快干时，伴少许白糖，随意食用。

97. 鬼针草 菊科鬼针草属

【别名】金盏银盘、方骨苦楝、虾尾草、盲肠草

【学名】*Bidens pilosa* L.

【识别】一年生草本。

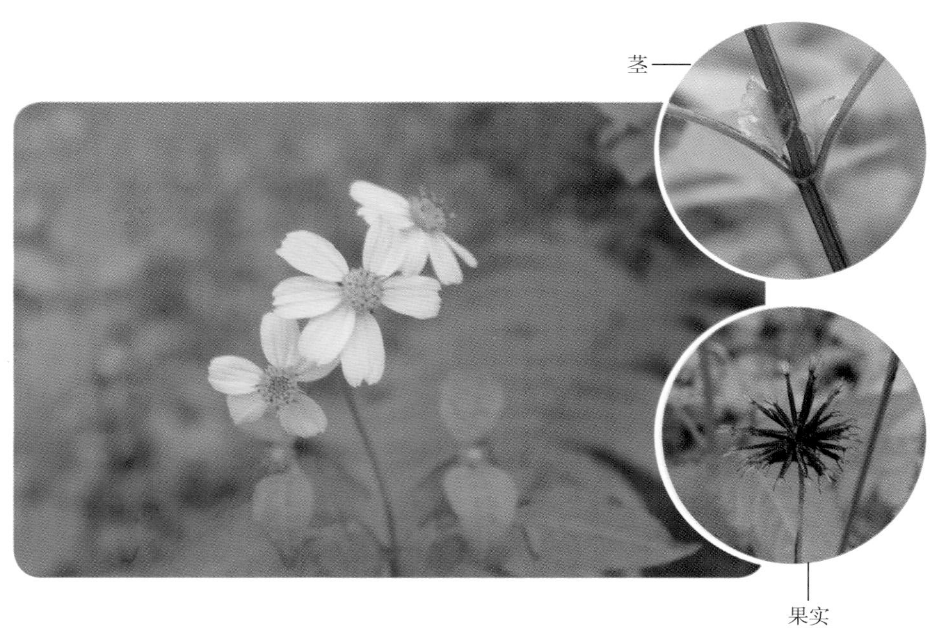

叶 叶片草绿色，茎中部叶和下部叶对生，二回羽状深裂，裂片再次羽状分裂，小裂片三角状或鞭状披针形，先端尖或渐尖，边缘具不规则细齿或钝齿，两面略有短毛；上部叶互生，羽状分裂。

花 头状花序，总苞片条状椭圆形，先端尖或钝，被细短毛；舌状花白色，通常有 1 ~ 3 朵不发育；筒状花黄色。花期 8—9 月。

果实 瘦果黑色，条形，具 3 ~ 4 棱，有短毛；顶端芒刺 3 ~ 4 枚。果期 9—11 月。

【生境分布】

生于路边、荒野或住宅附近。产于我国广东省各地。

【性能主治】

全草入药。苦，微寒。清热解毒，祛风除湿，活血消肿。用于咽喉肿痛，泄泻，痢疾，黄疸，肠痈，疔疮肿毒，蛇虫咬伤，风湿痹痛，跌打损伤。

【选方】

①治疟疾：鲜鬼针草 400～600 克。煎汤，加入鸡蛋 1 个煮汤服。

②治痢疾：鬼针草柔芽 1 把。水煎汤，白痢配红糖，红痢配白糖，连服 3 次。

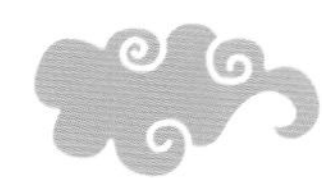

98. 狭叶十大功劳

小檗科十大功劳属

【别名】刺黄檗、刺黄柏、土黄柏、猫儿头、黄尺竹、老鼠刺、小黄连

【学名】*Mahonia fortunei* (Lindl.) Fedde

【识别】常绿灌木。

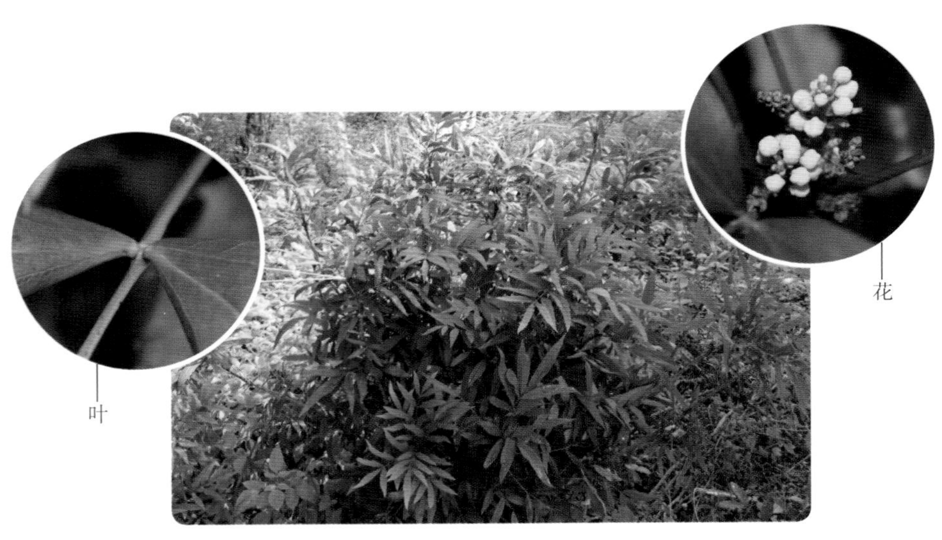

叶 一回羽状复叶互生，革质，披针形，暗绿至深绿色，侧生小叶片等长，顶生小叶最大，均无柄，先端急尖或渐尖，基部狭楔形，边缘有刺状锐齿；托叶细小。

花 总状花序直立，簇生；花瓣黄色。花期 7—10 月。

果实 浆果圆形或长圆形，蓝黑色，有白粉。

【生境分布】

生于山谷、林下湿地。产于我国江苏、湖南、湖北、四川、浙江、广东、广西。

【性能主治】

根、茎、叶入药。甘，凉。根、茎：苦，寒。清热解毒，止咳化痰。对金黄色葡萄球菌、痢疾杆菌、大肠埃希菌有抑制作用。用于细菌性痢疾、胃肠炎、传染性肝炎、支气管炎、咽喉肿痛、结膜炎、烧伤、烫伤等。

【选方】

①治肺结核咳嗽咯血：狭叶十大功劳叶、女贞子、旱莲草、枸杞子各9克，水煎服。

②治风火牙痛：十大功劳叶9克，水煎顿服，每日1剂，痛甚服2剂。

③治赤白带下：十大功劳叶、白英、仙鹤草各30克，水煎服。

99. 穿心莲 爵床科穿心莲属

【别名】春莲秋柳、一见喜、榄核莲、苦胆草、金香草、金耳钩、印度草

【学名】*Andrographis paniculata* (Burm. f.) Nees

【识别】一年生草本。

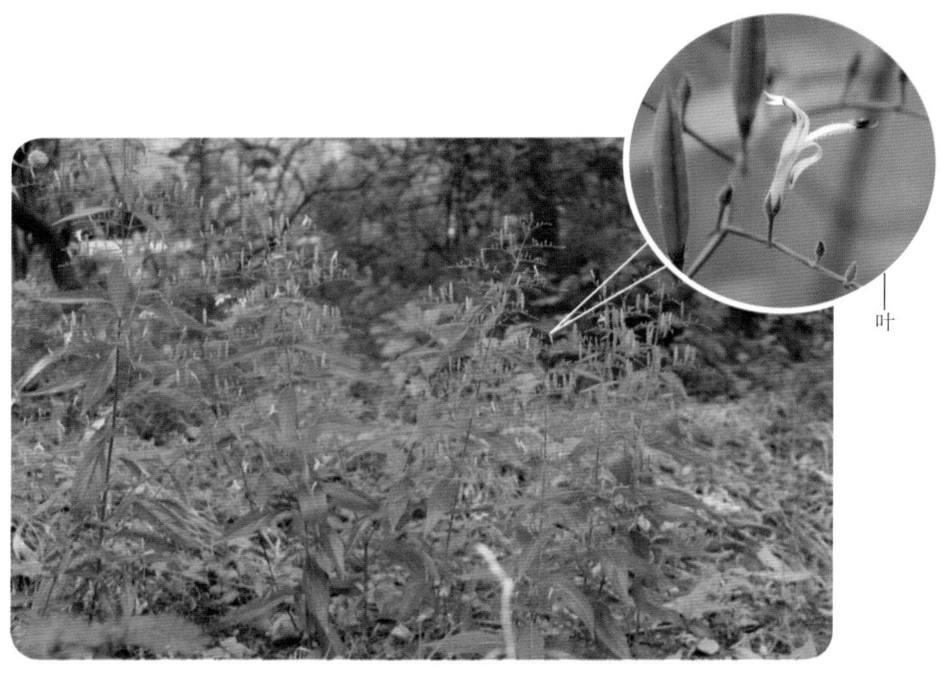

茎 4 棱，下部多分枝，节膨大。

叶 叶卵状矩圆形至矩圆状披针形，绿色或深绿色，顶端略钝。

花 花序轴上叶较小，总状花序顶生和腋生，集成大型圆锥花序；花冠白色而小，下唇带紫色斑纹；花萼裂片三角状披针形，有腺毛和微毛。

果实 蒴果扁，浅绿色或绿色，中有一沟，疏生腺毛。

种子 种子四方形，有皱纹。

【生境分布】

生于湿热的平原、丘陵地区。产于我国广东、福建。现我国长江南北温暖地区均引种栽培，热带、亚热带部分地区有野生。

【性能主治】

地上部分入药。苦，寒。清热解毒，泻火燥湿。用于风热感冒，温病发热，肺热咳嗽，百日咳，肺痈，咽喉肿痛，湿热黄疸，淋证，丹毒，疮疡痈肿，湿疹，毒蛇咬伤。

【选方】

①治细菌性痢疾、阿米巴痢疾、肠炎：穿心莲鲜叶 10～15 片。水煎调蜜服。

②治急性菌痢、胃肠炎：穿心莲 15～25 克。水煎服，每日 1 剂，2 次分服。

100. 莲子草 苋科莲子草属

【别名】 满天星、虾钳菜、白花仔、节节花、膨蜞菊
【学名】 *Alternanthera sessilis* (L.) DC.
【识别】 多年生草本。

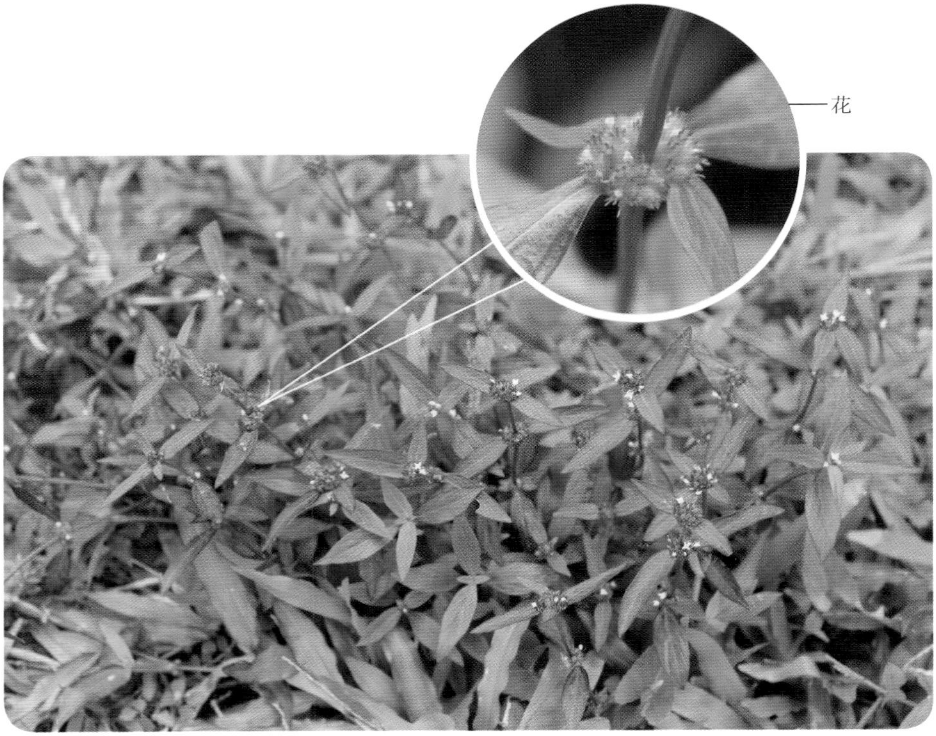

叶 叶条状披针形，蓝色，边缘或紫红色，长 1 ~ 8 厘米，无毛或有柔毛，顶端急尖，基部渐狭，全缘或有不明显锯齿，两面无毛或疏生柔毛；叶柄长 1 ~ 4 毫米，无毛或有柔毛。

花 头状花序 1 ~ 4 个，腋生，无总花梗，初为球形，后渐成圆柱形，直径 3 ~ 6 毫米；苞片及小苞片白色，苞片卵状披针形，小苞片钻形；花被片卵形，白色；雄蕊基部连合成杯状，花药矩圆形；退化雄蕊三角状钻形，比雄蕊短，顶端渐尖，全缘；花柱极短，柱头短裂。花期 5—7 月。

果实 胞果倒心形，长 2 ~ 2.5 毫米，侧扁，翅状，深棕色，包在宿存花被片内。果期 7—9 月。

种子 卵球形。

【生境分布】

生在村庄附近的草坡、水沟、田边或沼泽、海边潮湿处。产于我国安徽、江苏、浙江、江西、湖南、湖北、四川、云南、贵州、福建、台湾、广东、广西。

【性能主治】

全草入药。微甘、淡，凉。清热凉血，利湿消肿，拔毒止痒。用于痢疾，咯血，小便不利；外用治疮疖肿毒，湿疹，毒蛇咬伤。

【选方】

治各种炎症：水煎服，或鲜全草 100 ~ 200 克，绞汁炖温服。

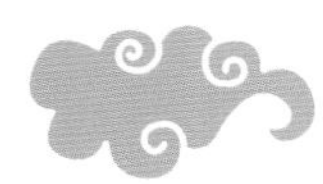

101. 莪术 姜科姜黄属

【别名】温莪术、蓬莪术

【学名】*Curcuma zedoaria* (Christm.) Rosc.

【识别】多年生宿根草本。

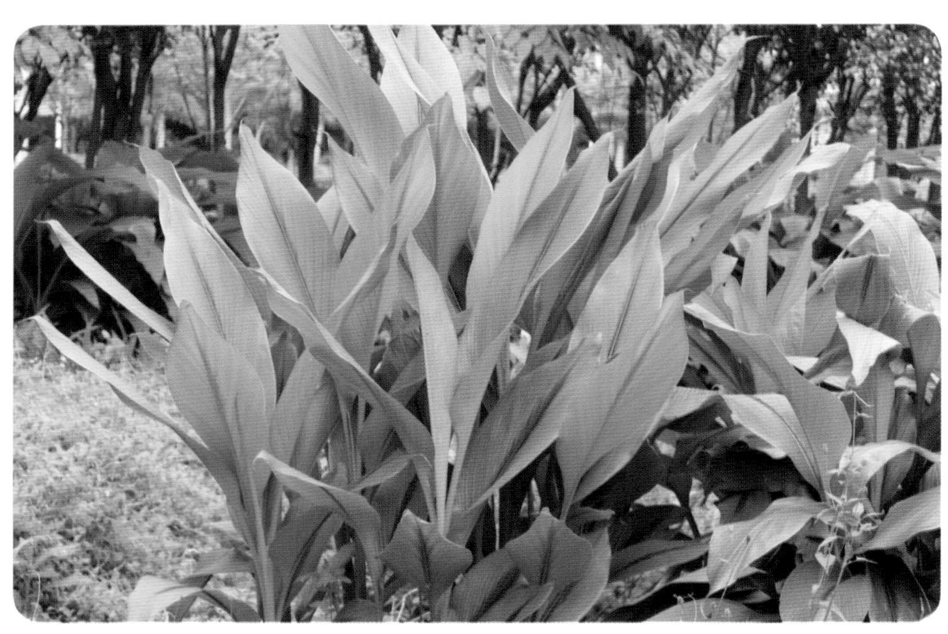

根 根茎圆柱形，肉质，具樟脑般香味，淡黄色或白色；根细长或末端膨大成块根。

叶 直立，椭圆状长圆形至长圆状披针形，长 25 ~ 35（60）厘米，宽 10 ~ 15 厘米，绿色，中部常有紫斑，无毛；叶柄较叶片为长。

花 穗状花序阔椭圆形，长 10 ~ 18 厘米，宽 5 ~ 8 厘米；苞片卵形至倒卵形，稍开展，顶端钝，下部的绿色，顶端红色，上部的较长而紫色；花萼长 1 ~ 1.2 厘米，白色，顶端 3 裂；花冠管长 2 ~ 2.5 厘米，裂片长圆形，黄色，不相等，后方的 1 片较大，长 1.5 ~ 2 厘米，顶端具小尖头；侧生退化雄蕊比唇瓣小。

【生境分布】

生于山野、村旁半阴湿的肥沃土壤，亦见于林下。产于我国台湾、福建、江西、广东、广西、四川、云南、安徽等省区。

【性能主治】

根茎入药。辛、苦，温。块根称“绿丝郁金”，有行气解郁，破瘀，止痛的功用。用于气血凝滞，心腹胀痛，癥瘕积聚，宿食不消，妇女血瘀经闭，跌打损伤作痛。

【选方】

①治一切冷气，抢心切痛，发即欲死，久患心腹痛时发者：蓬莪术 100 克（醋煮），木香 50 克（煨）。为末，每服 2.5 克，淡醋汤下。

②治小肠脏气非时痛不可忍：蓬莪术，研末，空心，葱酒服 5 克。

102. 荷莲豆草

石竹科荷莲豆草属

【别名】 团叶鹅儿肠、地花生、野雪豆、月亮草、除风草、水蓝青

【学名】 *Drymaria diandra*

【识别】 一年生披散草本。

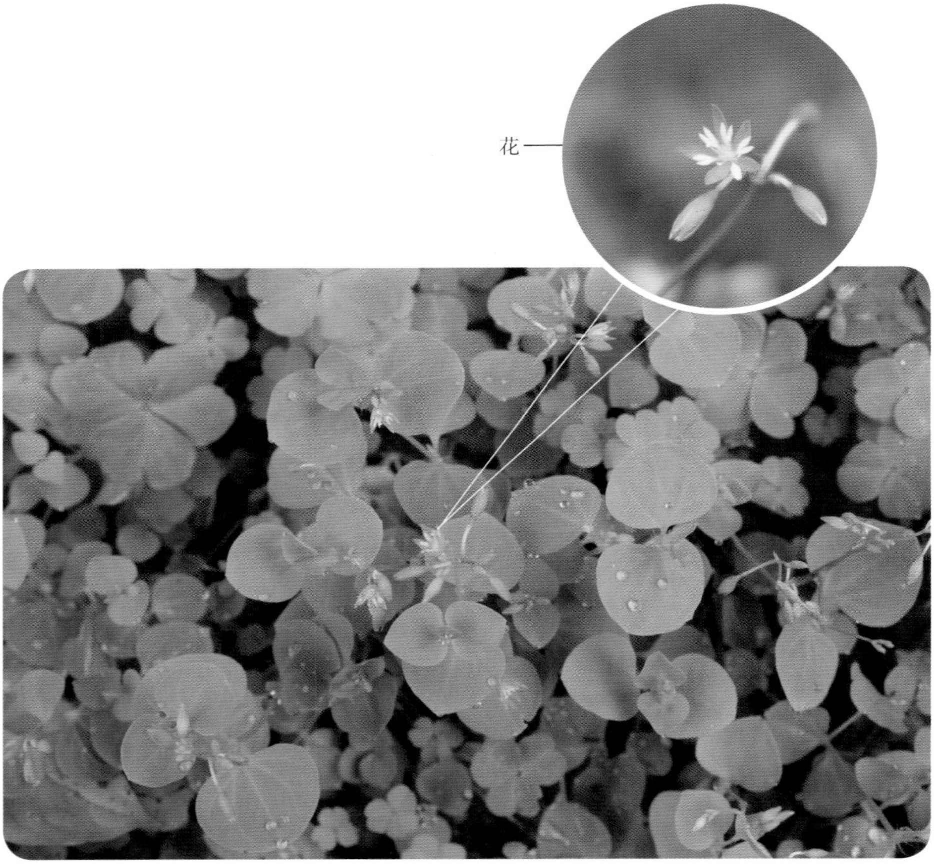

花

叶 叶对生，绿色，具短柄；叶片卵圆形至近圆形，先端圆而具小凸尖，基部阔楔形或近楔形，膜质；托叶刚毛状，白色。

花 花序疏散，腋生或顶生；花小，绿色，花梗纤细，短于花萼，被白色腺毛；苞片具膜质边缘；萼片狭长圆形，边缘膜质；花瓣裂片狭，短于萼片，花瓣白色。花期 4—10 月。

果实 蒴果卵圆形。果期 6—12 月。

种子 1 至多颗，圆形，压扁，粗糙。

【生境分布】

生于山野阴湿地带。分布于我国南部至西南部。

【性能主治】

全草入药。苦，凉。清热解毒。用于疮疖痈肿，黄疸，疟疾，风湿脚气。

【选方】

①治黄疸：团叶鹅儿肠、金针花各 50 克。水煎服。
②治风湿脚气：团叶鹅儿肠 50 克。泡酒服。
③治痞块：团叶鹅儿肠捣烂，炒热包患处。

103. 桃金娘

桃金娘科桃金娘属

【别名】 岗稔、山稔根、山稔、当泥、乌多年

【学名】 *Rhodomyrtus tomentosa* (Ait.) Hassk. Fl. Beibl.

【识别】 灌木。

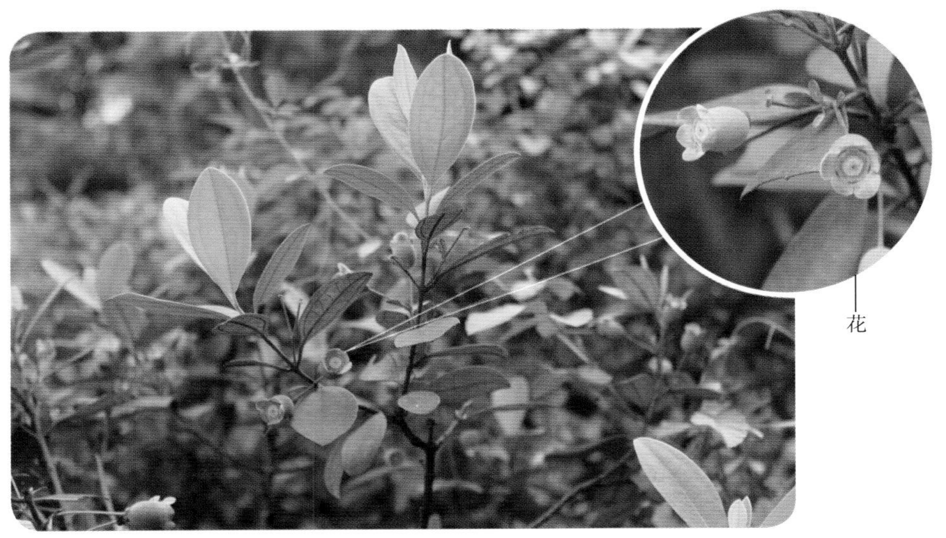

叶 对生，椭圆形或倒卵形，叶片革质，先端圆或钝，常微凹，基部宽楔形或楔形，上面无毛或仅幼时被毛，下面被灰色绒毛，全缘，离基 3(5) 出脉直达叶尖；叶柄被绒毛。

花 有长梗，常单生，紫红色；萼筒倒卵形，长约 6 毫米，有灰色绒毛，基部有 2 枚卵形小苞片，萼齿 5，近圆形，长 4 ~ 5 毫米，宿存；花瓣 5，倒卵形，长 1.3 ~ 2 厘米；外面被灰色绒毛；雄蕊红色，长 7 ~ 8 毫米，花药纵裂，圆形；子房下位，3 室，花柱长 1 厘米，基部被绒毛，柱头扩大，头状。花期 4—5 月。

果实 为浆果，卵状壶形，熟时紫黑色，种子多数，每室 2 列。

【生境分布】

生红黄壤丘陵上。产于我国台湾、福建、广东、广西、云南、贵州及湖南最南部。

【性能主治】

花入药。甘、涩，平。果实：养血止血，涩肠固精。花：收敛止血。叶：利湿止泻，生肌止血。根：理气止痛，利湿止泻，祛瘀止血，益肾养血。果实：用于血虚体弱，吐血，鼻衄，劳伤咳血，便血，崩漏，遗精，带下，痢疾，脱肛，烫伤，外伤出血。花：用于咳血，咯血，鼻衄。叶：用于泄泻，痢疾，黄疸，头痛，胃痛，疳积，崩漏，乳痈，痔疮，疥癣，烫伤，外伤出血，毒蛇咬伤。根：用于脘腹疼痛，消化不良，呕吐泻痢，胁痛黄疸，癥瘕，痞块，崩漏，劳伤出血，跌打伤痛，风湿痹痛，血虚体弱，肾虚腰痛，膝软，尿频，白浊，浮肿，疝气，痈肿瘰疬，痔疮，烫火伤。

【选方】

治肺结核咳血：岗稔花 6 ~ 12 克。水煎服。实热便秘者忌用。

104. 圆叶节节菜

千屈菜科节节菜属

【别名】禾虾菜、水酸草、指甲叶、水松叶

【学名】*Rotala rotundifolia* (Buch.-Ham. ex Roxb.) Koehne

【识别】一年生草本，各部无毛。

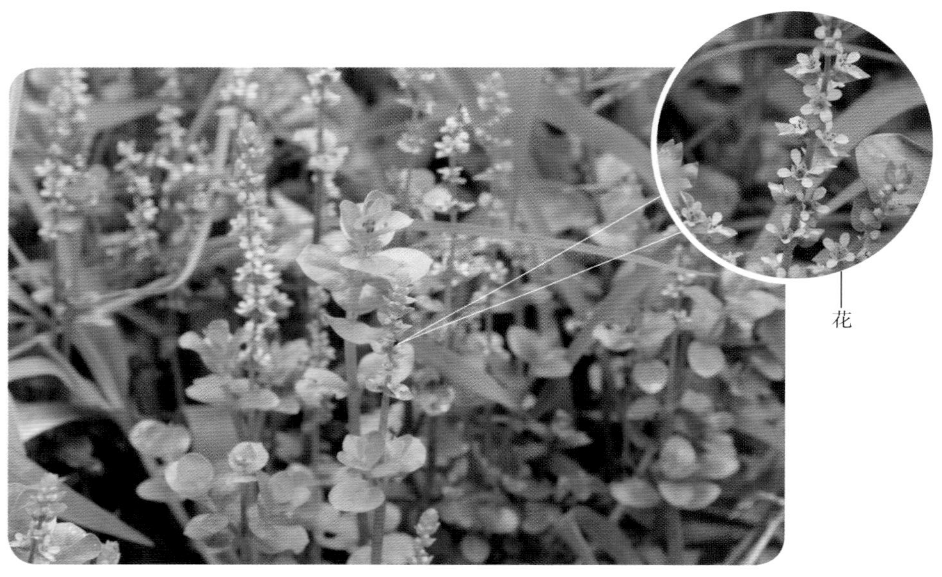

根茎 细长，匍匐地上；茎单一或稍分枝，直立，丛生，高 5 ~ 30 厘米，带紫红色。

叶 叶对生，无柄或具短柄，近圆形、阔倒卵形或阔椭圆形，顶端圆形，基部钝形，或无柄时近心形，侧脉 4 对，纤细。

花 花单生于苞片内，组成顶生稠密的穗状花序，花极小，几无梗；苞片叶状，卵形或卵状矩圆形，2 枚，披针形或钻形，约与萼筒等长；萼筒阔钟形，膜质，半透明；花瓣 4，倒卵形，淡紫红色，长约为花萼裂片的 2 倍。

果实 蒴果椭圆形，3～4 瓣裂。花、果期 12 月至次年 6 月。

【生境分布】

生于水田或潮湿的地方，华南地区极为常见。产于我国广东、广西、福建、台湾、浙江、江西、湖南、湖北、四川、贵州、云南等地。

【性能主治】

全草入药。甘、淡，凉。散瘀止血，除湿解毒。用于跌打损伤，内外伤出血，骨折，风湿痹痛，急性肝炎，痈肿疮毒，牙龈肿痛，月经不调，烫火伤。

【选方】

①治咳嗽：圆叶节节菜 15 克煎水服。

②治用力过度，劳伤疼痛：圆叶节节菜全草 150 克，酒 500 毫升浸泡，早晚服 1 小杯。或圆叶节节菜全草 6 克。研末，开水冲服。

③治外伤出血：圆叶节节菜 50 克，焙干，冰片 1 克。共研末，撒伤处。或圆叶节节菜、鹅不食草，捣烂敷伤处。

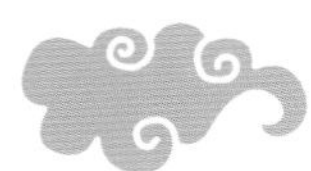

105. 铁苋菜 大戟科铁苋菜属

【别名】 海蚌含珠、蚌壳草

【学名】 *Acalypha australis* L.

【识别】 一年生草本，被柔毛。

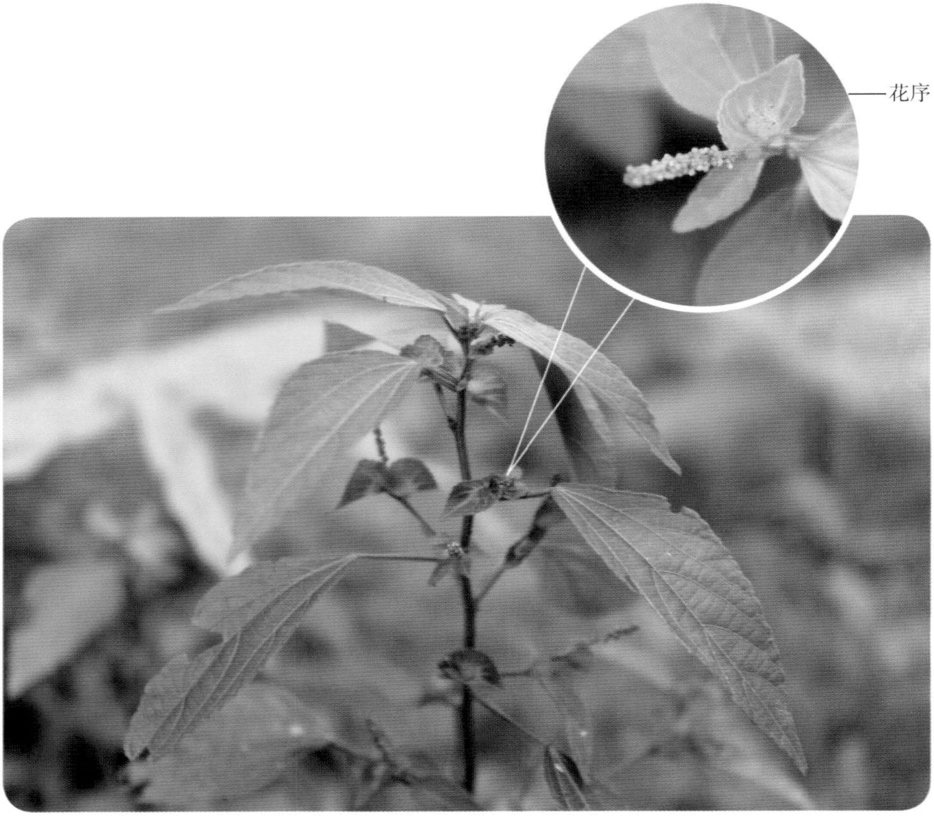

茎 直立，多分枝。

叶 互生，卵状菱形或卵状披针形，边缘有钝齿，顶端渐尖，基部楔形，两面有疏毛或无毛；叶柄长。

花 花序腋生，有叶状肾形苞片，不分裂；通常雄花序极短，穗状，着生在雌花序上部；雌花序藏于对合的叶状苞片内，所以叫“海蚌含珠”。花期 5—9 月。

果实 蒴果小，钝三棱形，淡褐色，表面有毛。果期 7—11 月。

种子 种子黑色。

【生境分布】

生于山坡、沟边、路旁、田野。产于我国广东省各地。

【性能主治】

全草入药。苦、涩，凉。清热解毒，利湿，收敛止血。用于肠炎、痢疾、吐血、衄血、便血、尿血、崩漏、痈疖疮疡、皮肤湿疹。

【选方】

①治崩漏：铁苋菜、蒲黄炭各 15 克，藕节炭 25 克，水煎服。
②治吐血，衄血：铁苋菜、白茅根各 50 克，水煎服。

106. 铁海棠 大戟科大戟属

【别名】虎刺、麒麟刺

【学名】*Euphorbia milii* Ch. des Moulins

【识别】蔓生灌木。

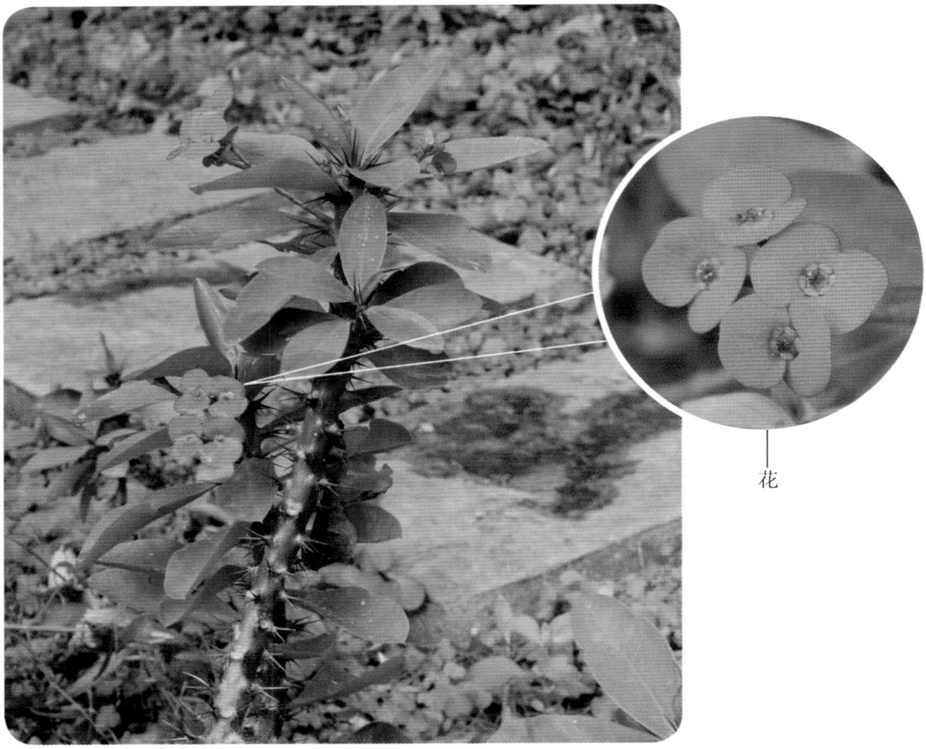

花

茎 多分枝，具纵棱，密生硬而尖的锥状刺，常呈 3 ~ 5 列排列于棱脊上，呈旋转。

叶 互生，通常集中于嫩枝上，倒卵形或长圆状匙形，全缘。

花 花序 2、4 或 8 个组成二歧状复花序，生于枝上部叶腋；柄基部具

1 枚膜质苞片，苞叶 2 枚，肾圆形，上面红色，下面浅红色。总苞钟状，边缘 5 裂，黄红色。雄花数枚，雌花 1 枚，常包于总苞内。

果实 蒴果三棱状卵形，种子卵柱状，灰褐色。花果期全年。

【生境分布】

原产非洲（马达加斯加），广泛栽培于旧大陆热带和温带。中国南北方均有栽培，常见于公园、植物园和庭院中。

【性能主治】

全草、花、根入药。苦，凉。有毒。排脓，解毒，逐水。用于痈疮，肝炎，水肿。花：苦、涩，平。有小毒。止血。用于子宫出血。根：用于烫火伤，便毒，跌打损伤。

【选方】

治功能性子宫出血：内服，鲜品 10 ~ 15 朵，与瘦猪肉同蒸或水煎服。

107. 秤星树

冬青科冬青属

【别名】岗梅、山甘草、土甘草、山梅

【学名】*Ilex asprella* (Hook.et Arn.) Champ. ex Benth.

【识别】落叶灌木；具长枝和宿短枝，长枝栗褐色，具宿存的鳞片和叶痕。

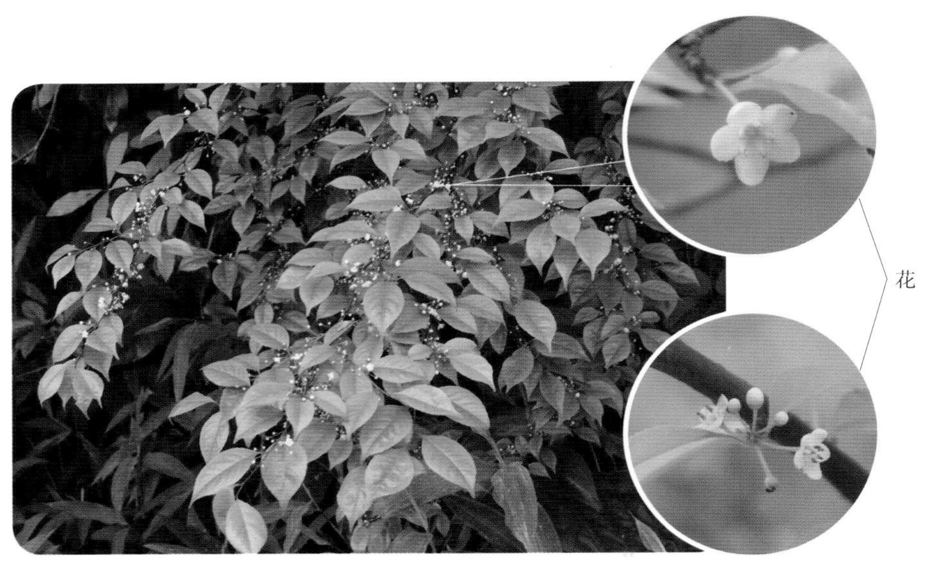

叶 膜质，在长枝上互生，在宿短枝上簇生，卵形或卵状椭圆形，基部钝至近圆形，边缘具锯齿，被微柔毛；叶柄上面具槽，下面半圆形，无毛；叶面绿色，背面淡绿色。托叶小，胼胝质，三角形，宿存。

花 雄花序：2 或 3 花呈束状或单生于叶腋或鳞片腋内，位于腋芽与叶柄之间；花萼裂片阔三角形或圆形；花冠白色。雌花序：单生于叶腋或鳞片腋内，裂片边缘具缘毛；花冠辐状，花瓣近圆形。花期 4—5 月。

果实 球形，熟时黑紫色。果期 7—8 月。

【生境分布】

常生于山谷路旁灌丛或阔叶林中。产于我国广东省各地。

【性能主治】

根、叶入药。苦、甘，寒。发表清热，消肿解毒。用于热病烦渴，痧气，热泻，肺痈，百日咳，咽喉肿痛，痔血，淋病，疔疮肿毒，跌打损伤。

【选方】

①治双单喉蛾：岗梅根 50 克，竹蜂 4 只，陈皮 10 克，细辛 5 克。水煎服。

②治流感，感冒高热，急性扁桃体炎，咽喉炎：岗梅干根 15 ~ 60 克，或鲜根 60 ~ 120 克。水煎服。

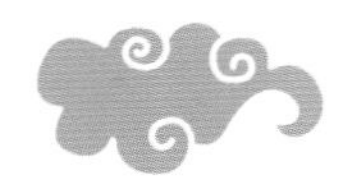

108. 射干 鸢尾科射干属

【别名】绞剪草、山蒲扇、野萱花、蝴蝶花

【学名】*Belamcanda chinensis* (Linn.) DC.

【识别】多年生草本。

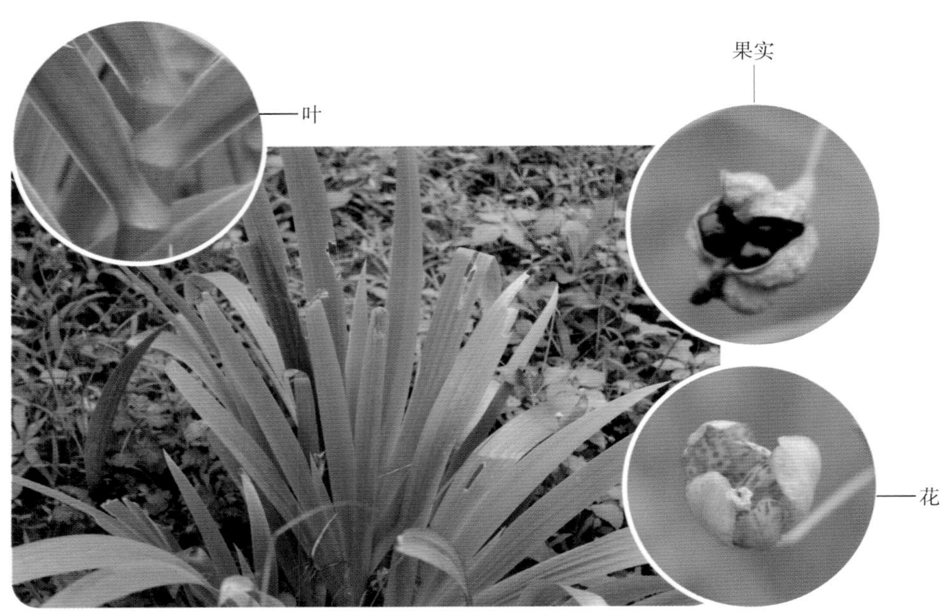

根茎 粗壮，横生，鲜黄色，不规则结节状，着生细长须根。实心茎直立。

叶 互生，扁平，宽剑形，对折，互相嵌叠，排成2列，先端渐尖，基部抱茎，绿色带白粉。

花 聚伞花序伞房状顶生，2叉状分枝；苞片披针形至狭卵形；花被片6，2轮；雄蕊3；雌蕊1，柱头3浅裂。花橙黄色，散生紫褐色斑点。花期6—8月。

果实 蒴果倒卵形或长椭圆形，熟时室背开裂。果期 7—9 月。

种子 黑紫色种子近圆形，有光泽。

【生境分布】

生于山坡、草原、田野旷地、杂木林缘，常见栽培。分布于全国各地。

【性能主治】

根茎入药。苦，寒。清热解毒，消痰利咽。用于热毒痰火郁结，咽喉肿痛，痰涎壅盛，咳嗽气喘。

【选方】

①治白喉：射干 3 克，山豆根 3 克，金银花 15 克，甘草 6 克。水煎服。
②治腮腺炎：射干鲜根 10 ~ 15 克，水煎，饭后服，日服 2 次。

109. 胭脂掌 仙人掌科仙人掌属

【别名】 无刺仙人掌、仙人掌

【学名】 *Opuntia cochinellifera* (Linn.) Mill.

【识别】 灌木，肉质灌木或小乔木。

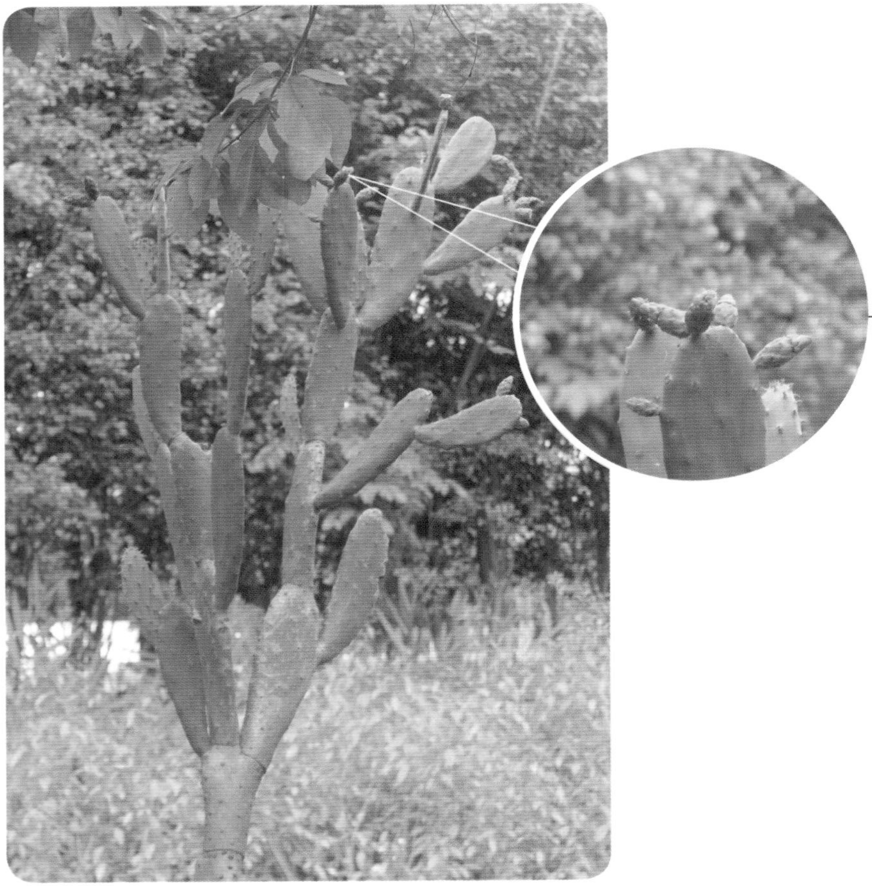

花

枝 多数，椭圆形、长圆形、狭椭圆形至狭倒卵形，无毛，暗绿色至淡蓝绿色；小窠散生，不突出。

叶 钻形，绿色，早落。

花 近圆柱状；花托倒卵形，暗绿色，无毛；花被片直立，红色，萼状花被片鳞片状，宽三角形或半圆形；花丝红色；花药粉红色；花柱粉红色，基部增粗；柱头 6 ~ 8，淡绿色。

果实 浆果椭圆球形，无毛，红色，每侧有 10 ~ 13 个小而略突起的小窠，小窠无刺。花期 7 月至翌年 2 月。

种子 近圆形，无毛，淡灰褐色。

【生境分布】

热带地区广泛栽培。我国福建、台湾、广东、海南、广西、贵州等省区常见栽培。

【性能主治】

肉质茎入药。味淡，性寒。健脾止泻，安神利尿。用于牙痛、产痛、胸痛、风湿、失眠、皮肤病，以及感冒、热病等。

【选方】

治急性乳腺炎：取新鲜仙人掌适量，除去表面绒毛，洗净，捣烂。使用时将仙人掌糊涂敷于乳房红肿处，纱布覆盖，胶布固定。

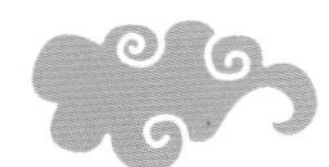

110. 皱果蛇莓

蔷薇科蛇莓属

【别名】 地锦

【学名】 *Duchesnea chrysantha* (Zoll. et Mor.) Miq

【识别】 多年生草本。

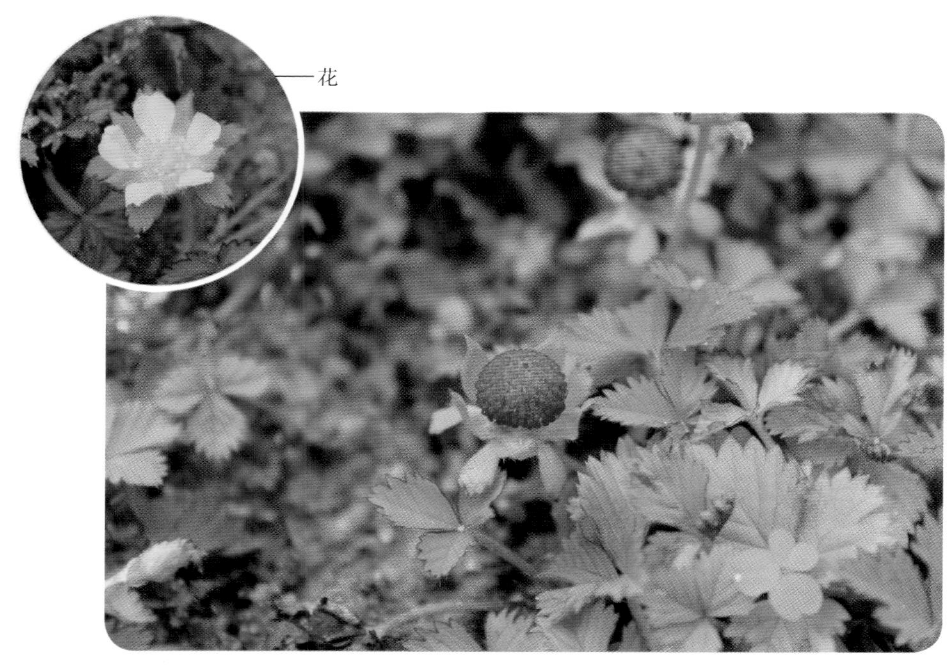

根茎 匍匐茎多数，有柔毛，在节处生不定根。

叶 基生叶数个，茎生叶互生，均为三出复叶；叶柄有柔毛；托叶窄卵形到宽披针形；小叶片具小叶柄，倒卵形至棱状长圆形，先端钝，边缘有钝锯齿，两面均有柔毛或上面无毛。

花 单生于叶腋；花梗有柔毛；萼片 5，卵形，先端锐尖；副萼片 5，倒卵形，先端常具 3 ~ 5 锯齿；花瓣 5，倒卵形，黄色，先端圆钝；雄蕊 20 ~ 30；心皮多数，离生；花托在果期粉红色，无光泽。花期 5—7 月。

果实 瘦果卵形，红色，具多数显明皱纹，无光泽。果期6—9月。

【生境分布】

生于山坡、河岸、草地、潮湿的地方。产于我国广东省各地。

【性能主治】

茎、叶入药。甘、苦，寒。清热解毒，散瘀消肿，凉血止血。用于热病，惊痫，咳嗽，咽喉肿痛，蛇虫咬伤，烫火伤，痄腮，月经不调，跌打肿痛。

【选方】

①治天行热盛，口中生疮：蛇莓自然汁，捣绞1斗，煎取5升，稍稍饮之。

②治伤暑、感冒：干蛇莓25～40克，酌加水煎，日服2次。

111. 高良姜

姜科山姜属

【别名】风姜、小良姜

【学名】*Alpinia officinarum* Hance

【识别】多年生草本。

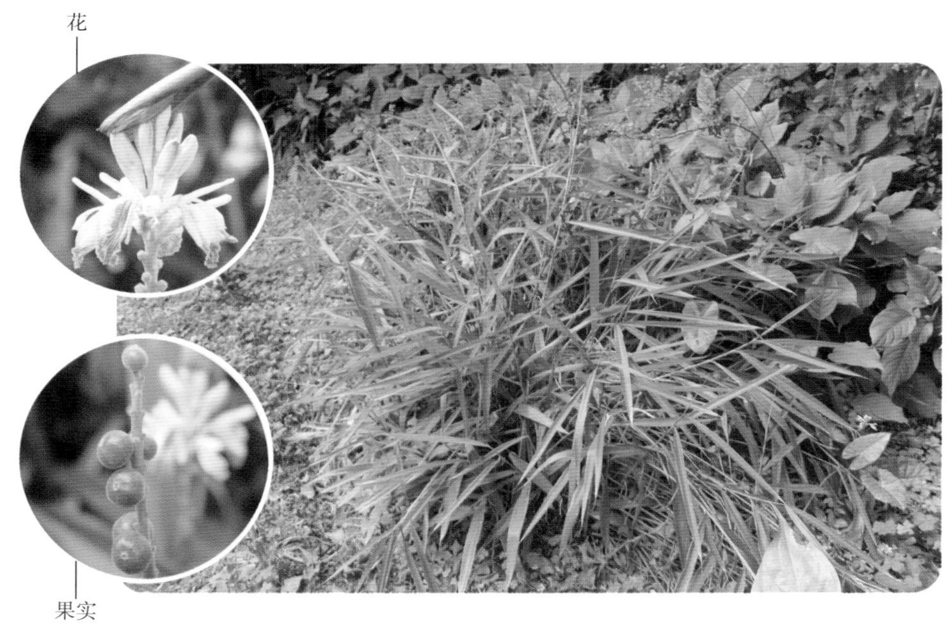

根 根茎圆柱状，横走，棕红色或紫红色，节处具环形膜质鳞片。

叶 叶 2 列；无柄；叶片狭线状披针形，先端尖，基部渐狭；叶鞘开放，抱茎。

花 圆锥形总状花序，顶生；棕色小苞片宿存，膜质，环形至长圆形；花两性，具短柄；萼筒状，3 浅圆裂，棕黄色；花冠管漏斗状，裂片 3，唇瓣白色而有红色条纹；雄蕊 1，花丝粗壮，药隔膨大；柱头 2 唇状。花期 4—10 月。

果实 球形蒴果不开裂，熟时橘红色。果期 5—11 月。

种子 棕色种子具假种皮，有钝棱角。

【生境分布】

生长在路边、山坡的草地或灌木丛中。分布于我国广东、海南及雷州半岛、广西、云南、台湾等地。

【性能主治】

根茎入药。辛，热。温胃，祛风散寒，行气止痛。用于脾胃中寒，脘腹冷痛，呕吐泄泻，膈噎反胃，食滞，瘴疟，冷癖。

【选方】

①治霍乱吐痢腹痛：高良姜，火炙令焦香。每服 250 克，打破，以酒 1 升，煮取三四沸，顿服。
②治霍乱呕吐不止：高良姜（生锉），粗捣筛。每服 15 克，水 1 盏，枣 1 枚（去核），煎至一半，去滓，用水沉冷，顿服。

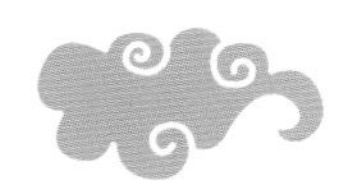

112. 益母草 唇形科益母草属

【别名】益母蒿、益母艾、红花艾、坤草、野天麻、玉米草、灯笼草、铁麻干

【学名】*Leonurus artemisia* (Laur.) S. Y. Hu

【识别】一年生或二年生草本。

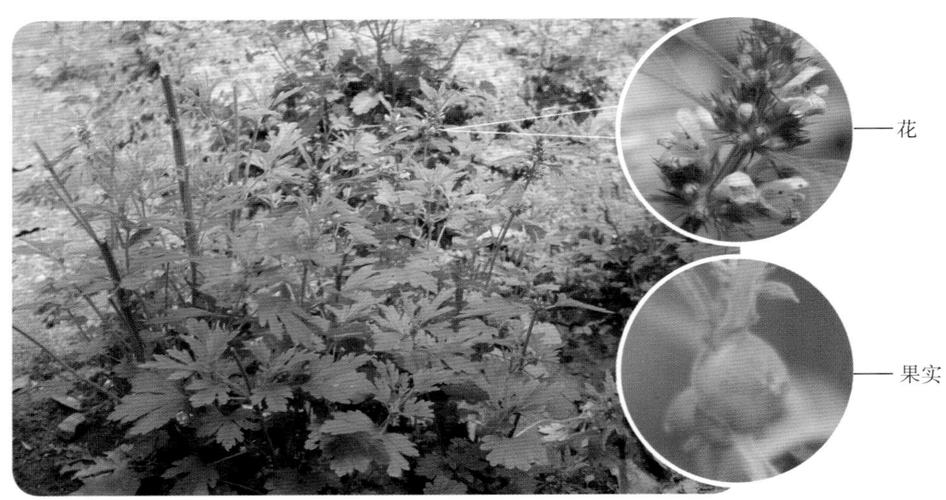

茎 直立，钝四棱形，微具槽，有倒向糙伏毛，在节及棱上尤为密集，在基部有时近于无毛，多分枝，或仅于茎中部以上有能育的小枝条。

叶 茎下部叶轮廓为卵形，基部宽楔形，掌状3裂，裂片呈长圆状菱形至卵圆形，裂片上再分裂，上面绿色，有糙伏毛，叶脉稍下陷，下面淡绿色，被疏柔毛及腺点，叶脉突出；茎中部叶轮廓为菱形，通常分裂成3个或偶有多个长圆状线形的裂片，基部狭楔形。花序最上部苞叶线形或线状披针形，全缘或具稀少牙齿。

花 轮伞花序腋生，轮廓为圆球形，多数远离而组成长穗状花序；小苞片刺状，向上伸出，基部略弯曲，有贴生的微柔毛；花萼管状钟形，外面有贴生微柔毛；花冠粉红至淡紫红色，外面于伸出萼筒部分被柔毛；雄蕊4，平行，花丝丝状，扁平，疏被鳞状毛，花药卵圆形，二室；花柱丝状，无毛，先端相等2浅裂，裂片钻形。花盘平顶。子房褐色，无毛。花期通常在6—9月。

果实 小坚果长圆状三棱形，顶端截平而略宽大，基部楔形，淡褐色，光滑。果期9—10月。

【生境分布】

产于全国各地；为一杂草，生长于多种生境，尤以阳处为多，海拔可高达3400米。

【性能主治】

全草入药。辛、苦，微寒。归心、肝、膀胱经。活血，祛瘀，调经，消水。用于月经不调，胎漏难产，胞衣不下，产后血晕，瘀血腹痛，崩中漏下，尿血，泻血，痈肿疮疡。

【选方】

①治痛经：益母草20克，元胡索10克。水煎服。

②治闭经：益母草、乌豆、红糖、老酒各50克，水煎服，每次1碗（150毫升），连服1周。

113. 海芋 天南星科海芋属

【别名】 痕芋头、广东狼毒、野芋头

【学名】 *Alocasia macrorrhiza* (Linn.) Schott

【识别】 大型常绿草本植物。

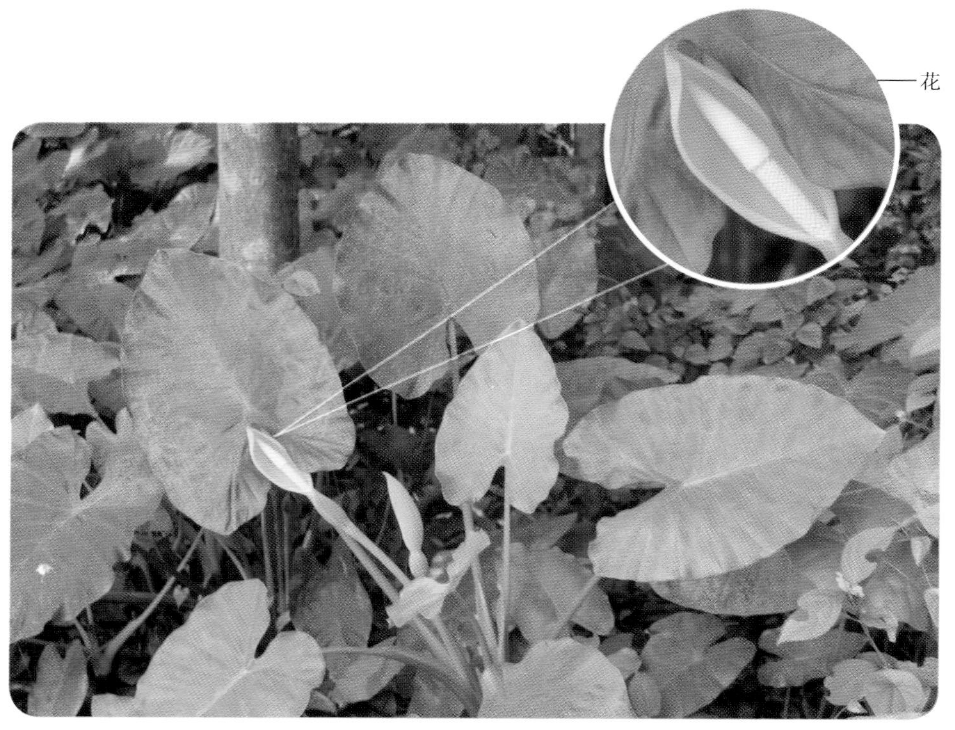

茎 具匍匐根茎，有直立的地上茎。

叶 叶多数，叶柄绿色或污紫色，叶片亚革质，箭状卵形，叶柄和中肋变黑色、褐色或白色。

花 花序柄 2 ~ 3 枚丛生，圆柱形，常绿色。佛焰苞管部绿色，卵形或短椭圆形；檐部蕾时绿色，花时黄绿色、绿白色，凋萎时变黄、白色，长圆形，先端喙状，肉穗花序芳香，雌花序白色，不育雄花序绿白色，能育雄花序淡黄色。花期四季，但在密阴的林下常不开花。

果实 浆果红色，卵状。

【生境分布】

生长在海拔 200 ~ 1100 米的热带雨林及野芭蕉林中。产于我国江西、福建、台湾、湖南、广东、广西、四川、贵州、云南等地的热带和亚热带地区。

【性能主治】

根茎入药。辛，寒。有毒。用于瘴疟，急剧吐泻，肠伤寒，风湿痛，疝气，赤白带下，痈疽肿毒，萎缩性鼻炎，瘰疬，疔疮，疥癣，蛇、犬咬伤。

【选方】

①治感冒暑气，头痛身倦：野芋根用湿纸封，煨热之，擦头额及腰脊、前后心、手弯脚弯，可令人遍身顺适。
②治风热头痛：野芋头苗 (切片)，贴患部。
③治绞肠痧腹痛：野芋头 200 克 (炒黄)，扫管叶 (岗松)100 克 (炒黄)。先将野芋煎好，再将扫管叶趁沸放下煎片刻，去渣温服。忌饮米汤。

114. 海金沙

海金沙科海金沙属

【别名】左转藤灰、海金砂

【学名】*Lygodium japonicum* (Thunb.) Sw.

【识别】多年生攀援草本。

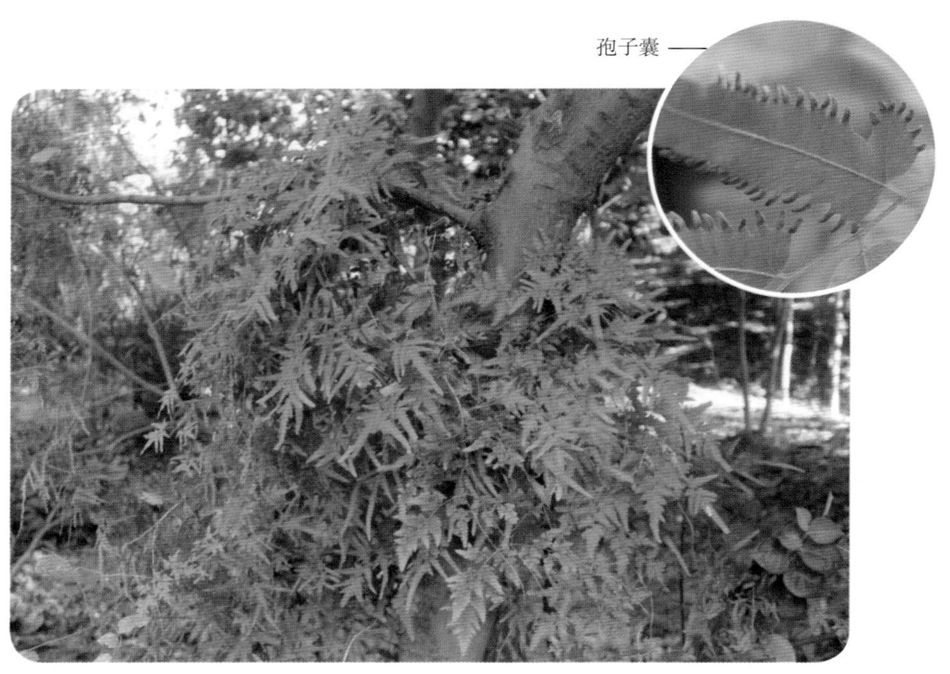

叶 1～2 回羽状复叶，纸质，干后绿褐色。两面均被细柔毛；能育羽片卵状三角形，小叶卵状披针形。

孢子囊 生于能育羽片的背面，成穗状排列，孢子囊盖鳞片状，卵形，每盖下生一横卵形的孢子囊，环带侧生，排列稀疏，暗褐色，无毛。多在夏秋季产生。

【生境分布】

生于阴湿山坡灌丛中或路边林缘。产于我国华东、中南、西南地区及陕西、甘肃。

【性能主治】

孢子、藤茎入药。甘、淡，寒。清热解毒，利水通淋。用于热淋，血淋，沙淋，白浊，女子带下，水湿肿满，湿热泻痢，湿热黄疸，吐血，衄血，尿血，外伤出血。

【选方】

①治小便不通，脐下满闷：海金沙 50 克，腊面茶 25 克。二味捣研令细。每服 15 克，生姜、甘草汤调下。

②治热淋急痛：海金沙为末，生甘草汤冲服。

③治胃淋：海金沙、滑石各 50 克，甘草 12.5 克。上研习。每服 10 克，食前，煎麦门冬汤调服，灯心汤亦可。

115. 海南海金沙

海金沙科海金沙属

【别名】 海金沙

【学名】 *Lygodium conforme* C. Chr.

【识别】 多年生攀援草质藤本。

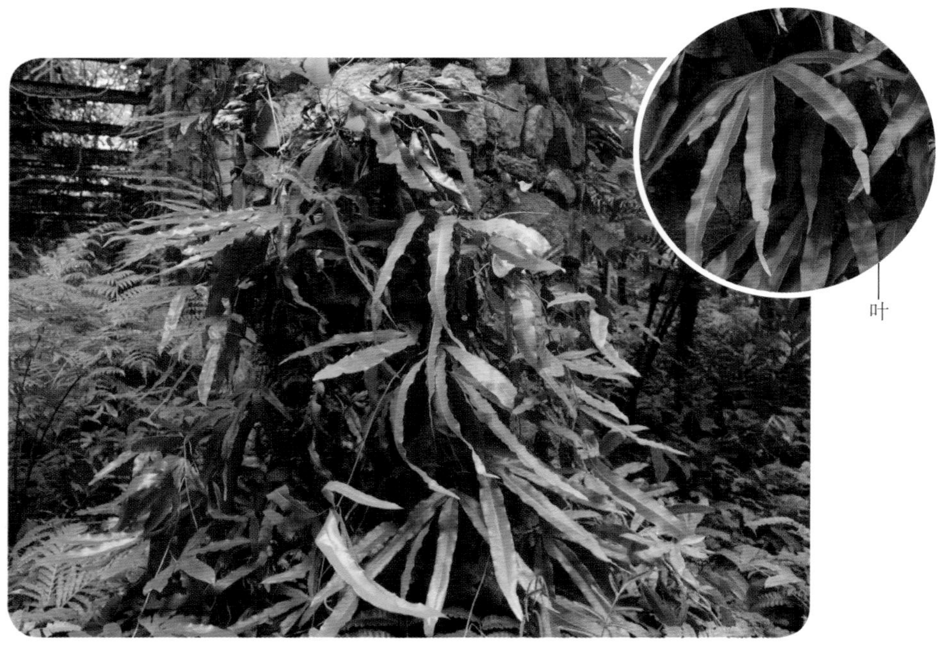

茎 全株有乳汁；嫩枝中空，枝、叶、叶柄和花序托（榕果）均被金黄色广展的长硬毛。

叶 羽片多数，对生于叶轴的短距上，向两侧平展，距端有一丛红棕色短柔毛。羽片二型；叶缘全缘，有一条软骨质狭边。叶厚近革质，干后绿色。两面光滑。

孢子囊 囊穗排列较紧密，线形，无毛，褐棕色或绿褐色。

【生境分布】

生于海拔 1200 ~ 1700 米的林中或溪边灌丛中。产于我国广东、海南、广西、贵州、云南等地。

【性能主治】

全草入药。淡，寒。清热利尿。用于砂淋，热淋，血淋，水肿，小便不利，痢疾，火眼，风湿疼痛。

【选方】

①治尿路结石，尿路感染：海南海金沙（全草）30 克，金钱草 30 克。煎服。

②治痢疾：海南海金沙（全草）15 克，铁苋菜 15 克。煎服。

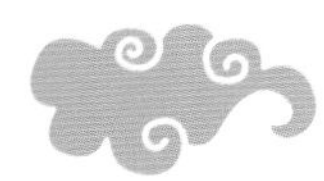

116. 宽叶十万错

爵床科十万错属

【别名】盗偷草、跌打草、十万错、细穗爵床

【学名】*Asystasia gangetica* (L.) T. Anders.

【识别】多年生草本。

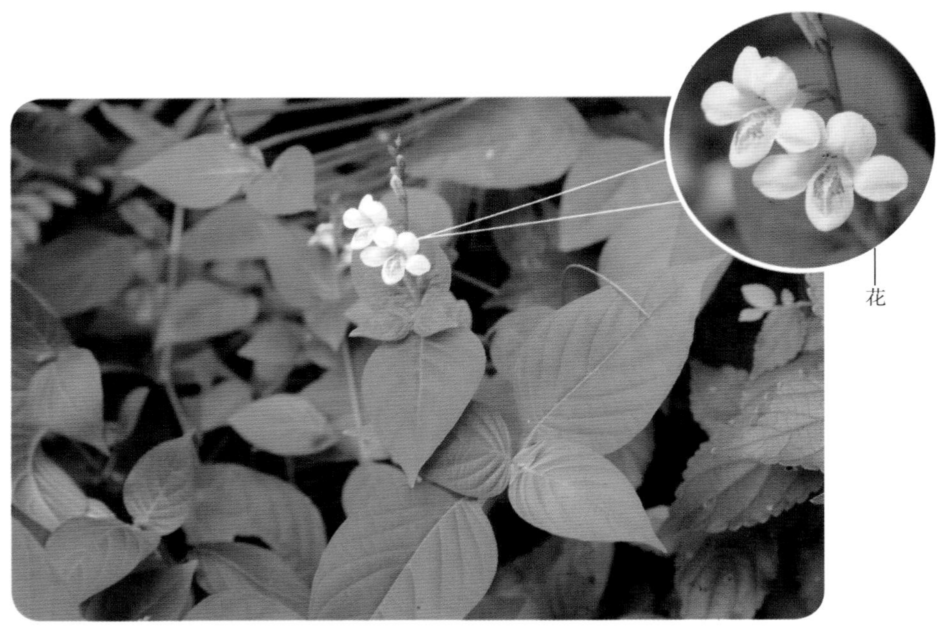

根 肥粗，倒圆锥形，黑色或黑褐色。

茎 直立，圆柱形，多分枝，无毛或疏生细柔毛，节稍膨大。

叶 叶具叶柄，椭圆形，全缘，两面稀疏被短毛，上面钟乳体点状。

花 总状花序顶生，花序轴 4 棱，棱上被毛，花偏向一侧。苞片对生，三角形，疏被短毛；小苞片 2，着生于花梗基部；花冠短，略二唇形，外面被疏柔毛。中裂片褶壁密被白色绒毛，并有紫红色斑点。花药紫色。

果实 蒴果长 3 厘米，不育部分长 15 毫米。

【生境分布】

产于我国云南（勐腊）、广东（广州）。现已成为泛热带杂草。

【性能主治】

全草入药。淡，凉。续伤接骨，解毒止痛，凉血止血，用于跌仆骨折，瘀阻肿痛，为伤科要药，治痈肿疮毒及毒蛇咬伤，无论内服、外敷，皆有一定功效，以鲜品为佳。

【选方】

①治血热：宽叶十万错 9～15 克，煎汤。

②治毒蛇咬伤：适量捣敷患处或研末外用。

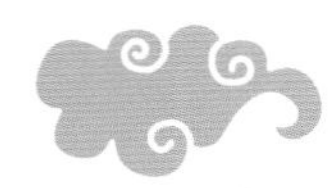

117. 通奶草 大戟科大戟属

【别名】大通草、通花、方草、小飞扬草

【学名】*Euphorbia hypericifolia* L.

【识别】一年生草本。

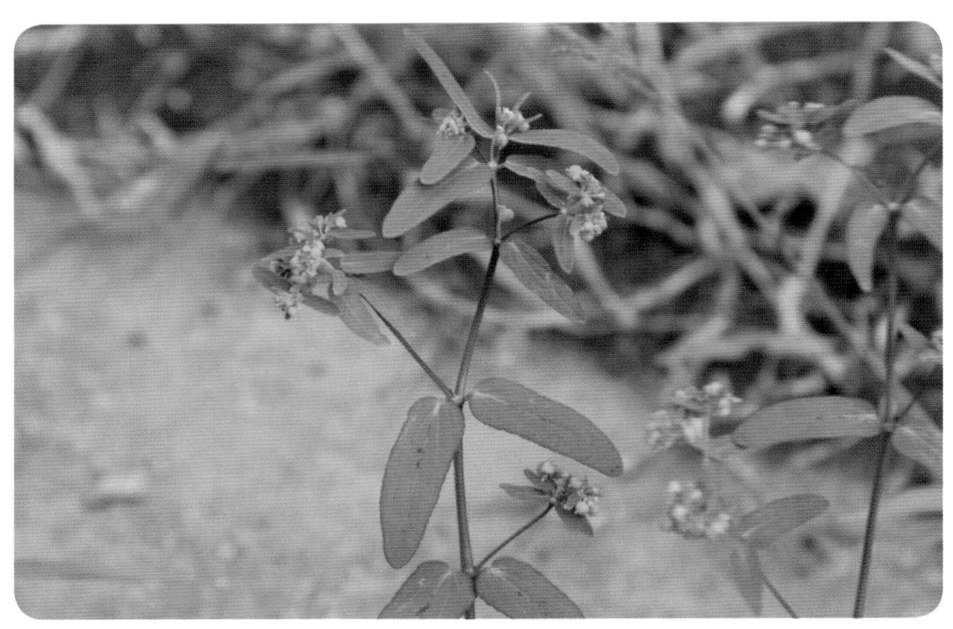

叶 叶对生，狭长圆形或倒卵形，先端钝或圆，基部圆形，通常偏斜，边缘全缘或基部以上具细锯齿，上面深绿色，下面淡绿色，有时略带紫红色，两面被稀疏的柔毛，或上面的毛早脱落；叶柄极短；托叶三角形，分离或合生。

花 花序数个簇生于叶腋或枝顶，每个花序基部具纤细的柄；总苞陀螺状；边缘5裂，裂片卵状三角形；腺体4，边缘具白色附属物。雄花数枚，微伸出总苞外；雌花1枚，子房柄长于总苞；子房三棱状，无毛；花柱3，分离；柱头2浅裂。

果实 蒴果三棱状，无毛，成熟时分裂为 3 个分果。花果期 8—12 月。

种子 卵棱状，每个棱面具数个皱纹，无种阜。

【生境分布】

生于旷野荒地，路旁，灌丛及田间。广布于世界热带和亚热带。产于我国长江以南的江西、台湾、湖南、广东、广西、海南、四川、贵州和云南。

【性能主治】

全草入药。微酸、涩，微凉。清热利湿，收敛止痒。用于细菌性痢疾，肠炎腹泻，痔疮出血；外用治湿疹，过敏性皮炎，皮肤瘙痒。

【选方】

治小儿腹泻：小飞扬草 500 克，番石榴叶、山大颜各 250 克，加水 3 升，煎成 2 升。每次服 20 ~ 30 毫升，每日 3 ~ 4 次。重度脱水者要适当输液。

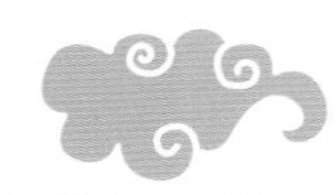

118. 菝葜

百合科菝葜属

【别名】 金刚藤、马加勒、红灯果、铁刺苓

【学名】 *Smilax china* Linn.

【识别】 攀援灌木。

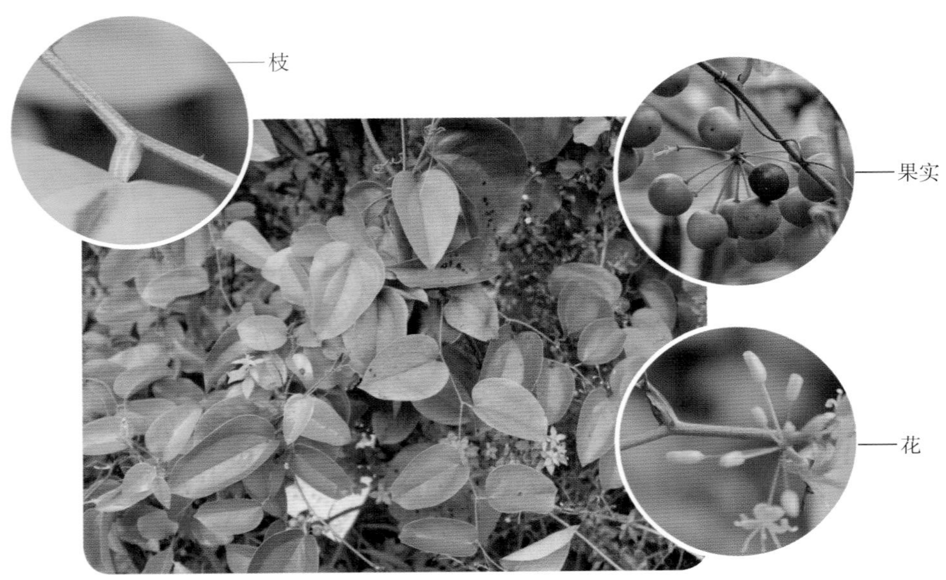

叶 薄革质或坚纸质，干后通常红、褐色或近古铜色，圆形、卵形或其他形状，下面通常淡绿色，较少苍白色；叶柄几乎都有卷须，少有例外，脱落点位于靠近卷须处。

花 伞形花序生于叶尚幼嫩的小枝上，具十几朵或更多的花，常呈球形；花序托稍膨大，近球形，较少稍延长，具小苞片；花绿黄色。花期 2—5 月。

果实 浆果，熟时红色，有粉霜。果期 9—11 月。

【生境分布】

生于海拔 2000 米以下的林下灌木丛中、路旁、河谷或山坡上。产于我国山东（山东半岛）、江苏、浙江、福建、台湾、江西、安徽（南部）、河南、湖北、四川（中部至东部）、云南（南部）、贵州、湖南、广西和广东（海南岛除外）。缅甸、越南、泰国、菲律宾也有分布。

【性能主治】

根茎入药。甘、微苦、涩，平。祛风利湿，解毒消痈。用于风湿痹痛，淋浊，带下，泄泻，痢疾，痈肿疮毒，顽癣，烧烫伤，为疮科要药。对癌症、消渴也有功效。叶捣烂外敷治恶疮。

【选方】

①治关节风湿痛：铁刺苓、活血龙、山楂根各 15 ~ 25 克。煎服。

②治脚患，积年不能行，腰脊挛痹及腹屈内紧急者：菝葜洗净，锉之，60 千克，以水 180 千克，煮取 108 千克，以渍曲及煮去滓，取 60 千克渍饭，酿之如酒法，熟即取饮，多少任意。

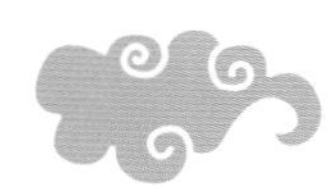

119. 黄花酢浆草

酢浆草科酢浆草属

【别名】 酸浆草、酸酸草、斑鸠酸、三叶酸、酸咪咪、钩钩草

【学名】 *Oxalis pes-caprae* L.

【识别】 多年生草本。

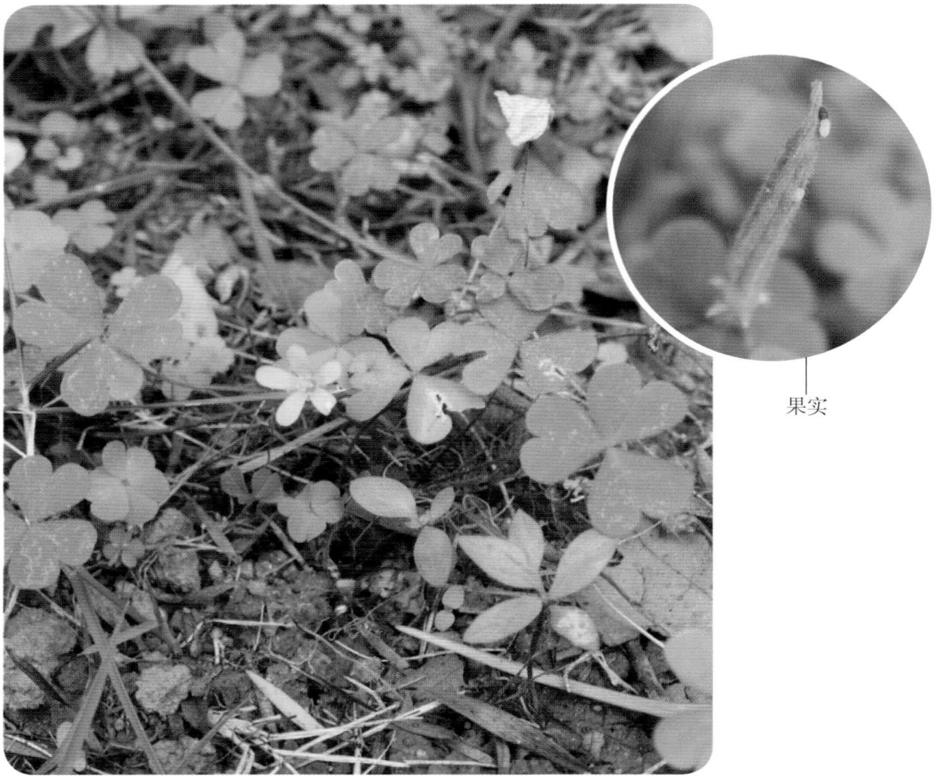

果实

叶 叶基生或茎上互生；托叶小，长圆形或卵形，边缘被密长柔毛，基部与叶柄合生，或同一植株下部托叶明显而上部托叶不明显；无柄，倒心形，先端凹入，基部宽楔形，两面被柔毛或表面无毛，沿脉被毛较密，边缘具贴伏缘毛。

花 花单生或数朵集为伞形花序状，腋生，总花梗淡红色；披针形或长圆状披针形，背面和边缘被柔毛，宿存；花瓣 5，黄色；子房长圆形，5 室，被短伏毛，花柱 5，柱头头状。

果实 蒴果长圆柱形，长 1 ~ 2.5 厘米，5 棱。

种子 种子长卵形，长 1 ~ 1.5 毫米，褐色或红棕色，具横向肋状网纹。

【生境分布】

喜向阳、温暖、湿润的环境，夏季炎热地区宜遮半荫，抗旱能力较强，不耐寒，我国华北地区冬季需进温室栽培，长江以南，可露地越立，对土壤适应性较强。原产南非，我国作为观赏花卉引种。北京、陕西、新疆等地有栽培。

【性能主治】

全草入药。酸，寒。解热利尿，消肿散瘀。用于恶疮，妇人血结不通，久泻肠滑，小便诸淋，赤白带下。

【选方】

①治恶疮瘸瘘：捣敷之，杀诸小虫。食之解热渴。
②治妇人血结不通：净洗细研，暖酒调服之。
③治久泻肠滑，久痢赤白：用砂糖同煎服。

120. 黄鹌菜

菊科黄鹌菜属

【别名】黄花枝香草、小米天芥菜、冲天黄、天葛菜

【学名】*Youngia japonica* (L.) DC.

【识别】一年生或二年生草本。植物体有乳汁。

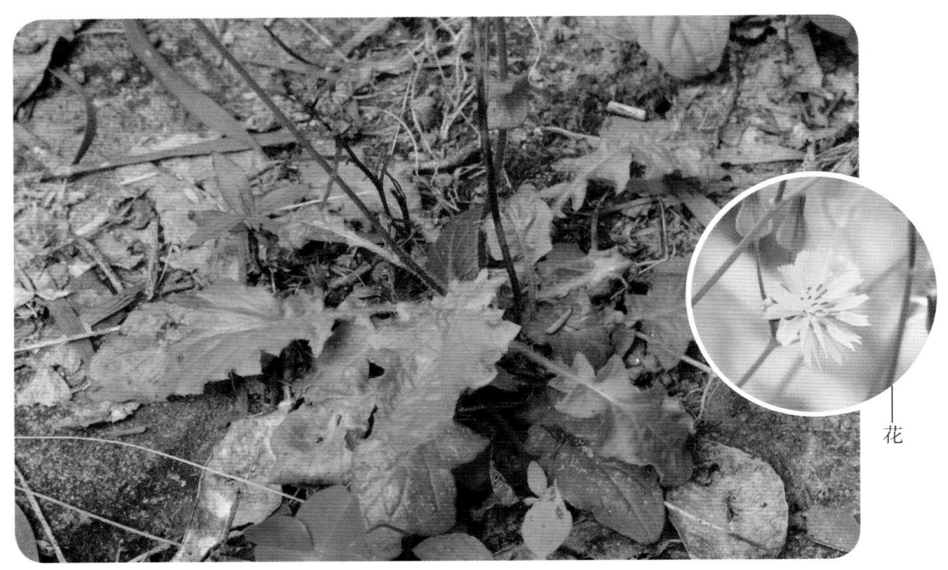

根 须根肥嫩，白色。

茎 直立，由基部抽出一至数枝。

叶 基生叶丛生，倒披针形，琴状或羽状半裂，顶裂片较侧裂片稍大，侧裂片向下渐小，有深波状齿，无毛或被细软毛，叶柄具翅或有不明显的翅；茎生叶互生，少数，通常 1 ~ 2 片，少有 3 ~ 5 片，叶形同基生叶，等样分裂或不裂，小或较小；上部叶小，线形，苞片状；叶质薄，上面被细柔毛，下面被密细绒毛。

花 头状花序小而窄，具长梗，排列成聚伞状圆锥花丛；苞无毛，外层苞片 5，三角形或卵形，形小，内层苞片 8，披针形；舌状花黄色，花冠先端具 5 齿，具细短软毛。

果实 瘦果纺锤形，红棕色或褐色，稍扁平，具粗细不匀的纵棱 11 ~ 13 条；冠毛白色，和瘦果近等长。花果期 4—10 月。

【生境分布】

生于路旁、溪边、草丛、林内等处。产于我国广东省各地。

【性能主治】

全草入药。味甘，微苦，性凉。清热解毒，利尿消肿。用于感冒，咽痛，眼结膜炎，乳痈，疮疖肿毒，毒蛇咬伤，痢疾，肝硬化腹水，急性肾炎，淋浊，血尿，白带，风湿性关节炎，跌打损伤。

【选方】

①治咽喉炎症：鲜黄鹌菜，洗净，捣汁，加醋适量含漱。

②治乳腺炎：鲜黄鹌菜 50 ~ 100 克。水煎酌加酒服，渣捣烂加热外敷患处。

121. 黄蝉 夹竹桃科黄蝉属

【别名】黄蝉花、黄兰蝉

【学名】*Allemanda neriifolia* Hook.

【识别】直立灌木。

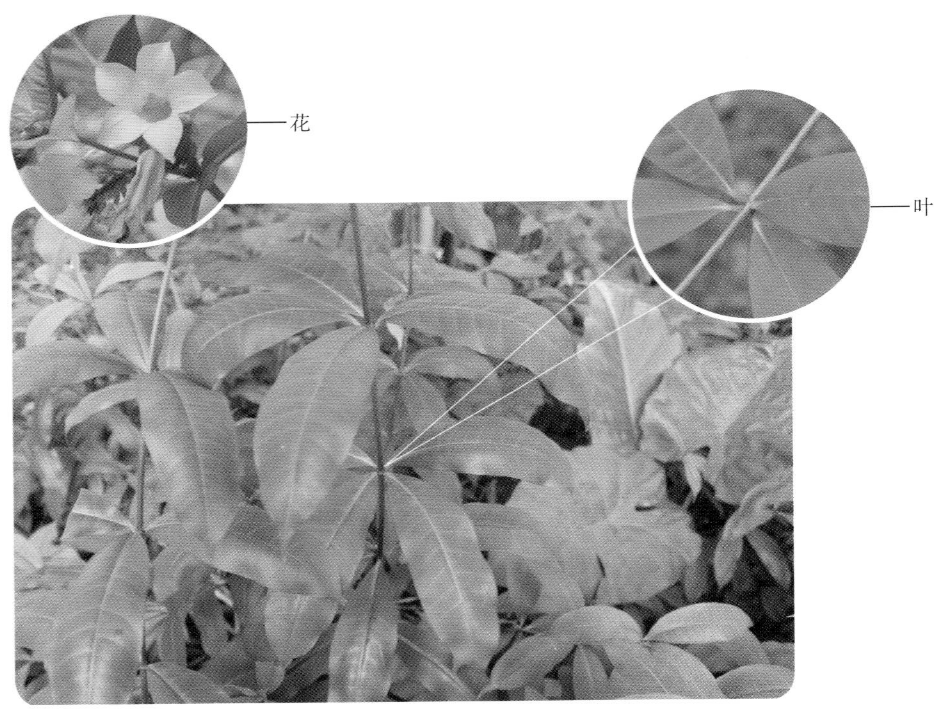

茎 具乳汁，枝条灰白色。

叶 叶 3 ~ 5 枚轮生，全缘，椭圆形或倒卵状长圆形，先端渐尖或急尖，基部楔形，叶面深绿色，叶背浅绿色，除叶背中脉和侧脉被短柔毛外，其余无毛。

花 聚伞花序顶生；总花梗和花梗被秕糠状小柔毛；花橙黄色，苞片披针形，着生在花梗的基部；花萼深 5 裂，裂片披针形，内面基部具少数腺体；花冠漏斗状，内面具红褐色条纹，花冠下部圆筒状。

果实 蒴果球形，具长刺。

【生境分布】

喜高温、多湿，阳光充足，肥沃、排水良好的土壤。原产巴西，我国广西、广东、福建、台湾及北京（温室内）的庭园间均有栽培。

【性能主治】

全草入药。苦，寒。有大毒。消肿排毒，杀虫灭疽，消瘤抗癌。用于跌打损伤，癌症肿痛，疥癣。

【选方】

治跌打损伤：取鲜叶捣烂，敷患处。

122. 悬铃花

锦葵科悬铃花属

【别名】垂花悬铃花、小悬铃花、大红袍、粉花悬铃花、卷瓣朱槿、南美朱槿

【学名】*Malvaviscus arboreus* Cav. var. *drumnondii* Schery

【识别】小灌木。

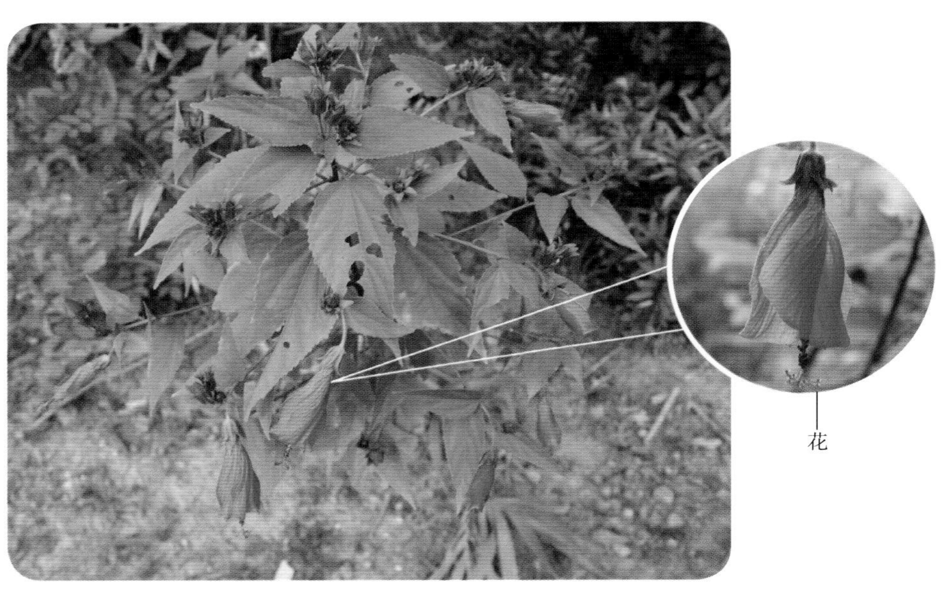

枝 圆柱形，被疏长柔毛。

叶 心形至圆心形，先端渐尖，基部心形，边缘具不规则钝齿，通常钝3裂，有时5裂，两面均疏被星状柔毛；主脉5；叶柄圆柱形，被柔毛；托叶线形，常早落。

花 单生于叶腋间，花梗被柔毛；小苞片匙形，被毛；萼钟形，裂片5，被毛；花冠红色，管状。

【生境分布】

原产南美洲的墨西哥、秘鲁和巴西，现分布于世界各地热带及亚热带地区。我国广州、云南西双版纳及陇川等地引种栽培。

【性能主治】

全草入药。苦，寒。归肝经。叶和花具有活血祛瘀、舒筋通络等功效。根、皮、叶有拔毒消肿的功效。

【选方】

治湿疮流水、溃疡不敛、下疳：取悬铃花 3 ~ 9 克加水煎服，或者研磨涂于患处。

123. 野甘草 玄参科野甘草属

【别名】 冰糖草

【学名】 *Scoparia dulcis* L.

【识别】 直立草本或为半灌木状。

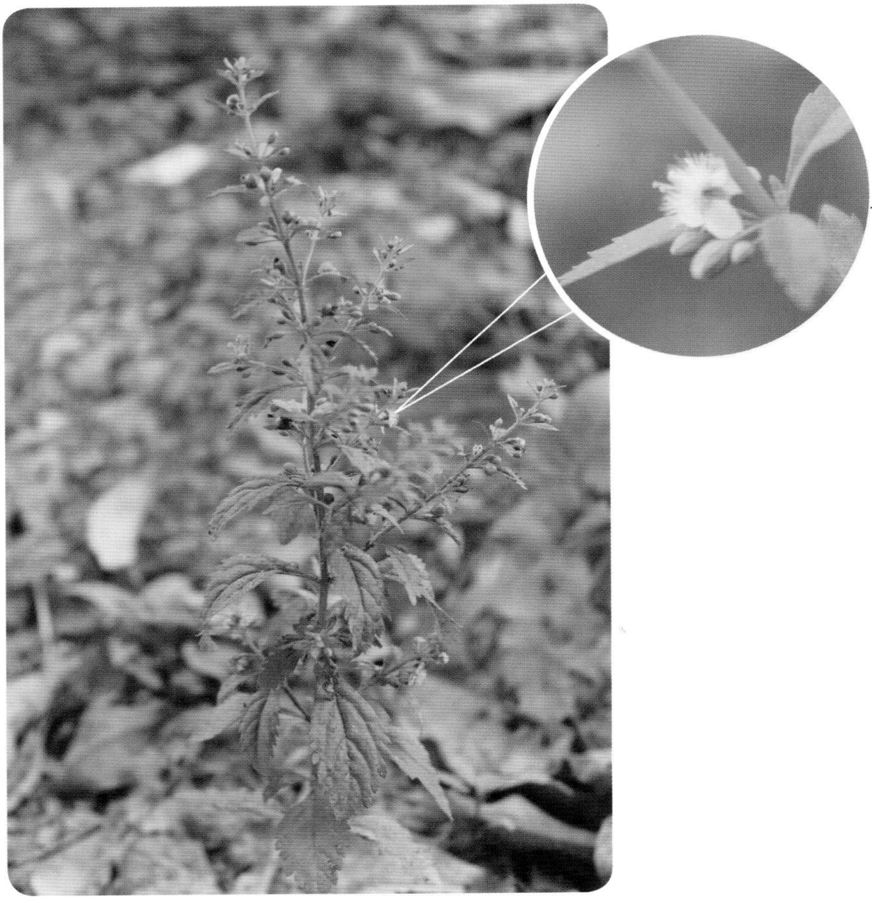

花

茎 多分枝，枝有棱角及狭翅，无毛。

叶 叶对生或轮生，菱状卵形至菱状披针形，枝上部叶较小而多，顶端钝，基部长渐狭，全缘而成短柄，前半部有齿，有时近全缘，两面无毛。

花 花单朵或更多成对生于叶腋，花梗细无毛；无小苞片，萼分生，卵状矩圆形，顶端有钝头，具睫毛，花冠小，白色，喉部生有密毛。

果实 蒴果卵圆形至球形，室间室背均开裂，中轴胎座宿存。

【生境分布】

喜生于荒地、路旁，亦偶见于山坡。原产美洲热带，现已广布于全球热带。产于我国广东、广西、云南、福建。

【性能主治】

全草入药。甘，平。无毒。清热解毒，利尿消肿。用于肺热咳嗽，暑热泄泻，脚气浮肿，小儿麻疹，湿疹，热痱，喉炎，丹毒。

【选方】

①治脚气浮肿：鲜野甘草 50 克，红糖 50 克。水煎，饭前服。

②治喉炎：鲜野甘草 200 克，捣汁调蜜服。

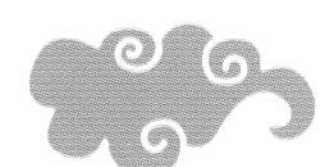

124. 薏苡 禾本科薏苡属

【别名】薏苡仁、苡米、薏仁米

【学名】*Coix lacryma-jobi* Linn

【识别】一年生粗壮草本。

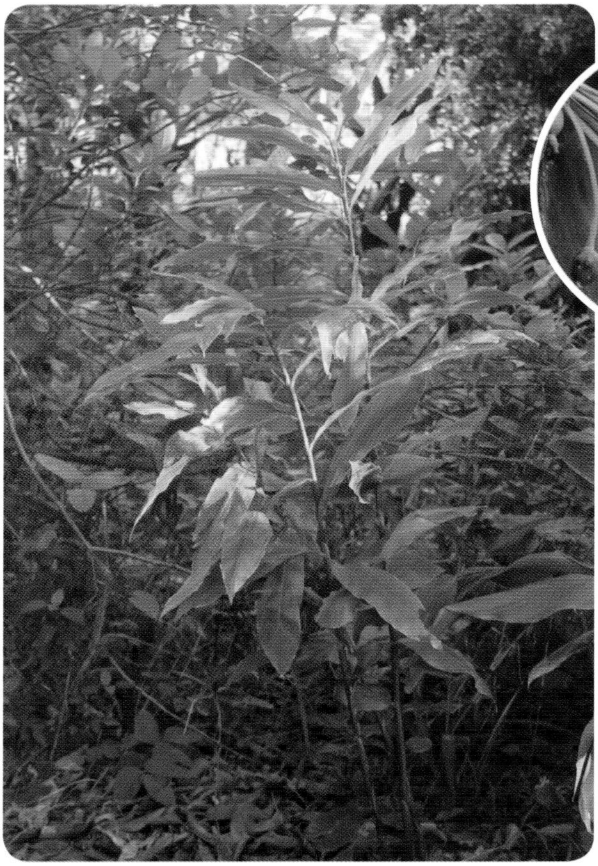

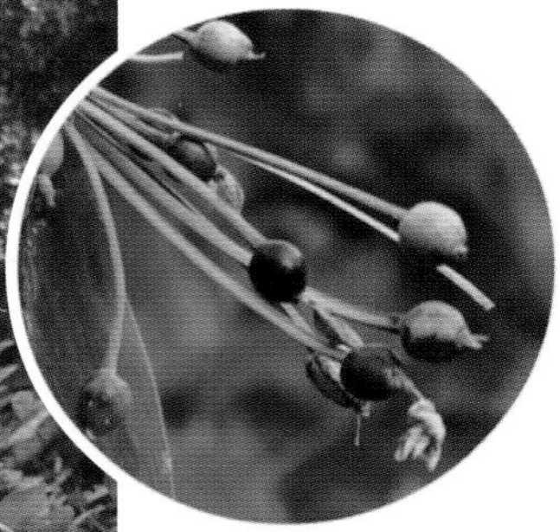

果实

秆 直立，高 1 ~ 1.5 米。

叶 叶鞘光滑；叶舌质硬；叶片线状披针形。

花 总状花序；雌小穗位于花序的下部，外包以念珠状总苞。第一颖下部膜质，上部厚纸质；第二颖船形，前端厚纸质，渐尖；第一小花仅具外稃，前端质较厚而渐尖；第二稃稍短，3 脉。

果实 果成熟时总苞坚硬具珐琅质，卵形或卵状球形。有白、灰、蓝紫各色，有光泽而平滑。花果期 6—12 月。

【生境分布】

生于屋旁、河边或阴湿山谷中。产于我国贵州、福建、河北、辽宁。

【性能主治】

种仁、根入药。甘、淡，微寒。清热祛湿，健脾渗湿，除痹止泻。用于水肿，脚气，小便不利，湿痹拘挛，脾虚泄泻，肌肉酸重，关节疼痛。

【选方】

①治脾肺阴虚：珠玉二宝粥：薏苡仁、山药各 60 克，捣为粗末，加水煮至烂熟，再将柿霜饼 25 克切碎，调入溶化，随意服食。

②治风湿痹痛：薏苡仁粥：薏苡仁研为粗末，与粳米等分。加水煮成稀粥，每日 1～2 次，连服数日。

③治水肿、小便不利、喘息胸满：郁李苡仁饭：郁李仁 60 克，研烂，用水滤取药汁；薏苡仁 200 克，用郁李仁汁煮成饭。分 2 次食。

125. 犁头尖

天南星科犁头尖属

【别名】茨菇七、百步还原

【学名】*Typhonium divaricatum* (L.) Decne

【识别】多年生常绿草本。

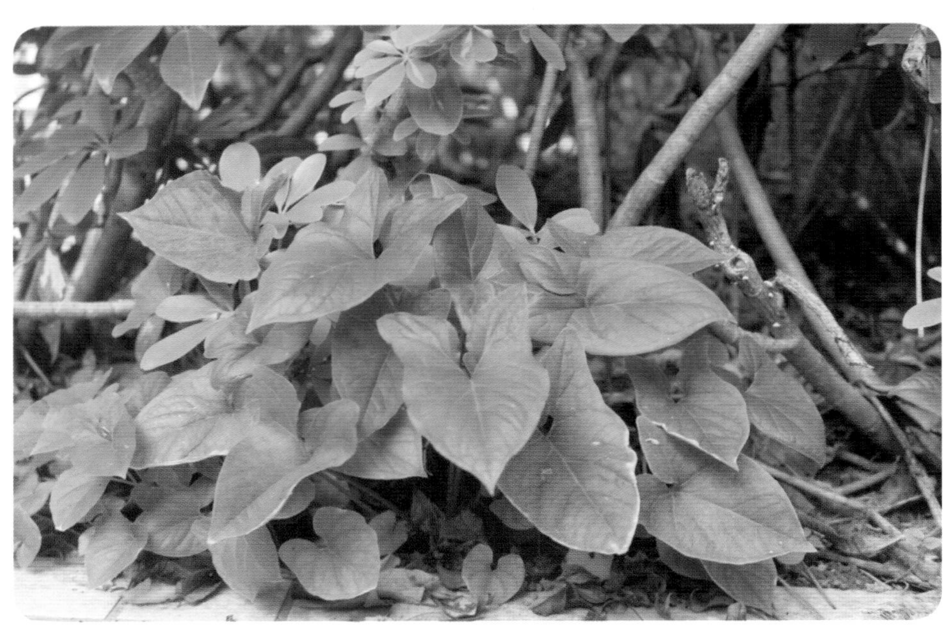

茎 近球形、头状或椭圆形，直径 1 ~ 2 厘米，褐色，具环节，节间有黄色根迹，颈部生长 1 ~ 4 厘米的黄白色纤维状须根，散生疣凸状芽眼。

叶 叶片深心形、卵状心形至戟形，鞘状、莺尾式排列，淡绿色，上部圆柱形，侧脉 3 ~ 5 对，最下 1 对基出，伸展为侧裂片的主脉，集合脉 2 圈。

花 花序柄单 1，淡绿色，圆柱形，佛焰苞：管部绿色，卵形；檐部绿紫色，卷成长角。肉穗花序无柄，雌花序圆锥形，附属器深紫色，具强烈的粪臭，雄花近无柄，雄蕊 2，药室 2，长圆状倒卵形；雌花子房卵形，黄色，柱头无柄，盘状具乳突，红色。中性花同型，线形，上升或下弯，两头黄色，腰部红色。

【生境分布】

生于地边、田头、草坡、石隙中。产于我国浙江、江西、福建、湖南、广东、广西、四川、云南。海拔 1200 米以下，印度、缅甸、越南、泰国至印度尼西亚 (爪哇、苏拉威西岛)、帝汶岛，北至日本琉球群岛、九洲南部均有分布。

【性能主治】

块茎入药。苦、辛，温。散瘀止血，消肿解毒。用于跌打损伤，外伤出血，乳痈，疔疮，瘰疬，疥癣。

【选方】

①治跌打损伤：一鲜犁头尖块茎，去外皮，切一片包盐菜叶或桂圆内服下。

②治瘰疬：犁头草适量，生盐少许，共捣烂，敷患处。

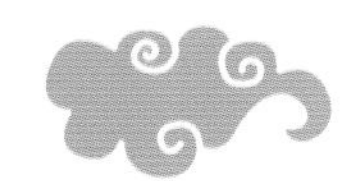

126. 长萼堇菜

堇菜科堇菜属

【别名】 心叶堇菜、犁头草

【学名】 *Viola inconspicua*

【识别】 多年生草本。

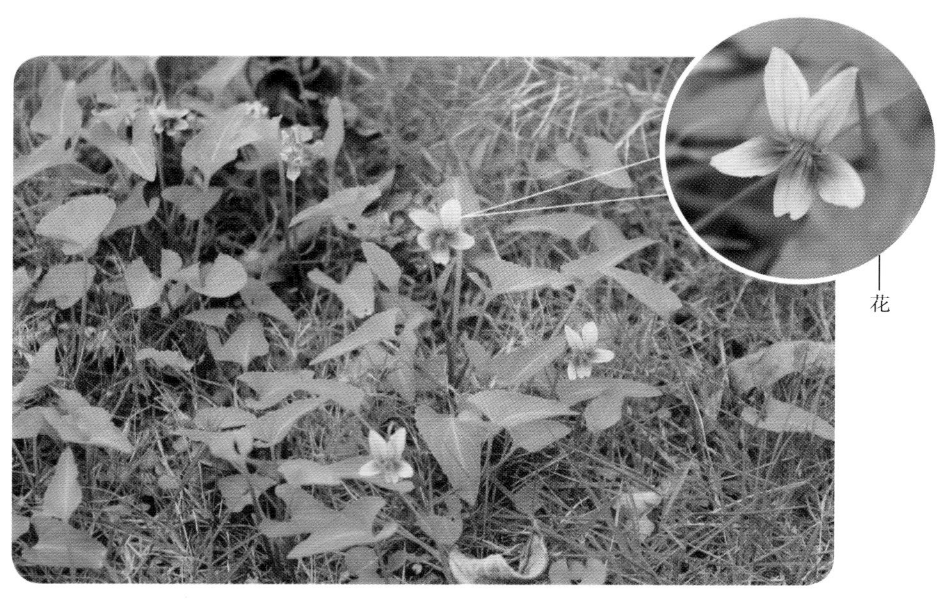

叶 多数，基生；叶片卵形、宽卵形或三角状卵形，稀肾状，先端尖或稍钝，基部深心形或宽心形，边缘具多数圆钝齿，两面无毛或疏生短毛。

花 淡紫色；花梗不高或稍高出于叶片，被短毛或无毛，近中部有 2 枚线状披针形小苞片；萼片宽披针形，先端渐尖，基部附属物末端钝或平截；上方花瓣与侧方花瓣倒卵形，侧方花瓣里面无毛或有须毛，下方花瓣长倒心形，顶端微缺；子房圆锥状，无毛，花柱棍棒状，基部稍膝曲，上部变粗，柱头顶部平坦，两侧及背方具明显缘边，前端具短喙，柱头孔较粗。花期 3—11 月。

果实 蒴果椭圆形。果期3—11月。

种子 深绿色，卵球形。

【生境分布】

生于林缘、林下开阔草地间、山地草丛、溪谷旁。产于我国西南及江苏、安徽、浙江、江西、湖南等地。

【性能主治】

全草入药。苦、微辛，寒。清热解毒，凉血消肿。用于急性结膜炎，咽喉炎，急性黄疸型肝炎，乳腺炎，痈疖肿毒，化脓性骨髓炎，毒蛇咬伤。外用有消炎拔毒的功效。

【选方】

①治疗白喉：取犁头草50克，小叶金钱草25克，洗净、切碎、捣烂，用开水和适量砂糖搅拌成糊状，纱布过滤，取汁内服，每日2～3次，直至痊愈。

②治毒蛇咬伤：鲜犁头草、鲜连钱草、鲜野菊叶各一大把，用冷开水洗净，捣烂绞取汁150～200毫升，一次内服；余渣加少量冷开水，使其湿润，敷在伤处。

127. 假杜鹃 爵床科假杜鹃属

【别名】蓝钟花、洋杜鹃

【学名】*Barleria cristata* L.

【识别】小灌木。

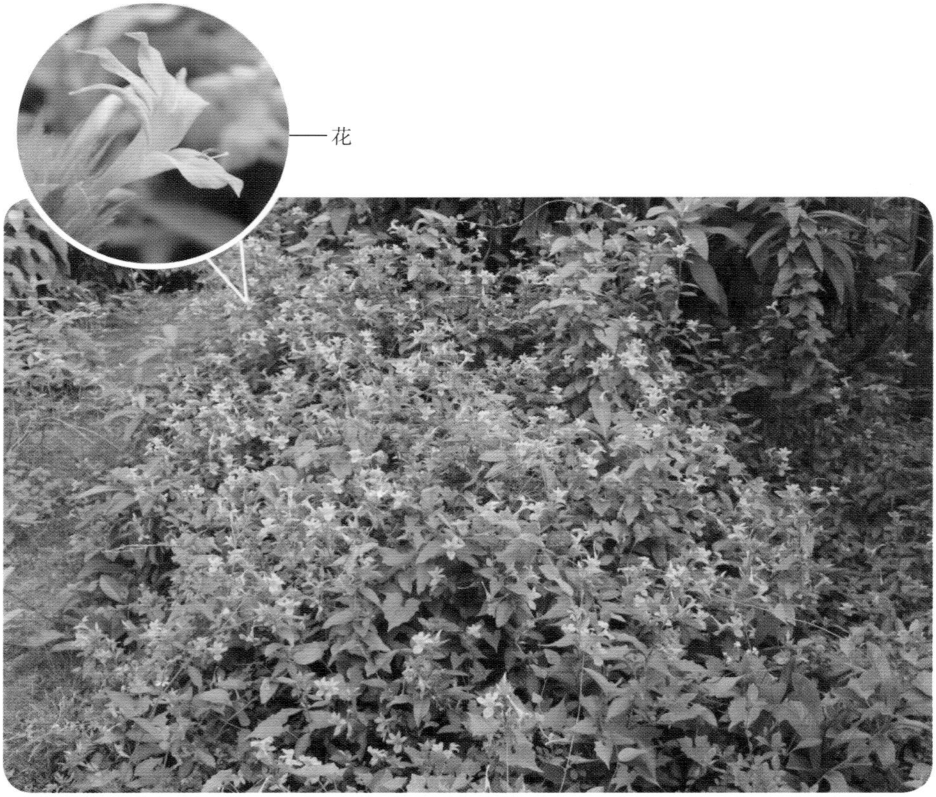

花

茎 圆柱形，被微柔毛，多分枝。

叶 叶纸质，具短柄，叶片椭圆形，两端急尖，基部下延，全缘。

花 花苞片近圆形，叶状；2 小苞片尖刺状，叉开，背面被柔毛，上面凹下，被短柔毛；花冠紫色，花冠管短，下唇中裂稍宽，余 4 裂片近相等，广椭圆形，上唇裂片稍狭，冠檐内面被稀疏柔毛，外面及喉外面被较密柔毛。果未见。

【生境分布】

产于我国云南东北部（东川、禄劝），海拔 400 ~ 1700 米；四川西南部，海拔 2000 ~ 2400 米。

【性能主治】

全株入药。甘、淡，凉。清肺化痰，止血截疟，祛风除湿，消肿止痛，透疹止痒。用于肺热咳嗽，疟疾，枪弹、竹刺入肉，疮疖，风湿痛。

【选方】

治风湿痛：鲜草捣碎，敷于患处。

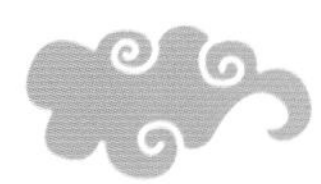

128. 假蒟 胡椒科胡椒属

【别名】 蛤蒟、荜拨子、荖叶、蛤蒌、臭荖
【学名】 *Piper sarmentosum* Roxb.
【识别】 多年生匍匐草本。

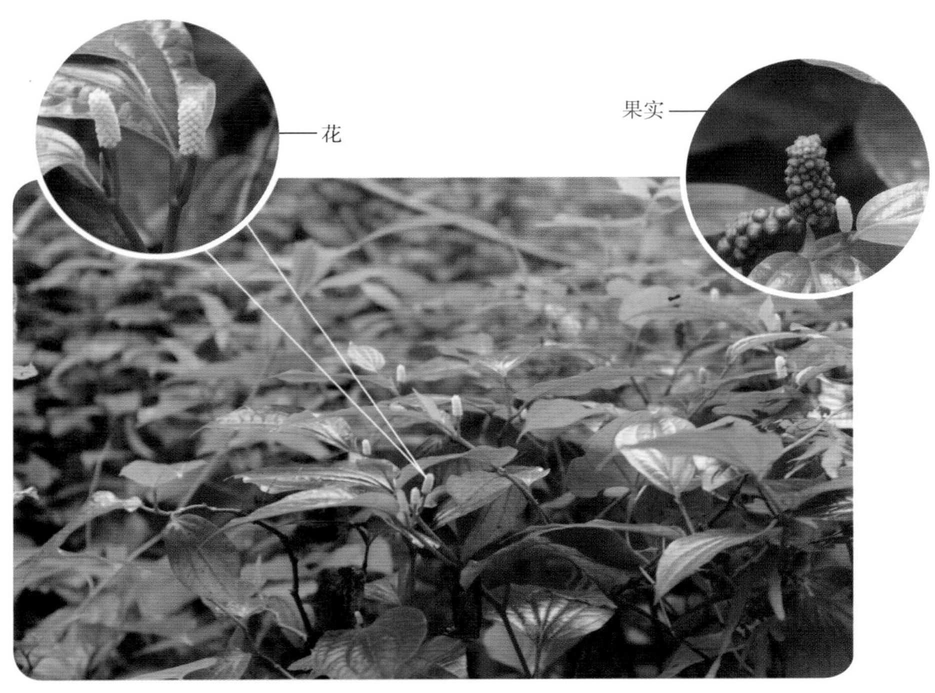

茎 茎节膨大，常生不定根。

叶 卵形或近圆形，近膜质，被腺点，上面无毛，下面沿脉被粉状细柔毛。叶脉 7 条，干时呈苍白色，背面显著凸起。

花 单性，雌雄异株，穗状花序与叶对生，无花被；花序轴被毛；苞片扁圆形，盾状。

果实 浆果近球形，具 4 棱，部分与花序轴合生。

【生境分布】

生于林下或村旁湿地。产于我国广东省各地。

【性能主治】

果穗、叶、根入药。苦、辛，温。祛风散寒，行气止痛，活络消肿。用于风寒咳喘，风湿痹痛，脘腹胀满，泄泻痢疾，产后脚肿，跌打损伤。

【选方】

①治伤风咳嗽：假蒟叶 15 克，猪血 120 克，炖服。

②治腹痛腹胀：假蒟鲜叶 15 克。捣烂，加米粉，锅上煎成饼状，隔布热敷肚脐。

③治妊娠水肿：假蒟叶 2 叶，煲猪赤肉服食。

129. 假鹰爪 番荔枝科假鹰爪属

【别名】爪芋根

【学名】*Desmos chinensis*

【识别】直立或攀援灌木。

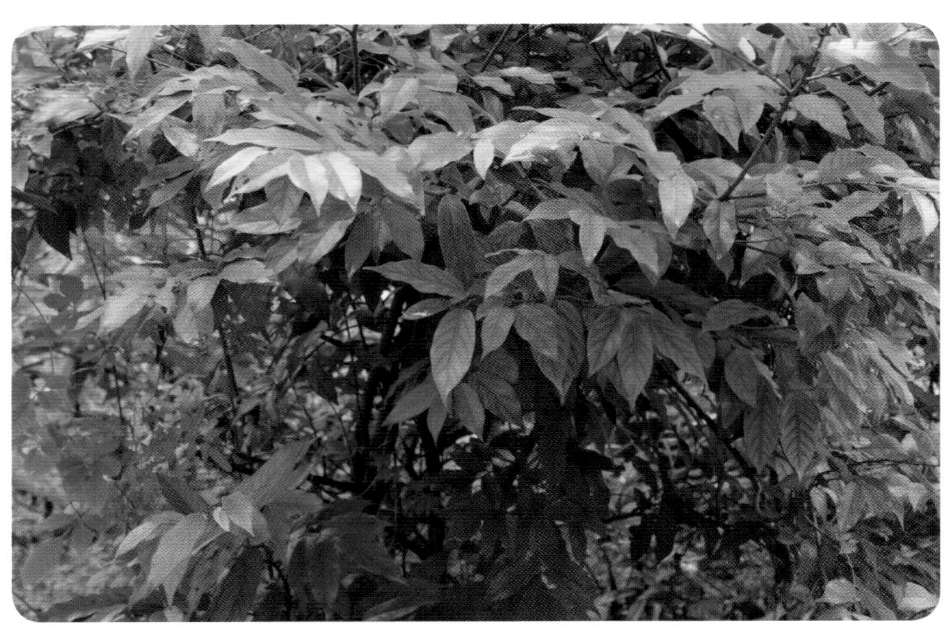

枝 粗糙，有纵条纹或灰白色凸起的皮孔。

叶 单叶互生；叶片长圆形或圆形，上面绿色，有光泽，下面粉绿色。

花 花单朵与叶互生或对生，黄绿色，下垂；萼片卵圆形；花瓣 2 轮，外轮比内轮大，长圆形或长圆状披针形。花期夏季。

果实 果实伸长，在种子间缢缩成念珠状，聚生于果梗上，子房柄明显。

种子 种子球形。果期秋季至翌年春季。

【生境分布】

生于丘陵山坡、林缘灌木丛中或低海拔荒野、路边以及山谷、沟边等地。产于我国广东、海南、广西、贵州、云南等地。

【性能主治】

叶、根、枝皮入药。辛，温。有小毒。祛风止痛，行气化瘀，杀虫止痒。用于风湿痹痛，跌打损伤，产后瘀滞腹痛，消化不良，胃痛腹胀，疥癣。

【选方】

①治诸骨鲠喉：假鹰爪根或叶 15 ~ 30 克。水煎含咽。

②治疥癣：假鹰爪根皮捣烂，调醋外涂。

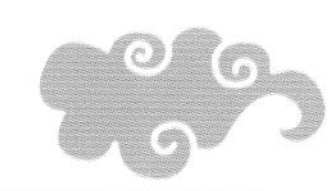

130. 猪屎豆

豆科猪屎豆属

【别名】野花生、猪屎青

【学名】*Crotalaria pallida* Ait.

【识别】直立矮小灌木。

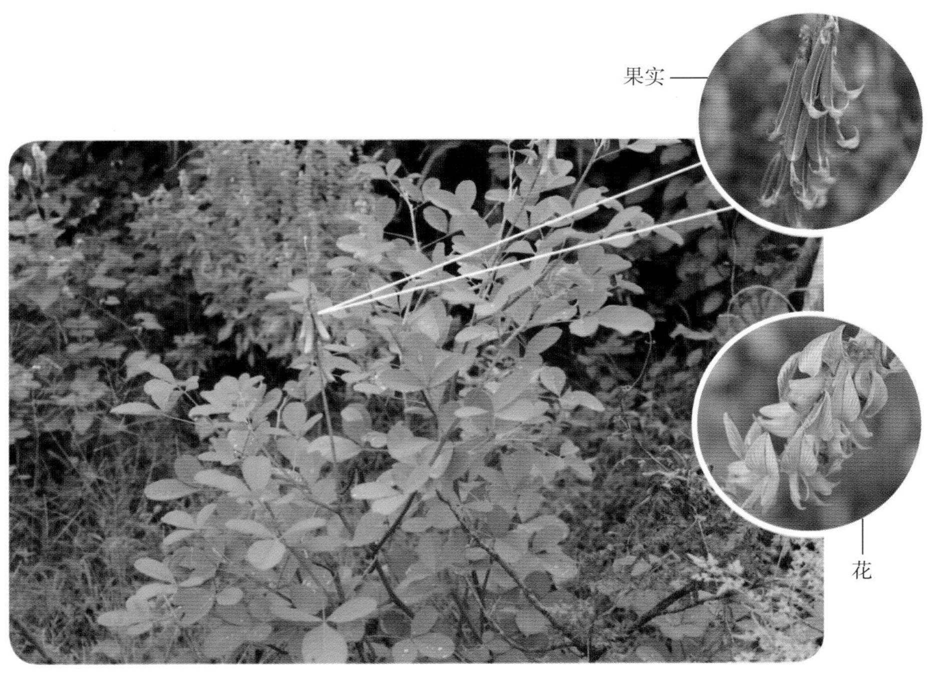

叶 叶互生，三出复叶；叶柄被密毛；托叶细小，刚毛状早落；小叶片倒卵状长圆形或窄椭圆形，先端钝圆，有时微缺。基部楔形，上面无毛，下面略被丝光质短柔毛；叶脉明显。

花 总状花序顶生及腋生；苞片早落；萼筒杯状，先端5裂，裂片三角形；蝶形花冠，黄色，旗瓣嵌以紫色条纹，雄蕊10，上部分离，子房长圆形，花柱内弯。

果实 荚果长圆形，嫩时被毛，熟时近于无毛，下垂，果瓣开裂时扭转。

【生境分布】

栽培或野生于山坡、路旁。产于我国山东、浙江、福建、台湾、湖南、广东、广西、四川、云南等地。

【性能主治】

全草入药。苦、辛，平。清热利湿，解毒散结。用于湿热腹泻，小便淋沥，小儿疳积，乳腺炎。

【选方】

①治乳腺炎：猪屎豆全草适量，和酒糟捣敷患处；并可取茎叶浓煎，于换药时熏洗患处。

②治乳腺炎：猪屎豆全草 30 克，海金沙全草 30 克，珍珠菜 15 克。水煎服，红糖、米酒为引。

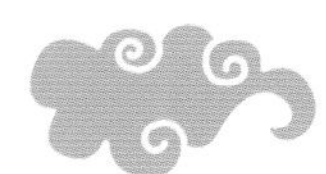

131. 粗叶悬钩子

蔷薇科悬钩子属

【别名】大叶蛇泡簕、老虎泡、大叶蛇泡簕、海南悬钩子

【学名】*Rubus alceaefolius* Poir.

【识别】攀援灌木。

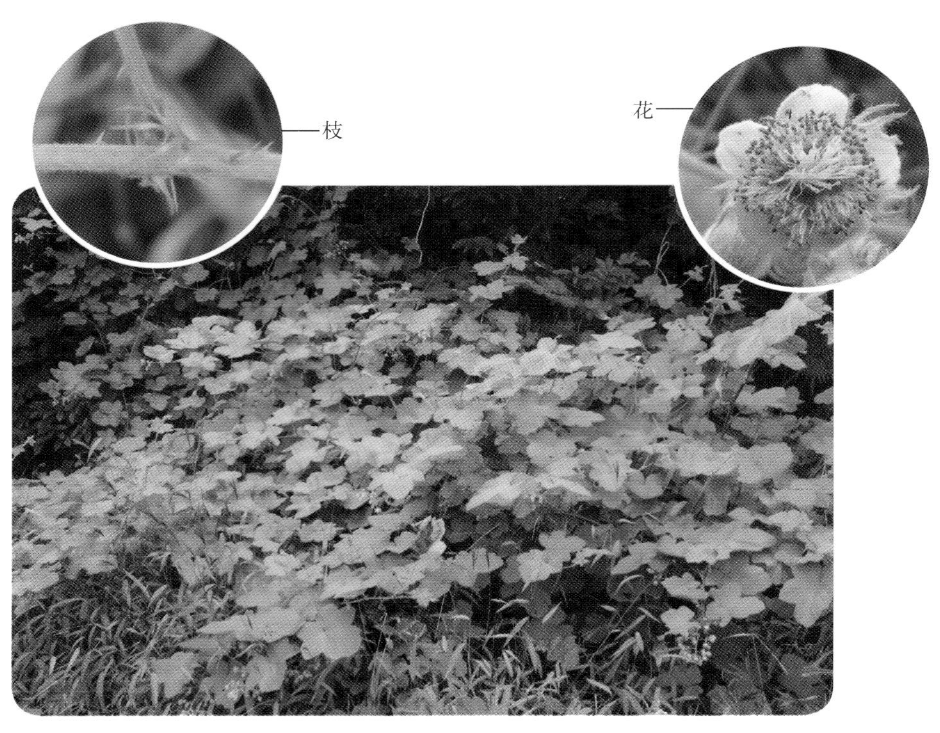

枝 密生黄色绒毛，叶柄及花序有小钩刺。

叶 单叶，革质；近圆形或宽卵形，大小极不等，上面有粗毛和囊泡状小凸起，下面密生灰色或浅黄色绵毛和长柔毛，叶脉锈色。

花 顶生或腋生圆锥花序或总状花序，有时腋生头状花束，总花梗、花梗和花萼被淡黄色绒毛；花白色，苞片大，似托叶。

果实 聚合果球形，红色。

【生境分布】

生于山坡、山谷杂木林内或沼泽灌丛中以及路旁岩石间。产于我国广东省各地。

【性能主治】

根、叶入药。甘、淡，平。清热利湿，止血，散瘀。用于肝炎，痢疾，肠炎，乳腺炎，口腔炎，行军性血红蛋白尿，外伤出血，肝脾大，跌打损伤，风湿骨痛。

【选方】

①治黄疸肝炎：粗叶悬钩子、溪黄草各30克，葫芦茶、蛇舌草各15克，水煎冲红糖服。

②治口腔炎、牙痛：粗叶悬钩子30克，刺刁根15克，水煎，漱口含洗患处，日3次。

132. 琴叶榕 桑科榕属

【别名】 牛奶子树、铁牛入石、牛根子

【学名】 *Ficus pandurata* Hance

【识别】 小灌木。

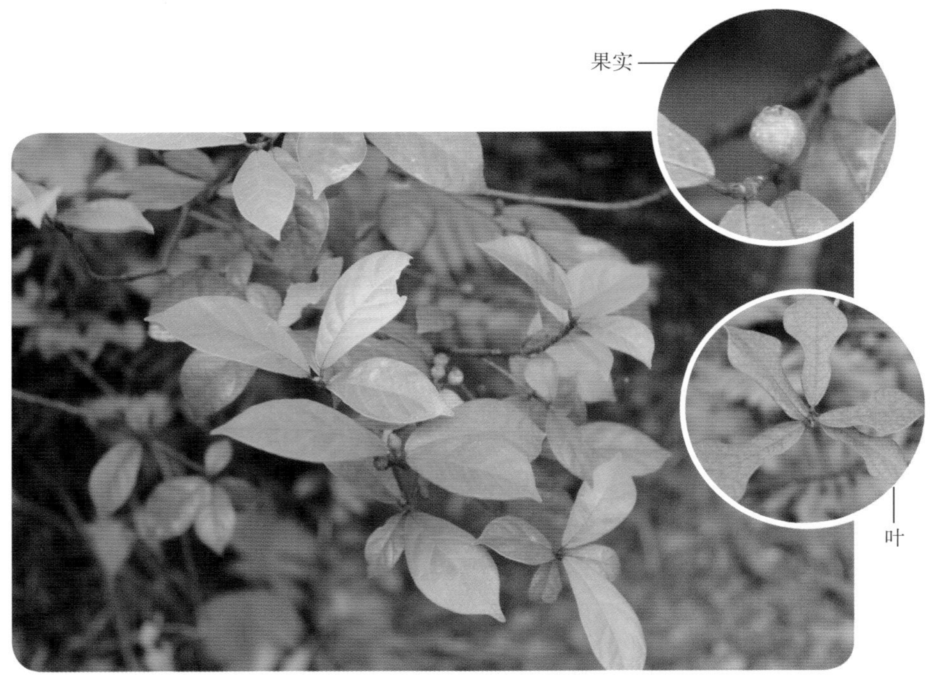

叶 嫩叶幼时被白色柔毛。叶纸质，提琴形或倒卵形，先端急尖有短尖，基部圆形至宽楔形，背面叶脉有疏毛和小瘤点，基生侧脉 2；叶柄疏被糙毛；托叶披针形。

花 雄花有柄，雄蕊 3；瘿花有柄或无柄，花被片 3 ~ 4，倒披针形至线形，子房近球形，花柱侧生，细长，柱头漏斗形；雌花花被片椭圆形。花期 6—8 月。

果实 榕果单生叶腋，鲜红色，椭圆形或球形，顶部脐状突起。

【生境分布】

生于山地，旷野或灌丛林下。产于我国广东、海南、广西、福建、湖南、湖北、江西、安徽（南部）、浙江。

【性能功效】

根、叶入药。甘，温。行气活血，舒筋活络。用于月经不调，乳汁不通，跌打损伤，腰痛疼痛；外用治乳腺炎。

【选方】

① 治黄疸：琴叶榕根 100 克，马蓝 100 克。水煎服。

② 治跌打损伤：琴叶榕干根 50~100 克，酒水煎服。

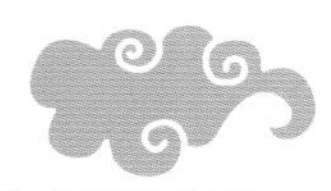

133. 葫芦茶

豆科葫芦茶属

【别名】剃刀柄、金剑草、咸鱼草

【学名】*Tadehagi triquetrum* (Linn.) Ohashi.

【识别】半灌木。

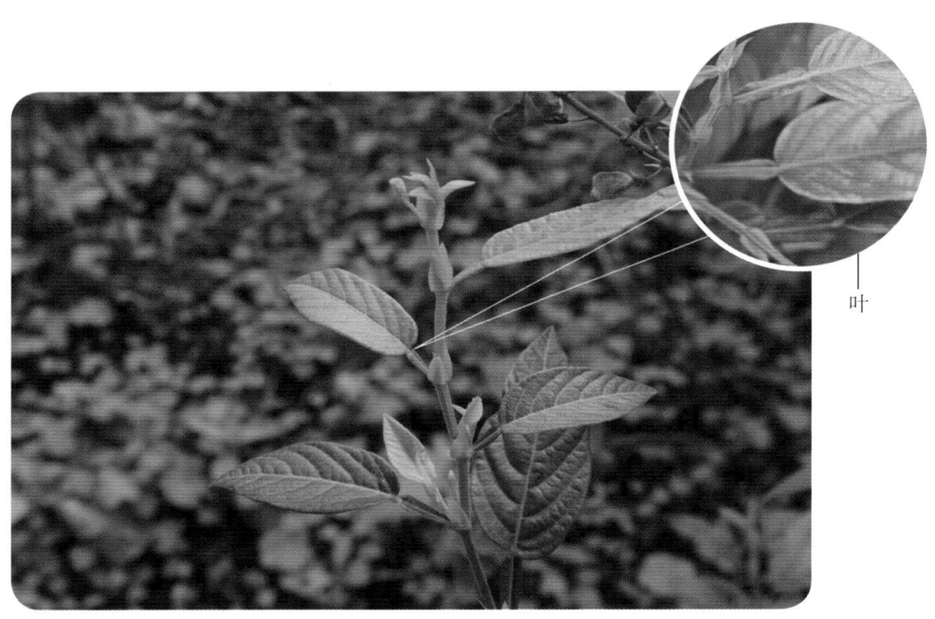

叶 单叶互生，卵状矩圆形、矩圆形至披针形，叶面深绿色或蓝绿色，背面较浅，先端短尖，基部浑圆，上面秃净，下主脉上被毛；叶柄有阔翅；有小托叶 2 枚，披针形。

花 总状花序顶生或腋生；花淡紫色；花冠蝶形，淡紫色或蓝紫色，雄蕊 10，2 体；雌蕊 1，花柱内弯，花期 7 月。

果实 荚果有近四方形荚节 5 ~ 8 个，果期 8—10 月。

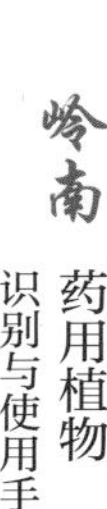

【生境分布】

生于荒地或山地林缘，路旁，海拔 1400 米以下。产于我国福建、江西、广东、海南、广西、贵州及云南。

【性能主治】

全草入药。苦、涩，凉。清热，利湿，消滞，杀虫。用于感冒，咽痛，肺病咳血，肠炎，痢疾，黄疸，风湿关节痛，钩虫病，妊娠呕吐，小儿疳积，疮疥。

【选方】

①治咽喉肿痛：葫芦茶 100 克。煎水含咽。

②治肺病咳嗽出血：葫芦茶干全草 125 克。清水煎服。

③治风湿性关节酸痛：葫芦茶茎，每次 100 克，合猪脚节炖服。

134. 落葵

落葵科落葵属

【别名】 紫葵、胭脂菜、藤芭菜

【学名】 *Basella alba* L.

【识别】 一年生缠绕草本。

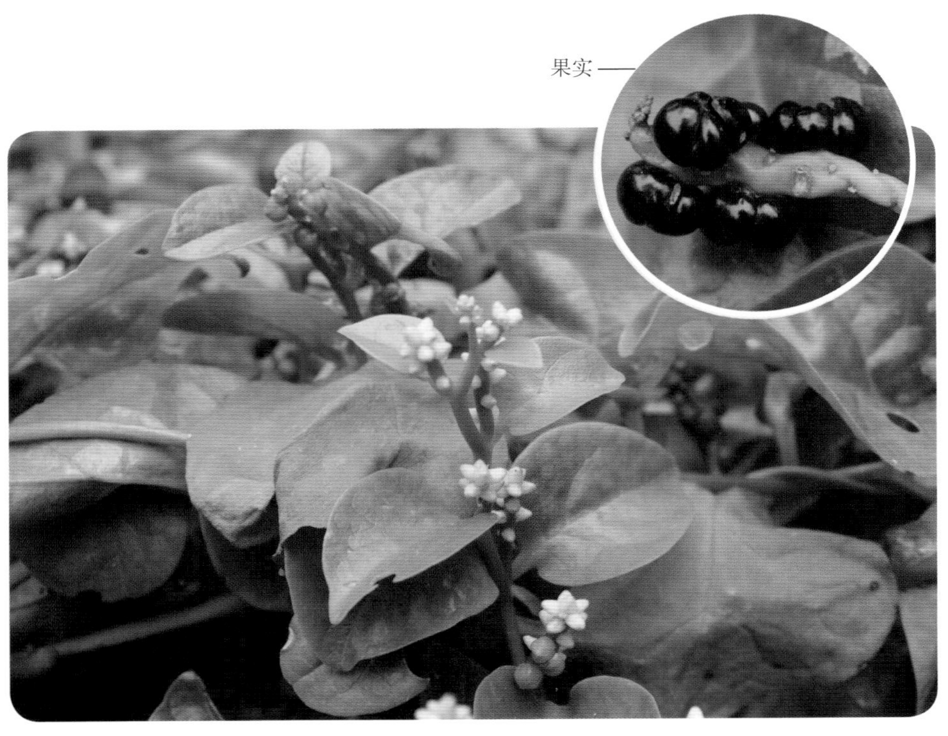

叶 叶片卵形或近圆形，绿色，有光泽，顶端渐尖，基部微心形或圆形，下延成柄，全缘，背面叶脉微凸起；叶柄上有凹槽。

花 穗状花序腋生；苞片极小，早落；小苞片 2，萼状，长圆形，宿存；花被片淡红色或淡紫色，卵状长圆形，全缘，顶端钝圆，内摺，下部白色，连合成筒；雄蕊着生花被筒口，花丝短，基部扁宽，白色，花药淡黄色；柱头椭圆形。花期 5—9 月。

果实 果实球形，红色至深红色或黑色，多汁液，外包宿存小苞片及花被。果期 7—10 月。

【生境分布】

我国南北各地多有种植，南方有逸为野生的。

【性能主治】

全草入药。甘、酸，寒。清热，滑肠，凉血，解毒。用于大便秘结，小便短涩，痢疾，便血，斑疹，疔疮。

【选方】

治小便短赤：鲜落葵每次 60 克，煎汤代茶频服。

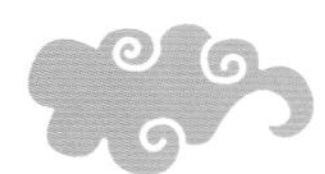

135. 韩信草 唇形科黄芩属

【别名】大力草、耳挖草、金茶匙

【学名】*Scutellaria indica* Linn.

【识别】多年生草本，全体被毛。

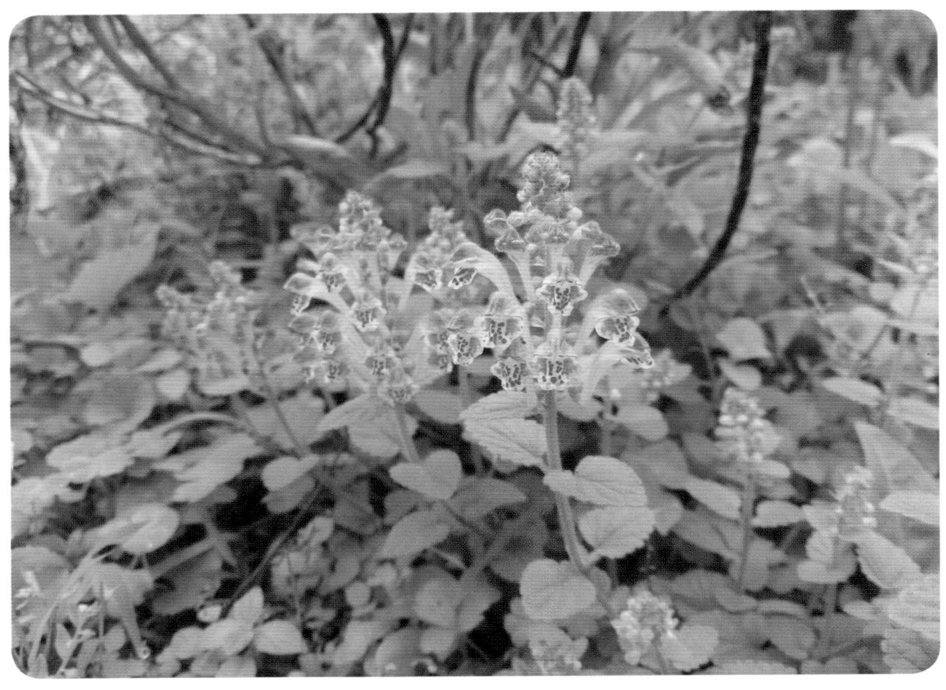

茎 四方形，直立，基部倾卧，有分枝。

叶 叶对生，圆形、卵圆形或肾形，深绿色，先端钝圆，基部心形，边缘有圆锯齿，两面密生细毛。

花 顶生总状花序；苞片卵圆形，两面都有短柔毛；小梗基部有刚毛状小苞片；花萼钟状，外面被黏柔毛；花冠蓝紫色，外面被有腺体和短柔毛，上唇先端微凹，下唇有 3 裂片。花期 4—5 月。

果实 小坚果横生，成熟时栗色或暗褐色，卵圆形，有小瘤状突起。果期6—9月。

【生境分布】

生长于路边、山坡。分布于我国中部、东南部至西南各地。

【性能主治】

全草入药。辛、苦，寒。清热解毒，活血止痛，止血消肿。用于痈肿疔毒，肺痈，肠痈，瘰疬，毒蛇咬伤，肺热咳喘，牙痛，喉痹，咽痛，筋骨疼痛，吐血，咯血，便血，跌打损伤，创伤出血，皮肤瘙痒。

【选方】

①治跌打损伤，吐血：鲜韩信草100克。捣，绞汁，炖酒服。

②治劳郁积伤，胸胁闷痛：韩信草50克。水煎服。或全草250克、酒500克，浸3日。每次50克，日2次。

136. 紫背万年青

鸭跖草科紫背万年青属

【别名】蚌花、紫锦兰、蚌壳花

【学名】*Rhoeo discolor* Hance.

【识别】多年生草本。

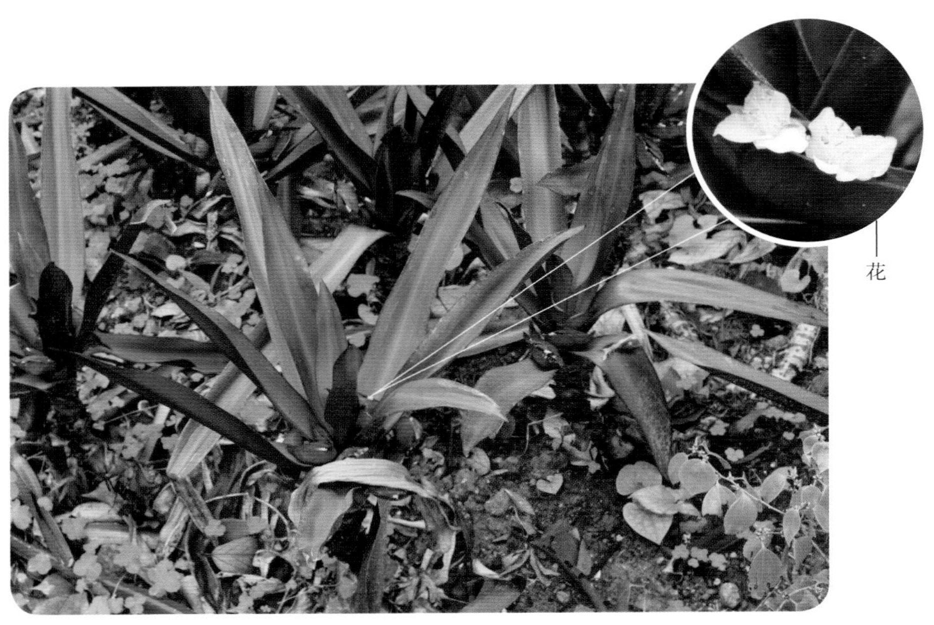

茎 粗壮，不分枝。

叶 叶莲座状，密生于茎顶，剑状，重叠，叶表面青绿光亮，背面深紫。

花 花腋生，呈密集伞形花序，花被6片，白色，生于两片河蚌状的紫色大苞片内。花期8—10月。小花白色，因花朵生于紫红色的两片蚌形的大苞片内，其形似蚌壳吐珠，所以又叫“蚌花”。

【生境分布】

性喜半阴、湿润的环境，喜肥沃、疏松的沙壤土，较耐旱，怕曝晒，畏寒冷。产于我国广东、广西、福建等地。

【性能主治】

花入药。甘，淡，凉。有小毒。用于肺燥咳嗽，咯血，百日咳，淋巴结结核，痢疾，便血。

【选方】

①治痢疾，跌打驳骨：外用，适量，捣敷。

②治便血，咳血，尿血：内服，煎汤，15～30 克，鲜品可用至 60 克。

③治劳伤吐血，咳血，便血，瘀火核，肺热燥咳：内服，煎汤，15～30 克，鲜品可用至 60 克。

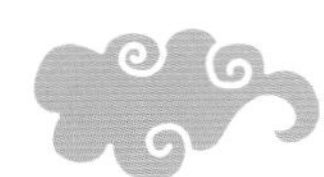

137. 紫茉莉

紫茉莉科紫茉莉属

【别名】草茉莉、胭脂花、地雷花、粉豆花

【学名】*Mirabilis jalapa* L.

【识别】一年生草本。

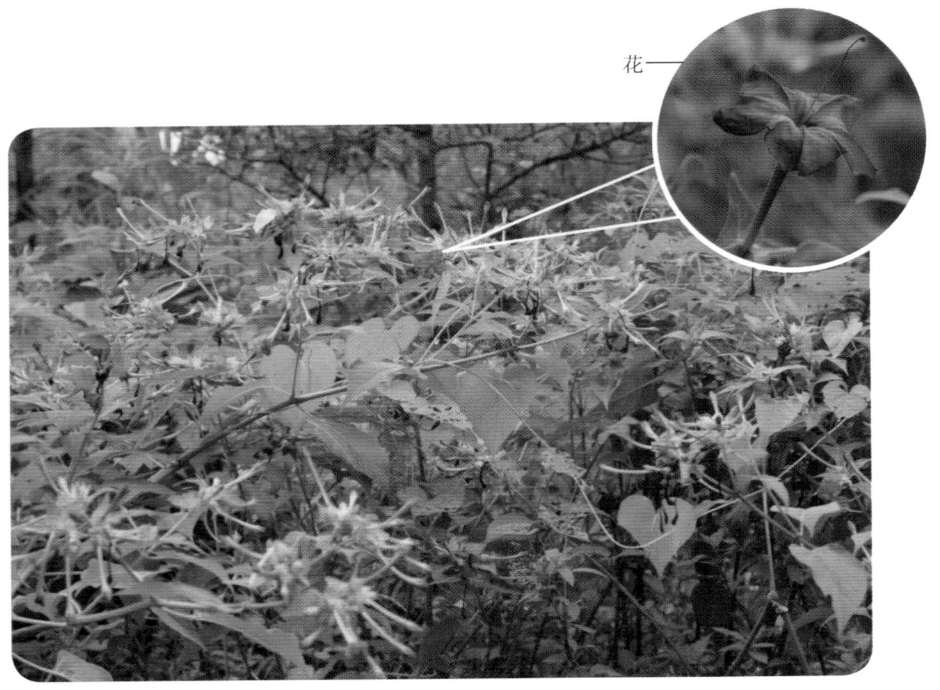

根 肥粗，倒圆锥形，黑色或黑褐色。

茎 直立，圆柱形，多分枝，无毛或疏生细柔毛，节稍膨大。

叶 卵形或卵状三角形，叶面绿色，叶背稍浅，全缘，两面均无毛，脉隆起。

花 花常数朵簇生枝端，总苞钟形，5 裂，裂片三角状卵形，花被紫红色、黄色、白色或杂色，高脚碟状。

果实 瘦果球形，革质，黑色，表面具皱纹。

种子 种子胚乳白粉质。

【生境分布】

性喜温和而湿润的气候条件，不耐寒。中国南北各地常栽培。

【性能功效】

根、叶、花入药。甘、淡，凉。利尿泻热，祛风活血。用于淋浊，带下，肺痨吐血，痈疽发背，急性关节炎，妇女红崩、白带，疔痈，损伤及接骨。

【选方】

治淋浊、白带：白花紫茉莉根 50～100 克(去皮洗净切片)，茯苓 15～25 克。水煎饭前服，日服 2 次。

138. 紫鸭跖草

鸭跖草科鸭跖草属

【别名】血见愁、紫露草、紫竹梅、紫叶草、紫锦草

【学名】*Commelina purpurea* C.B.Clarke

【识别】多年生披散草本。

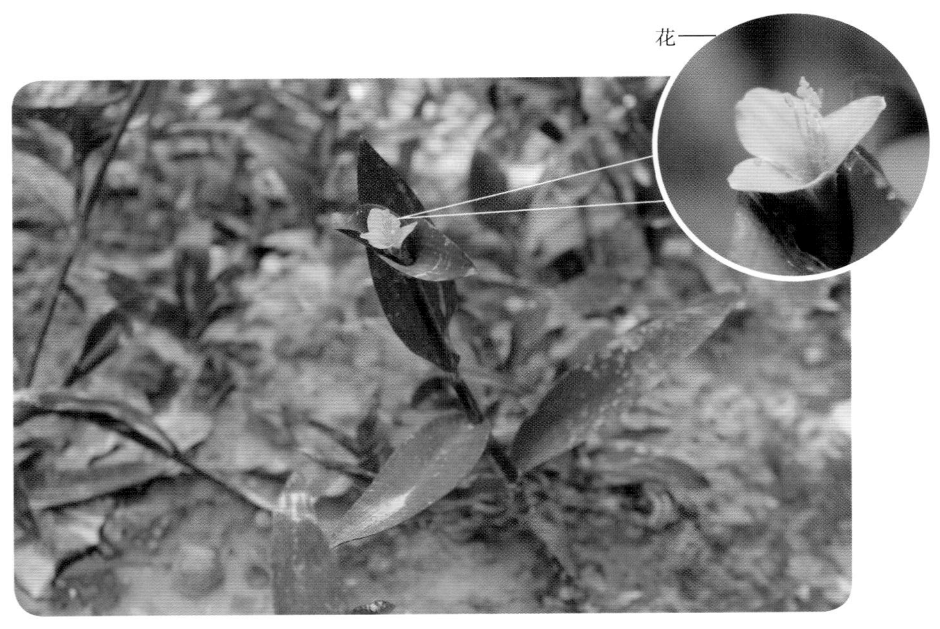

茎 多分枝，带肉质，紫红色，下部匍匐状，节上常生须根，上部近于直立。

叶 叶互生，长圆形，先端渐尖，全缘，基部抱茎而成鞘，鞘口有白色长睫毛，上面暗绿色，边缘绿紫色，下面紫红色。

花 花密生在二叉状的花序柄上，下具线状披针形苞片；萼片3，绿色，卵圆形，宿存；花瓣3，蓝紫色，广卵形。

果实 蒴果椭圆形，有3条隆起棱线。

种子 种子呈三棱状半圆形，橄榄形。

【生境分布】

喜习温暖、湿润，不耐寒，忌阳光曝晒，喜半荫。对干旱有较强的适应能力，适宜肥沃、湿润的壤土。原产南美洲墨西哥。我国各地均有栽培。

【性能主治】

全草入药。甘、淡，凉。有毒。活血，止血，解蛇毒。用于蛇疱疮，疮疡，毒蛇咬伤，跌打，风湿。

【选方】

①治痈疽肿毒：鲜紫鸭跖草、仙巴掌捣敷。

②治诸淋：鲜紫鸭跖草 30 ~ 60 克。合冰糖煎服。

139. 黑面神

大戟科黑面神属

【别名】黑面叶、钟馗草、狗脚刺、鬼画符、青凡木、铁甲将军、夜兰茶、锅盖仔、四眼草、乌漆白、青漆、山树兰

【学名】*Breynia fruticosa* (Linn.) Hook. f.

【识别】灌木。

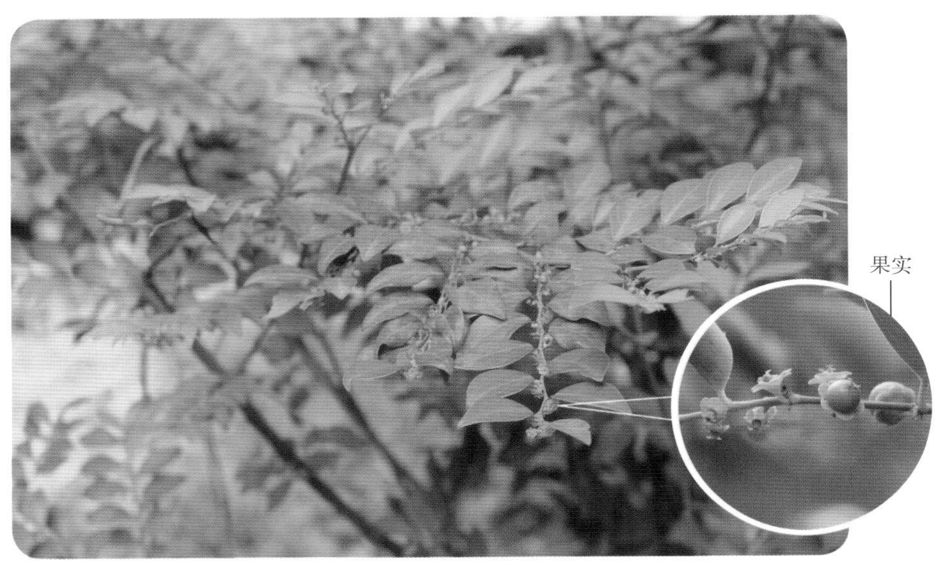

枝 上部常呈扁压状，紫红色；小枝绿色；全株均无毛。

叶 革质，卵形、阔卵形或菱状卵形，两端钝或急尖，上面深绿色，下面粉绿色，干后变黑色，具有小斑点；侧脉每边 3～5 条。

花 单生或 2～4 朵簇生于叶腋内，黄色或浅黄绿色，雌花位于小枝上部，雄花则位于小枝的下部，有时生于不同的小枝上；花萼钟状，6 浅裂，顶端近截形，中间有突尖，上部辐射张开呈盘状；子房卵状，花柱 3，顶端 2 裂，裂片外弯。花期 4—9 月。

果实 蒴果圆球状，有宿存的花萼。果期 5—12 月。

【生境分布】

散生于山坡、平地旷野灌木丛中或林缘。产于我国浙江、福建、广东、海南、广西、四川、贵州、云南等省区。

【性能主治】

嫩枝叶、根入药。微苦，凉。有小毒。归脾、胃经。清热祛湿，活血解毒。用于腹痛吐泻，湿疹，缠腰火丹，皮炎，漆疮，风湿痹痛，产后乳汁不通，阴痒。现代有用于慢性支气管炎，漆过敏，湿疹，刀伤出血，阴道炎等。

【选方】

①治产后体弱多病，双目颜面浮肿：黑面神根 20 克，益母草根 15 克，盐肤木根 15 克。煎汤内服。

②治高热不退：黑面神根 30 克。煎服。

140. 粪箕笃

防己科千金藤属

【别名】 田鸡草、雷林嘴、畚箕草、飞天雷公

【学名】 *Stephania longa* Lour.

【识别】 多年生草质藤本。

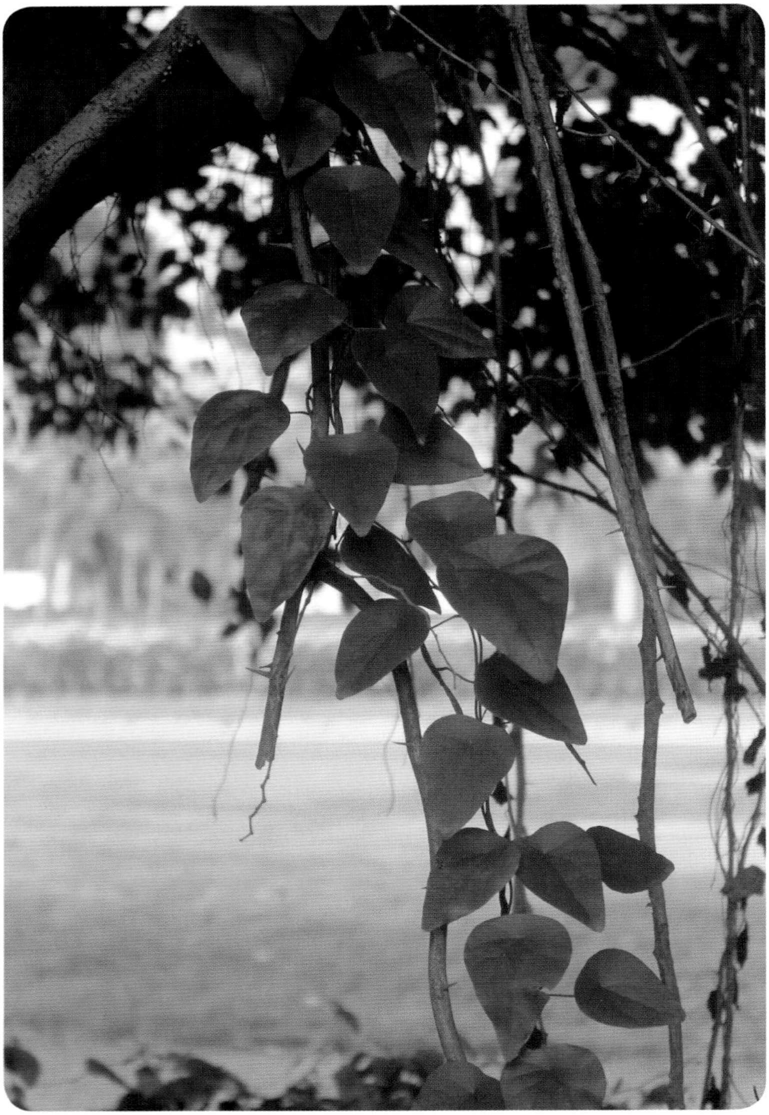

叶 互生，叶柄基部常扭曲；叶片三角状卵形，上面深绿色，下面淡绿色或粉绿色；掌状脉 10 ~ 11 条。

花 复伞形聚伞花序腋生；雄花序较纤细，被短硬毛；雄花：萼片楔形或倒卵形，背面有乳头状短毛；花瓣绿黄色，近圆形。花期春末夏初。

果实 核果红色，果核背部有 2 行小横肋，每行 9 ~ 10 条，小横肋中段稍低平，胎座迹穿孔。果期秋季。

【生境分布】

生于灌木丛中。产于我国福建、台湾、广东、广西及云南东南部。

【性能主治】

根、根茎、全株入药。苦，寒。清热解毒，利湿消肿，祛风活络。用于泻痢，小便淋涩，水肿，黄疸，风湿痹痛，喉痹，聤耳，疮痈肿毒，毒蛇咬伤。

【选方】

治脱肛：粪箕笃 25 克，马骝卵 25 克，猪大肠 1 节。共煲服。

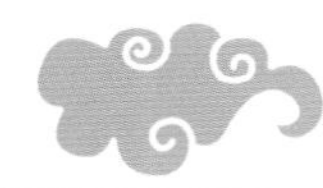

141. 雾水葛

荨麻科雾水葛属

【别名】拔脓膏、生肉药、糯米草

【学名】*Pouzolzia zeylanica* (Linn.) Benn.

【识别】多年生草本。

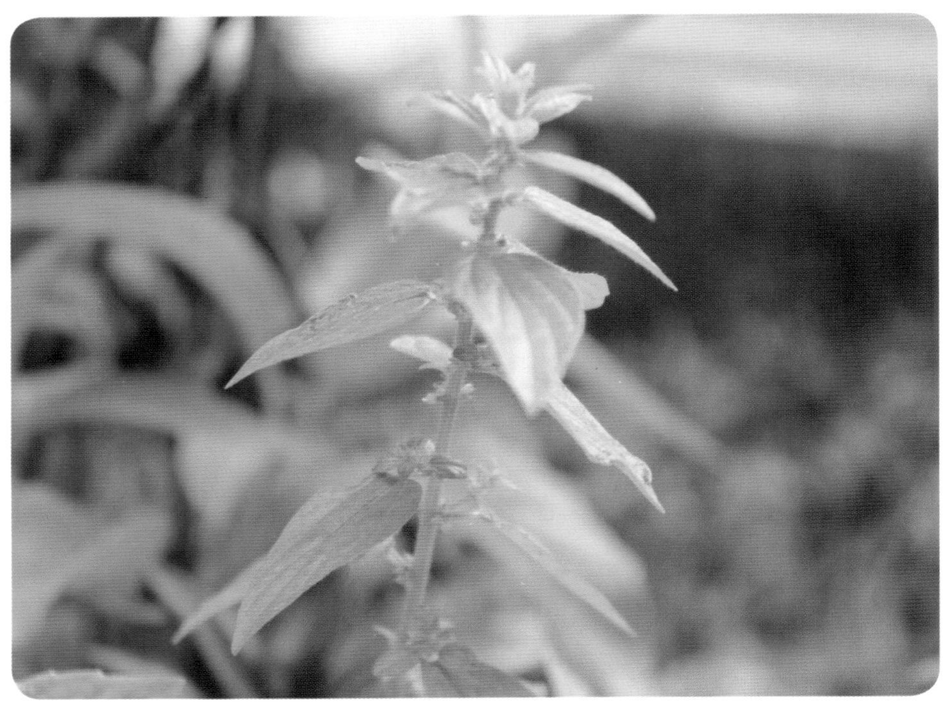

茎 直立或渐升，浅绿色，不分枝，有短伏毛，或混有开展的疏柔毛。

叶 全部对生，或茎顶部的对生；叶片草质，卵形或宽卵形，绿色，边缘全缘，两面有疏伏毛，或有时下面的毛较密。

花 团伞花序通常两性，苞片三角形，顶端骤尖，背面有毛。

果实 瘦果卵球形，淡黄白色，上部褐色，或全部黑色，有光泽。

【生境分布】

生于潮湿的山地，沟边和路旁或低山灌丛中或疏林中。产于我国云南南部和东部、广西、广东、福建、江西、浙江西部、安徽南部（黄山）、湖北、湖南、四川、甘肃南部等地。

【性能主治】

全草入药。甘，凉。解毒消肿，排脓，清温热。用于疮，疽，乳痈，风火牙痛，肠炎，痢疾，尿路感染。

【选方】

①治尿路感染，肠炎，痢疾，疖肿，乳痈：雾水葛鲜品 50 ~ 100 克或干品 25 ~ 50 克。水煎服。

②治硬皮病：雾水葛叶，葫芦茶叶，和食盐捣烂外敷；并用雾水葛茎和葫芦茶煎水洗擦。

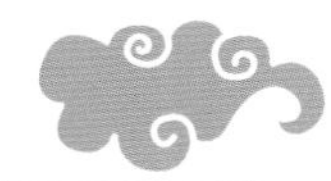

142. 锡叶藤

五桠果科锡叶藤属

【别名】锡叶、涩藤、涩沙藤、水车藤、雪藤、糙米藤、擦锡藤

【学名】*Tetracera asiatica* (Lour.) Hoogland

【识别】常绿木质藤本，多分枝，枝条粗糙，幼嫩时被毛。

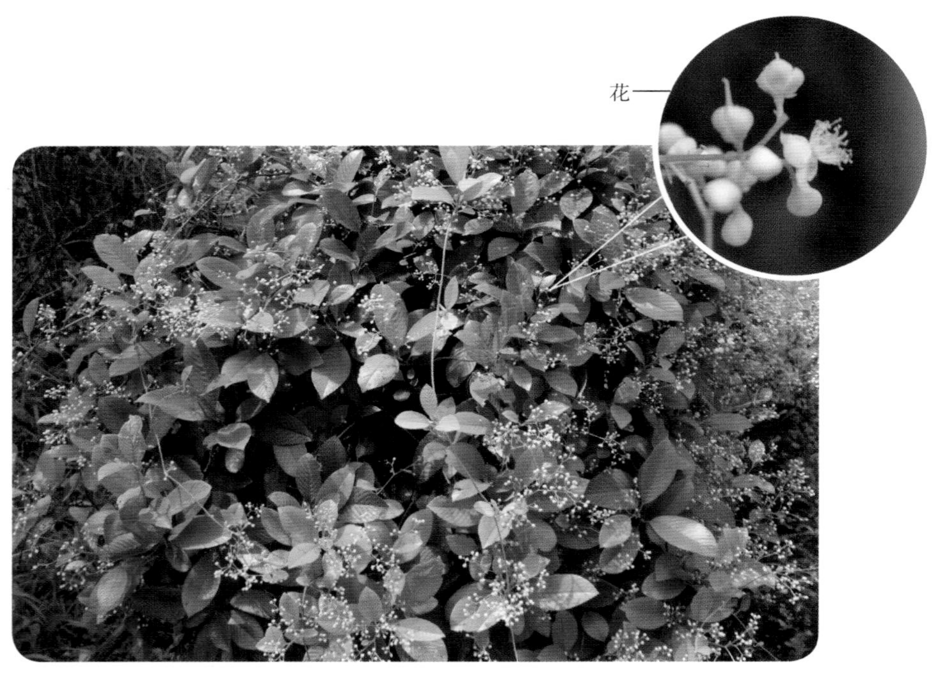

叶 叶革质，极粗糙，矩圆形，绿色，有光泽，先端钝或圆，有时略尖，基部阔楔形或近圆形，常不等侧，上下两面初时有刚毛，不久脱落，留下刚毛基部矽化小突起，侧脉在下面显著地突起，全缘或上半部有小钝齿；叶柄粗糙，有毛。

花 圆锥花序顶生或生于侧枝顶被贴生柔毛，花序轴常为“之”字形屈曲；萼片离生，广卵形，大小不相等，先端钝，无毛或偶有疏毛。花期4—5月。

果实 成熟时黄红色，干后果皮薄革质，稍发亮，有残存花柱。

种子 黑色，基部有黄色流苏状的假种皮。

【生境分布】

生于灌丛或疏林中。产于我国广东、广西等地。

【性能主治】

茎、茎叶入药。酸、涩、平。收涩固脱，消肿止痛。用于久泻久痢，便血，脱肛，遗精，白带，子宫脱垂，跌打肿痛。

【选方】

治红白痢：锡叶 50 克，分 3 次煎服。如仍未愈，再用 10 克，木棉花 10 克，扭肚藤 10 克，煎服 1 ~ 2 次。

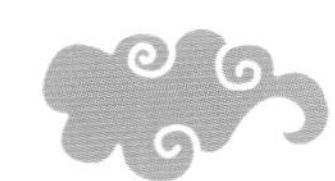

143. 酸模叶蓼 蓼科蓼属

【别名】 大马蓼、鱼蓼、水蓼

【学名】 *Polygonum lapathifolium* L.

【识别】 一年生草本。

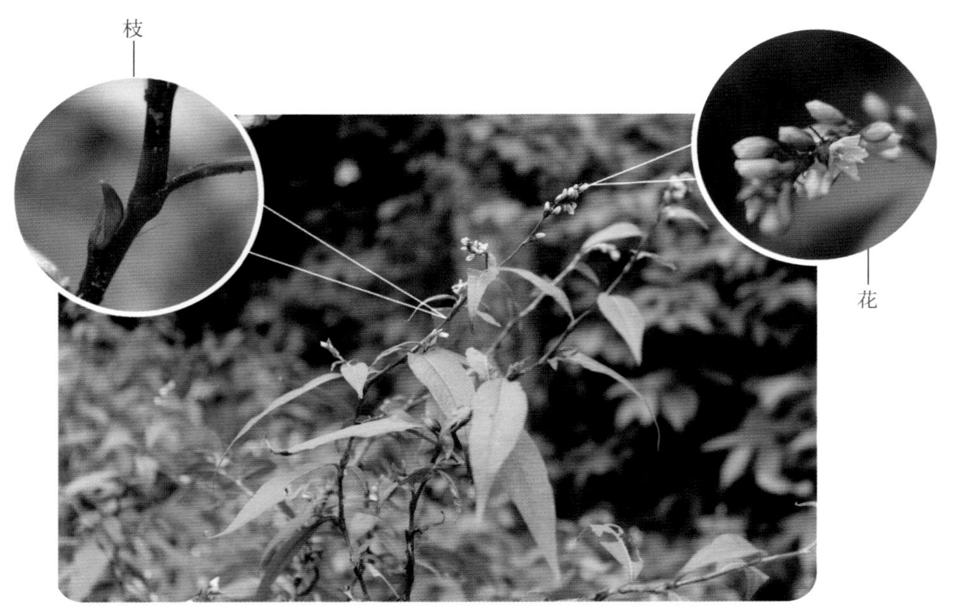

茎 直立，具分枝，无毛，节部膨大。

叶 披针形或宽披针形，上面绿色，常有一个大的黑褐色新月形斑点，两面沿中脉被短硬伏毛，全缘，边缘具粗缘毛；叶柄短，具短硬伏毛；托叶鞘筒状，膜质，淡褐色，无毛。

花 总状花序呈穗状，顶生或腋生，近直立，花紧密，通常由数个花穗再组成圆锥状；苞片漏斗状，边缘具稀疏短缘毛；花被淡红色或白色，4(5) 深裂，椭圆形。

【生境分布】

生于田边、路旁、水边、荒地或沟边湿地，海拔 30 ~ 3900 米。广布于我国南北各省区。

【性能主治】

全草入药。辛、苦，微温。解毒除湿，活血。用于疮疡肿痛，瘰疬，腹泻，痢疾，湿疹，风湿痹痛，跌打损伤，月经不调。

【选方】

治中暑腹痛：本品鲜叶芽 12 克，食盐少许，捣烂或搓烂，开水送服。

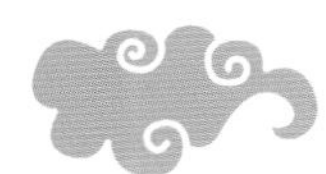

144. 豨莶 菊科豨莶属

【别名】黄花豨莶、虾柑草、目镜草、猴仔摄目

【学名】*Siegesbeckia orientalis* L.

【识别】一年生草本。

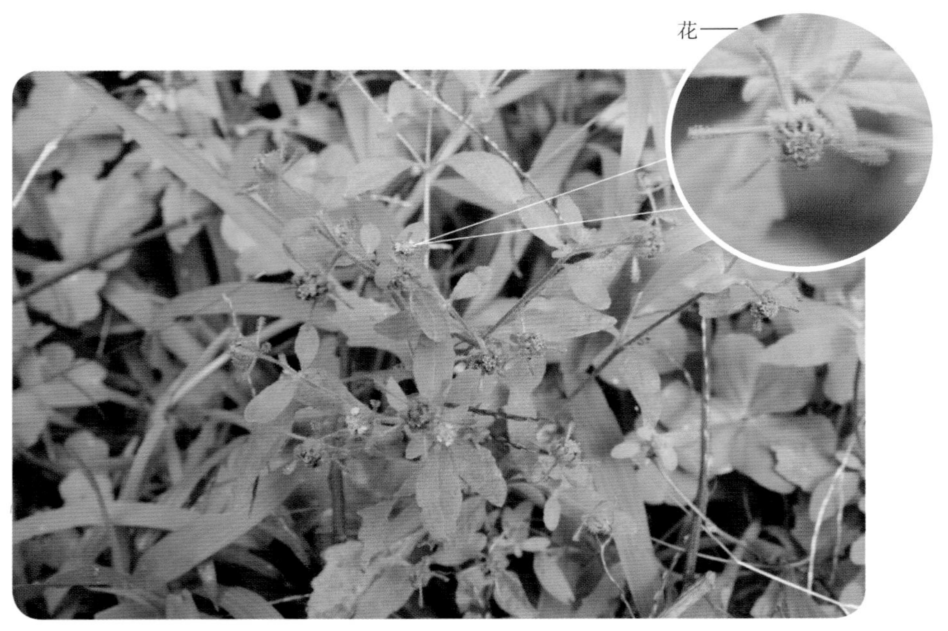

叶 对生；中部叶三角状卵圆形或卵状披针形，长 4 ~ 10 厘米，宽 1.8 ~ 6.5 厘米，先端渐尖，基部阔楔形，下延成具翼的柄，边缘有规则的浅裂或粗齿，上面绿色，下面淡绿，具腺点，两面被毛，三出基脉，侧脉及网脉明显；上部叶渐小，卵状长圆形，边缘浅波状或全缘，近无柄。

花 头状花序多数，集成顶生的圆锥花序；总苞阔钟状；总苞片 2 层，叶质，背面被紫褐色头状具柄的腺毛，外层苞片 5 ~ 6 枚，线状匙形或匙形，内层苞片卵状长圆形或卵圆形，外层托片长圆形，内弯，内层托片倒卵状长圆形；花黄色；两性管状花上部钟状，上端有 4 ~ 5 卵圆形裂片。花期 4—9 月。

果实 瘦果倒卵圆形，有 4 棱，先端有灰褐色状突起，果期 6—11 月。

【生境分布】

生于山野、荒草地、灌丛及林下。产于我国广东省各地。

【性能主治】

地上部分、根、果实入药。苦、辛，寒。祛风湿，通经络，清热毒。用于风湿痹痛，筋骨不利，腰膝无力，半身不遂，高血压，疟疾，黄疸，痈肿，疔毒，风疹湿疮，虫兽咬伤。

【选方】

①治疠风脚弱：豨莶草（五月取赤茎者，阴干，以净叶蜜酒九蒸九晒）500 克，当归、芍药、熟地黄各 50 克，川乌（黑豆制净）30 克，羌活、防风各 50 克。为末，蜜丸。每服 10 克，空心温酒下。

②治疟疾：豨莶草（干品）50 克。每天 1 剂，两次煎服，连服 3 天。

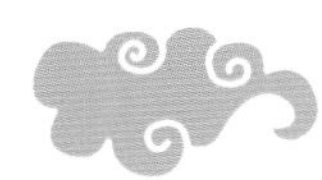

145. 翠云草 卷柏科卷柏属

【别名】龙须、蓝草、蓝地柏、绿绒草

【学名】*Selaginella uncinata* (Desv.) Spring

【识别】多年生草本。

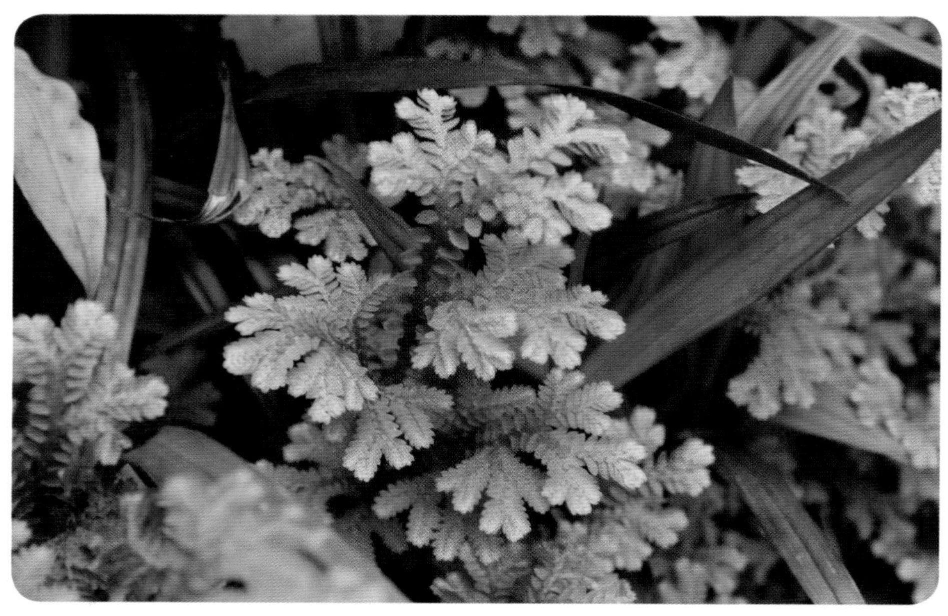

茎 主茎先直立而后攀援状。主茎自近基部羽状分枝，不呈“之”字形。茎圆柱状，具沟槽，无毛，主茎顶端不呈黑褐色，主茎先端鞭形，侧枝5～8对，2回羽状分枝，小枝排列紧密。

叶 叶二形，草质，表面光滑，具虹彩，边缘全缘，明显具白边。主茎上的腋叶明显大于分枝上的，肾形，或略心形。孢子叶穗紧密，四棱柱形，单生于小枝末端；孢子叶一形，卵状三角形，边缘全缘，具白边，先端渐尖，龙骨状；大孢子叶分布于孢子叶穗下部的下侧或中部的下侧或上部的下侧。

孢子 大孢子灰白色或暗褐色；小孢子淡黄色。

【生境分布】

生于林下，海拔 50～1200 米。我国特有植物，其他国家也有栽培。

【性能主治】

全草入药。甘、淡，凉。清热利湿，止血，止咳。用于急性黄疸型传染性肝炎，胆囊炎，肠炎，痢疾，肾炎水肿，泌尿系感染，风湿关节痛，肺结核咯血；外用治疖肿，烧烫伤，外伤出血，跌打损伤。

【选方】

①治黄疸：翠云草 30 克，秋海棠根 3 克，水煎服。

②治肠炎，痢疾：翠云草，马齿苋各 30 克，水煎服。

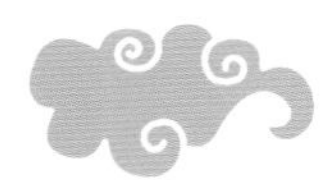

146. 箭叶秋葵

锦葵科秋葵属

【别名】红花马宁、五指山参

【学名】*Abelmoschus sagittifolius* (Kurz) Merr.

【识别】多年生草本。

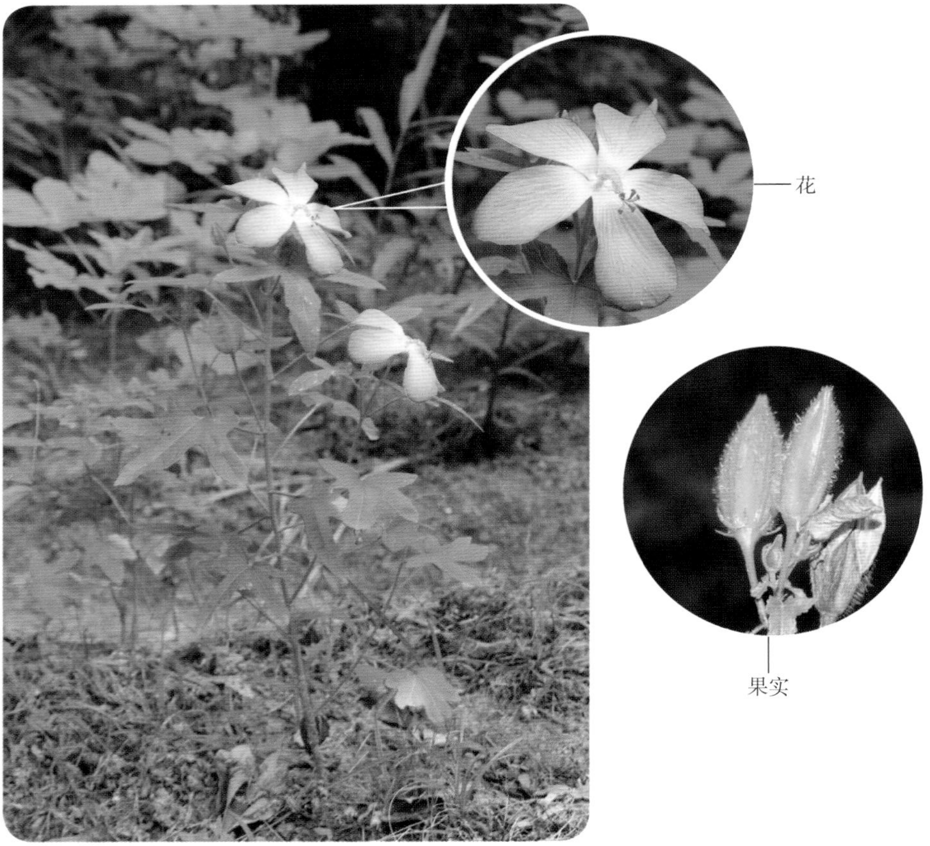

花

果实

茎 具萝卜状肉质根，小枝被糙硬长毛。

叶 叶形多样，绿色或黄绿色，下部的叶卵形，中部以上的叶卵状戟形、箭形至掌状 3～5 浅裂或深裂，裂片阔卵形至阔披针形，先端钝，基部心形或戟形，边缘具锯齿或缺刻，上面疏被刺毛，下面被长硬毛。

花 单生于叶腋，红色或黄色，花梗纤细，密被糙硬毛；小苞片6～12，线形，疏被长硬毛；花萼佛焰苞状，先端具5齿，密被细绒毛；花红色或黄色，花瓣倒卵状长圆形。

果实 蒴果椭圆形，绿色，被刺毛，具短喙。

【生境分布】

常见于海拔900～1600米的低丘、草坡、旷地、稀疏松林下或干燥的瘠地。产于我国广东、海南、广西、贵州、云南等省区。

【性能主治】

根、叶、果实入药。甘、淡，微温。滋养强壮。用于神经衰弱，头晕，腰腿痛，胃痛，腹泻。

【选方】

①治产后便秘，神经衰弱：根20～25克，水煎服。
②治痈疮肿毒：鲜叶捣烂或用叶研粉，调红糖外敷。

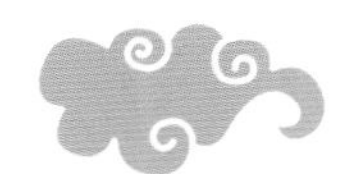

147. 鲫鱼胆

紫金牛科杜茎山属

【别名】空心花、冷饭果

【学名】*Maesa perlarius* (Lour.) Merr.

【识别】小灌木。

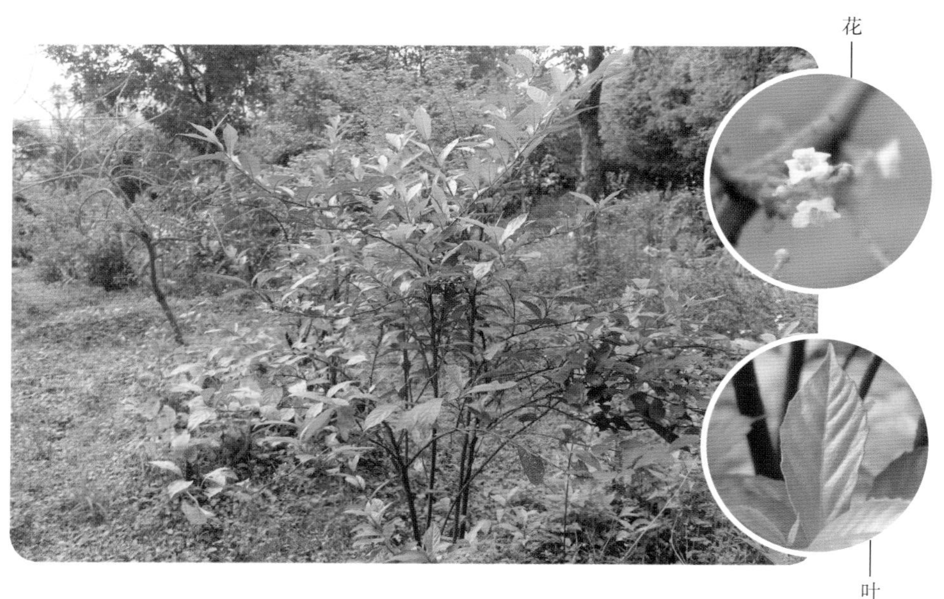

叶 纸质或近坚纸质，广椭圆状卵形至椭圆形，绿色或深绿色，叶背稍浅，顶端急尖或突然渐尖，基部楔形，边缘从中下部以上具粗锯齿，下部常全缘，背面被长硬毛，中脉隆起，侧脉 7 ~ 9 对，尾端直达齿尖，叶柄被长硬毛或短柔毛。

花 总状花序或圆锥花序，腋生，被长硬毛和短柔毛；苞片小，披针形或钻形，小苞片披针形或近卵形，均被长硬毛和短柔毛；萼片广卵形，具脉状腺条纹，被长硬毛，以后无毛；花冠白色，钟形，无毛，具脉状腺条纹；裂片广卵形，边缘具不整齐的微波状细齿；雄蕊在雌花中退化，在雄花中着生于花冠管上部，内藏；花药广卵形或近肾形，无腺点；花柱短且厚，柱头 4 裂。花期 3—4 月。

果实 球形，无毛，具脉状腺条纹；宿存萼片达果中部略上，常冠以宿存花柱。果期 12 月至翌年 5 月。

【生境分布】

生于海拔 150 ~ 1350 米的山坡、路边的疏林或灌丛中湿润的地方。主要产于我国四川（南部）、贵州至台湾以南沿海各省区，海拔 150 ~ 1350 米的山坡、路边的疏林或灌丛中湿润的地方。越南、泰国亦有分布。

【性能主治】

全草入药。苦、平。消肿去腐，生肌接骨。用于跌打刀伤，亦用于疔疮、肺病。

【选方】

①治小儿脑疳，鼻痒，毛发作穗，面黄羸瘦：鲫鱼胆滴于鼻中，连二、五日用之。

②治沙眼：冰片 0.5 克，琥珀 1 克。共研细末，大鲫鱼胆 5 个调涂。

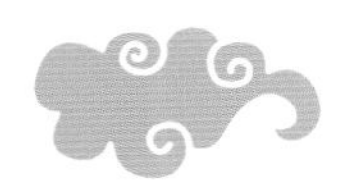

148. 繁缕 石竹科繁缕属

【别名】鹅肠菜、鹅耳伸筋、鸡儿肠

【学名】*Stellaria media* (L.) Cyr.

【识别】一年生或二年生草本。

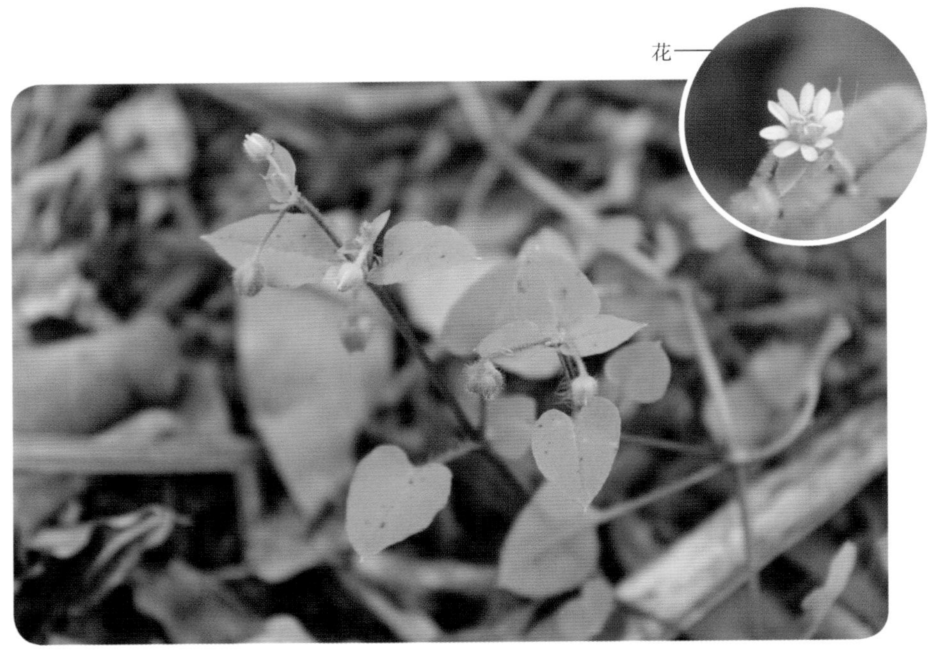

叶 叶片宽卵形或卵形，顶端渐尖或急尖，绿色，基部渐狭或近心形，全缘；基生叶具长柄，上部叶常无柄或具短柄。

花 疏聚伞花序顶生；花梗细弱。苞片膜质；花梗细，萼片5，披针形，长3～4毫米，顶端渐尖，边缘膜质；花瓣5，白色，2深裂，与萼片近等长。花期6—7月。

果实 蒴果卵形，稍长于宿存萼，顶端6裂，具多数种子；种子卵圆形至近圆形，稍扁，红褐色，直径1～1.2毫米，表面具半球形瘤状凸起，脊较显著。果期7—8月。

【生境分布】

喜温和湿润的环境，在我国云南各地广泛分布，其他省区也有分布。日本、朝鲜、俄罗斯皆可见。

【性能主治】

全草入药。微苦、甘、酸，凉。清热解毒，凉血，活血止痛，下乳。用于痢疾，肠痈，肺痈，乳痈，疔疮肿毒，痔疮肿痛，出血，跌打伤痛，产后瘀滞腹痛，乳汁不下，还有减肥的功效等。

【选方】

①治中暑呕吐：鲜繁缕 35 克，檵木叶、腐婢、白牛膝各 20 克。水煎，饭前服。

②治肠痈：新鲜繁缕 150 克。洗净，切碎，捣烂煮汁，加黄酒少许，1 日 2 回，温服。

③治淋：繁缕草满手两把，以水煮服之，可常作饮。

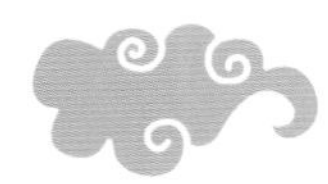

149. 爆仗竹

玄参科爆仗竹属

【别名】爆竹花、吉祥草、马鬃花、观音柳

【学名】*Russelia equisetiformis* Schlecht. et Cham.

【识别】灌木，直立。木贼状，几乎无叶。全株无毛。

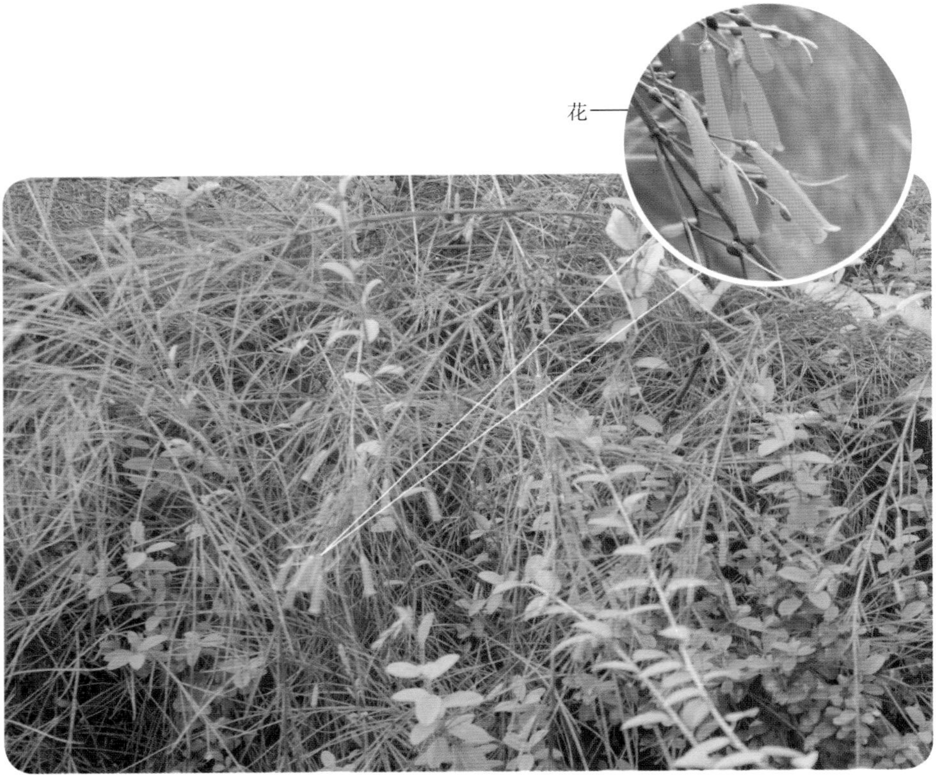

茎 四棱形，绿色或紫红色，枝纤细轮生，顶端下垂。

叶 叶小，绿色，散生；叶片长圆形至长圆状卵形。

花 伞圆锥花序狭长，小聚伞花序花 1～3 朵；花冠鲜红色，具长筒，上唇 2 裂，裂片卵形或长卵形，下唇 3 裂；雄蕊 4，退化雄蕊极小，位于花冠筒基部的后方。

【生境分布】

庭园观赏植物。我国福建、广东常有栽培。

【性能主治】

地上部分入药。甘，平。续筋接骨，活血祛瘀。用于跌仆闪挫，刀伤金疮，骨折筋伤。

【选方】

治骨折：外用，鲜品适量，捣敷。

150. 鳢肠 菊科鳢肠属

【别名】乌田草、墨旱莲、旱莲草、墨水草、乌心草

【学名】*Eclipta prostrata* (L.) L.

【识别】一年生草本。

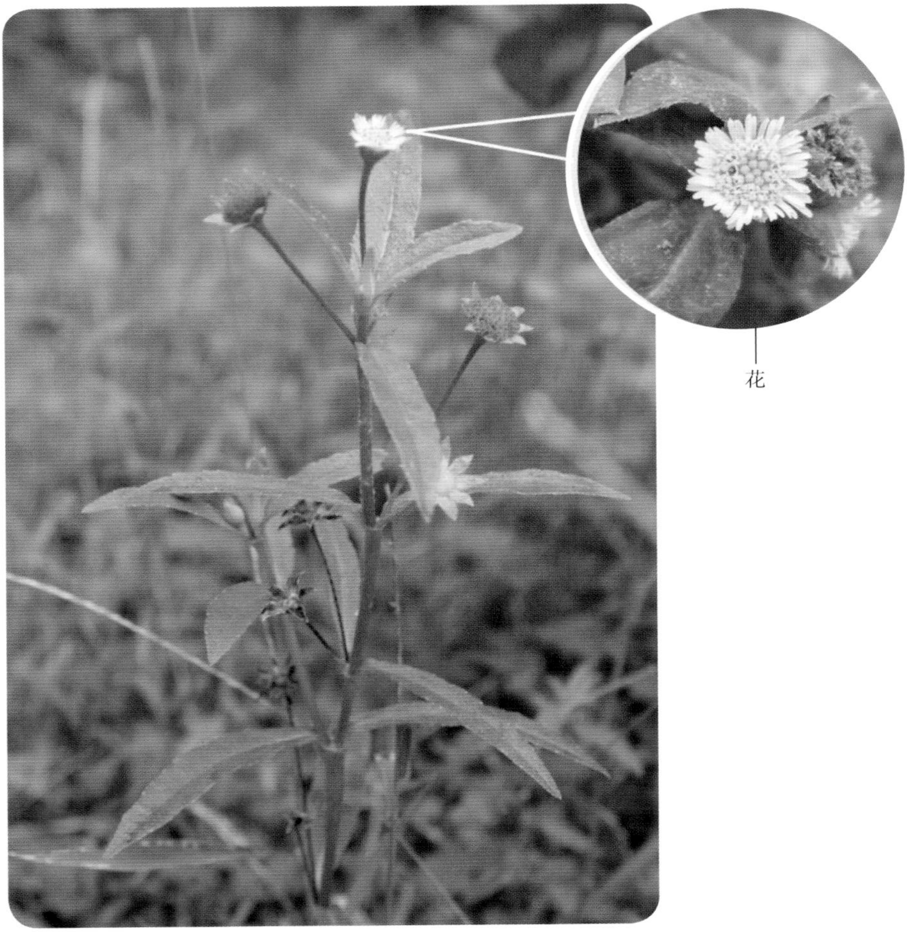

叶 单叶对生，线状椭圆形至披针形，绿色，深绿色或墨绿色。

花 头状花序腋生或顶生；外层舌状花雌性，中央管状花两性，总苞片

5～6 枚，绿色，具毛；托片披针形或刚毛状；边花舌状，白色，全缘或 2 裂；心花筒状，白色或淡黄色，4 个裂片。花期 7—9 月。

果实 瘦果无冠毛。果期 9—10 月。

【生境分布】

生于路边、湿地、沟边或田间。分布于全国各地。

【性能主治】

全草入药。甘、酸，凉。补益肝肾，凉血止血。用于肝肾不足，头晕目眩，须发早白，吐血，咯血，衄血，便血，血痢，崩漏，外伤出血。

【选方】

①治各种出血：旱莲草 30 克，檵木花 12 克，水煎服。

②治咳血、便血：旱莲草、白及各 10 克，研末，开水冲服。

③治刀伤出血：鲜旱莲草捣烂，敷患处；干者研末，撒伤处。

植物中文名索引

Z

植物学名索引

A

B

C

D

E

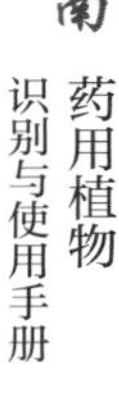

Q

R

S

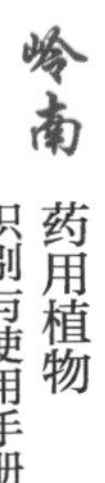